IAN MCLEOD



# Schwimmen ANATOMIE

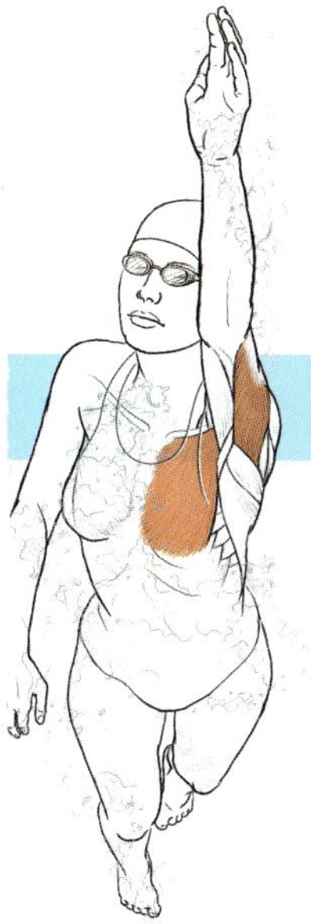

Über 200 Detail-Grafiken

Der vollständig illustrierte Ratgeber für Technik, Kraft, Schnelligkeit und Ausdauer

COPRESS SPORT

Erstmals erschienen 2010
unter dem Titel *Swimming Anatomy*
bei Human Kinetics
www.humankinetics.com



3., durchgesehene Neuauflage 2020


Copress Verlag in der
Stiebner Verlag GmbH
Hirtenweg 8 b
D-82031 Grünwald
www.copress.de

Übersetzung aus dem Englischen: Michael Göpfert
Satz: final artwork für bookwise GmbH, München
Redaktion: Heike Gronemeier für bookwise GmbH, München



Bibliografische Information der Deutschen Nationalbibliothek
Die Deutsche Nationalbibliothek verzeichnet diese Publikation in der Deutschen Nationalbibliografie; detaillierte bibliografische Daten sind im Internet über http://dnb.dnb.de abrufbar.

ISBN 978-3-7679-1268-7

Printed in the EU

Grafikdesign: Fred Starbird
Grafikerin: Tara Welsch
Umschlaggestaltung: Pierre Sick
Art Manager: Kelly Hendren
Illustratoren: Jennifer Gibas (Umschlag),
Jennifer Gibas, Becky Oles (Innenteil)

# INHALT


KAPITEL **1** DER SCHWIMMER IN BEWEGUNG . . . . . . . . . 1

KAPITEL **2** ARME. . . . . . . . . . . . . . . . . . . . 11

KAPITEL **3** SCHULTERN . . . . . . . . . . . 33

KAPITEL **4** BRUST. . . . . . . . . . . . . . . . . . 61

KAPITEL **5** BAUCH. . . . . . . . . . . . . . . . . . 85

KAPITEL **6** RÜCKEN . . . . . . . . . . . . . 113

KAPITEL **7** BEINE . . . . . . . . . . . . . . . . 141

KAPITEL **8** GANZKÖRPER-TRAINING . . . . . . . . . . . 173

Übungsübersicht 189

Über den Autor 193


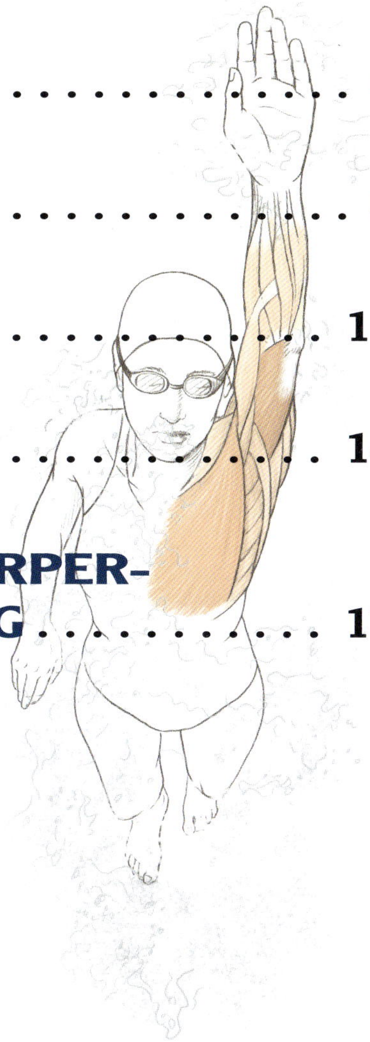

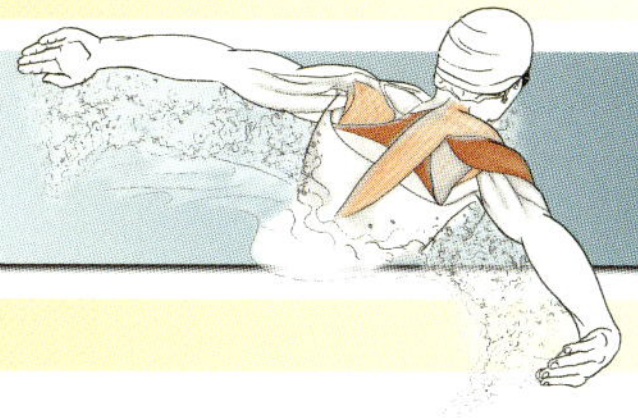

KAPITEL 1

# DER SCHWIMMER IN BEWEGUNG

*Schwimmen Anatomie* ist sowohl eine anschauliche Einführung in die Rolle des Muskel-Skelett-Systems für die vier offiziellen Schwimmarten als auch ein Katalog mit Trocken- und Fitnessstudioübungen. Anhand der Übungen können Sie Ihre Leistung steigern und sich so einen entscheidenden Wettkampfvorteil erarbeiten. Spezielle Beispiele helfen Ihnen, gezielt die Übungen auszuwählen, die auf die am meisten beanspruchten Muskeln bei einem bestimmten Stil, einem bestimmten Start oder einer bestimmten Wende abzielen, damit Ihr Trainingsprogramm ein voller Erfolg wird. Dazu gehören auch Übungen zur Prävention von Verletzungen, wobei Sie die entscheidenden Stabilisierungsmuskeln stärken und Muskeldysbalancen abbauen. Zum Verständnis der Übungen wird zunächst die Rolle der verschiedenen Muskeln beim Antrieb des Schwimmers im Wasser beschrieben. Dann erhalten Sie eine Auswahl der wirkungsvollsten Übungen zum Aufbau dieser Muskeln. In diesem Kapitel finden Sie eine Übersicht über die Primärmuskeln, die bei den Beinschlägen und bei den Armzug- und Rückholphasen von Freistil, Schmetterling, Rücken und Brust eingesetzt werden. Außerdem beschäftigen wir uns mit einigen Kraft- und Konditionierungsprinzipien und deren Relevanz bei der Entwicklung eines schwimmspezifischen Programms von Trockenübungen. Die Kapitel 2 bis 8 widmen sich den einzelnen Körperteilen, wobei jedes Kapitel Übungen mit entsprechenden Abbildungen und einfachen Beschreibungen und Anleitungen bietet. Die anatomischen Abbildungen sind mit Farbcodes für die Primär- und Sekundärmuskeln sowie dem entsprechenden Bindegewebe versehen, die in den jeweiligen Übungen und bei schwimmspezifischen Bewegungen eine Rolle spielen.

Primär beteiligte Muskeln — Sekundär beteiligte Muskeln — Bindegewebe, Sehnen

Schwimmer müssen sich mit verschiedenen Besonderheiten auseinandersetzen – im Gegensatz zu Sportlern der meisten Landsportarten. Die erste Besonderheit ist der Ganzkörpereinsatz bei allen vier Schwimmstilen, mit Bewegungen sowohl der unteren als auch der oberen Extremitäten. Das Muskel-Skelett-System muss koordiniert funktionieren, damit jeder Körperteil sich korrekt bewegt – nur so kann maximale Bewegungseffizienz im Wasser erreicht werden. Stellen Sie sich zur Verdeutlichung den Körper als eine lange Kette vor, in der jeder Körperteil als ein Glied dieser Kette fungiert. Da alle Teile miteinander verbunden sind, beeinflusst die Bewegung eines Teils sämtliche anderen Teile. Diese Verkettung, die auch als kinetische Kette bekannt ist, sorgt dafür, dass die von den Armen erzeugte Kraft durch den Rumpf auf die Beine übertragen werden kann. Gibt es jedoch ein schwaches Glied in der Kette, kommt es zu Kraftverlusten beim Transfer; die Körperbewegungen sind nicht länger koordiniert, und das Verletzungsrisiko nimmt zu. Eine weitere Besonderheit beim Schwimmen besteht darin, dass Schwimmer ihre eigene Stützbasis schaffen müssen – im Gegensatz zu Landathleten, die sich von einer stabilen Oberfläche abstoßen können. Der Schlüssel zur Verknüpfung von Bewegungen der unteren und der oberen Extremitäten im Wasser und gleichzeitig zur Schaffung einer soliden Stützbasis ist ein starker und stabiler

Rumpf. Den Rumpf stellt man sich am besten als das Fundament vor, von dem die Muskeln der oberen und unteren Extremitäten ausgehen. Selbst ein solides und gut geplantes Haus fällt irgendwann zusammen, wenn das Fundament zu schwach ist.

Das Training im Becken ist die wirksamste Methode, ein besserer und schnellerer Schwimmer zu werden. Doch auch andere Faktoren außerhalb des Wassers spielen eine wichtige Rolle. Einer dieser Faktoren ist ein gut geplantes Trockentraining, basierend auf der Erkenntnis der Beziehung zwischen der Muskelstruktur des Körpers und der Mechanik der Arm- und Beinbewegung. Beim Schwimmen fungieren die Muskeln entweder als Beweger oder als Stabilisatoren. Beispiel für einen Beweger ist etwa der Große Rückenmuskel, der während der Antriebsphase bei allen vier Schwimmarten den Arm durch das Wasser bewegt. Die fast durchgehend konstante Aktivität der Bauchmuskulatur ist wiederum ein gutes Beispiel für eine Muskelgruppe, die ein bestimmtes Körperteil stabilisiert. Beide Funktionen sind unabdingbar für korrekte Bewegungsmechanik und Effizienz.

Die Beschreibungen der Muskelaktivität für die einzelnen Schwimmarten sind eingeteilt in die Antriebs- und Rückholphase der Arme und dem Beinschlag. Bei allen Übungsbeschreibungen finden Sie nebenstehende fünf Symbole, die jeweils eine Schwimmart oder Start oder Wende bezeichnen. Durch das jeweilige Symbol werden die Übungen, die für einen Schwimmstil besonders gut geeignet sind, entsprechend hervorgehoben.

Freistil

Rückenschwimmen

Brustschwimmen

Schmetterling

Starten und Wenden

## Freistil

Die Hand taucht ins Wasser, Handgelenk und Ellbogen folgen. Der Arm wird zum Start der Antriebsphase gestreckt. Die Aufwärtsdrehung des Schulterblatts ermöglicht dies, sodass der Schwimmer, eine lang gestreckte Position im Wasser einnehmen kann. Aus dieser Position heraus beginnt der erste Teil der Antriebsphase. Die Bewegungen werden zunächst vom Schlüsselbeinteil des Großen Brustmuskels erzeugt. Schnell kommt der Große Rückenmuskel dem Großen Brustmuskel zu Hilfe. Diese beiden Muskeln produzieren den größten Teil der Kraft beim Unterwasserzug. Die Handgelenkbeuger halten das Handgelenk während der gesamten Antriebsphase in einer leicht angewinkelten Position. Am Ellbogen kontrahieren die Ellbogenbeuger (Bizeps und Armheber) mit Beginn der Zugphase. Im weiteren Verlauf wird der Ellbogen von der kompletten Streckung schrittweise auf etwa 30 Grad angewinkelt. Während des letzten Teils der Antriebsphase tritt der Trizeps in Aktion und streckt den Ellbogen wieder, wodurch die Hand nach hinten und oben Richtung Wasseroberfläche geführt wird. Damit endet die Antriebsphase. Der Gesamtumfang der Streckung hängt von Ihrer spezifischen Zugmechanik ab – und von dem Punkt, an dem Sie Ihre Rückholphase beginnen.

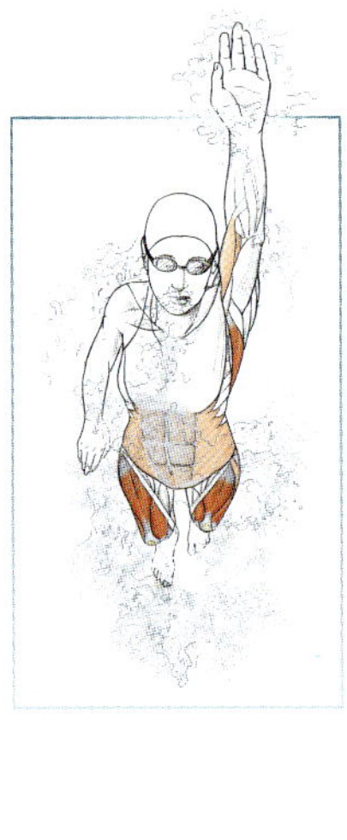

Der Deltamuskel und die Rotatorenmanschette (Obergrätenmuskel, Untergrätenmuskel, Kleiner Rundmuskel und Unterschulterblattmuskel) sind in der Rückholphase die aktiven Primärmuskeln. Sie heben den Arm, wenn sich die Hand auf Hüfthöhe befindet, aus dem Wasser und bringen ihn in eine Position über dem Kopf zurück, bereit zum erneuten Eintauchen ins Wasser. Die Armbewegungen beim Freistil sind reziprok: Während ein Arm für Antrieb sorgt, befindet sich der andere in der Rückholphase.

Sowohl in der Antriebs- als auch in der Rückholphase fungieren verschiedene Muskelgruppen als Stabilisatoren. Eine der Hauptgruppen ist die Gruppe der Schulterblattstabilisatoren (Kleiner Brustmuskel, Rautenmuskel, Schulterblattheber, mittlerer und unterer Anteil des Kapuzenmuskels und Vorderer Sägemuskel), die für die Verankerung und Stabilisierung des Schulterblatts sorgen. Das richtige Funktionieren dieser Gruppe ist wichtig, denn alle von Arm und Hand erzeugten Antriebskräfte benötigen die feste Stützbasis des Schulterblatts. Zusätzlich arbeiten die Schulterblattstabilisatoren mit dem Deltamuskel und der Rotatorenmanschette, um den Arm in der Rückholphase in die Ausgangslage zurückzuführen. Die Rumpfstabilisatoren (Querer Bauchmuskel, Gerader Bauchmuskel, Innerer und Äußerer schräger Bauchmuskel und Rückenstrecker) sind ebenfalls unabdingbar für eine effiziente Bewegungsmechanik, denn sie dienen als Verbindung zwischen den oberen und den unteren Extremitäten. Diese Verbindung ist entscheidend für die Koordinierung der Rollbewegung um die Körperlängsachse, die beim Freistil stattfindet.

Wie bei den Armbewegungen kann auch bei den Beinschlägen zwischen Antriebsphase und Rückholphase unterschieden werden. Die Beinschläge wiederum werden in Abwärts- und Aufwärtsschlag unterteilt. Die Antriebsphase (Abwärtsschlag) erfolgt aus der Hüfte durch Aktivierung des Lenden-Darmbein-Muskels und des Geraden Schenkelmuskels. Der Gerade Schenkelmuskel setzt auch die Streckung des Knies kurz nach Beginn der Hüftbeugung in Gang. Die anderen Muskeln des Quadrizeps (Äußerer, Mittlerer und Innerer Schenkelmuskel) helfen dem Geraden Schenkelmuskel bei einer stärkeren Streckung des Knies. Auch die Rückholphase beginnt an der Hüfte – mit der Kontraktion der Gesäßmuskeln (hauptsächlich Großer und Mittlerer Gesäßmuskel). Kurz darauf folgt die Kontraktion der hinteren Oberschenkelmuskulatur (Zweiköpfiger Schenkelmuskel, Halbsehnenmuskel und Plattsehnenmuskel). Beide Muskelgruppen fungieren als Hüftstrecker. Während des gesamten Beinschlags ist der Fuß plantar (zur Sohle hin) gebeugt, unter Einfluss der Aktivierung des Wadenmuskels und des Schollenmuskels und des Drucks, der vom Wasser bei der Abwärtsbewegung des Beinschlags ausgeübt wird.

## Schmetterling

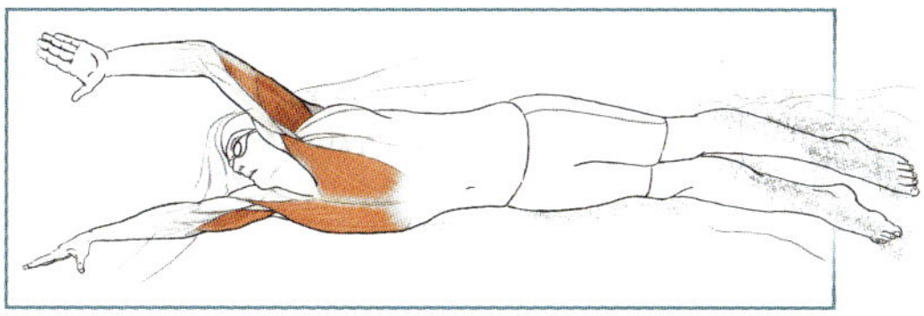

Der Hauptunterschied zwischen Freistil und Schmetterling besteht darin, dass sich die Arme beim Schmetterlingsschwimmen synchron bewegen. Da beide Stile das gleiche Unterwasserzugmuster haben, ist die Muskelbeanspruchung fast identisch. Wie beim Freistil befinden sich die Arme des Schwimmers beim Schmetterling in einer nach vorn gestreckten Position, wenn sie den antreibenden Unterwasserteil der Bewegung ausführen. Die aktiven Muskeln während der gesamten Antriebsphase sind als Hauptbeweger der Große Brustmuskel sowie der Große Rückenmuskel. Dazu kommen die Handgelenkbeuger, die das Handgelenk in einer neutralen bis leicht gebeugten Position halten. Bizeps und Armheber werden aktiv, sobald der Ellbogen von der kompletten Streckung zu Beginn des „Wasserholens" in einen Winkel von etwa 40 Grad beim mittleren Teil des Armzugs gebeugt wird. Anders als beim Freistil wird nun eine kraftvolle Streckung des Ellbogens beim letzten Teil des Armzugs betont, unter stärkerer Beanspruchung des Trizeps. Wie beim Freistil sind die Rotatorenmanschette und der Deltamuskel für die Armbewegung während der Rückholphase verantwortlich, die Mechanik ist allerdings ein wenig anders. Beim Schmetterling gibt es nicht die Rollbewegung, die beim Freistil den Rückholprozess unterstützt. Stattdessen findet eine Wellenbewegung des Rumpfes statt, die den gesamten oberen Rumpf aus dem Wasser hebt. Auch hier sind die Schulterblattstabilisatoren äußerst wichtig, weil sie für die Antriebskräfte, die von den Armen erzeugt werden, eine solide Verankerung bilden – und weil sie die Arme in der Rückholphase neu positionieren helfen. Durch die fehlende Rollbewegung sind die Rumpfstabilisatoren als Verbindung zwischen den Bewegungen der oberen und der unteren Extremitäten von besonderer Bedeutung. Auch haben sie die wichtige Aufgabe, die Wellenbewegung zu erzeugen, die es dem Schwimmer ermöglicht, den oberen Rumpf und die Arme während der Rückholphase aus dem Wasser zu heben. Die Wellenbewegung beginnt mit der Kontraktion der paraspinalen Muskeln, die in verschiedenen Gruppen vom unteren Teil des Rückens bis zur Schädelbasis verlaufen. Diese Kontraktion streckt den Rücken, während sich zu diesem Zeitpunkt die Arme im Rückholungprozess nach vorne bewegen. Das Zusammenziehen der Bauchmuskeln erfolgt kurz darauf, wodurch der Oberkörper darauf vorbereitet wird, dem Eintritt der Hände ins Wasser zu folgen, um erneut mit der Antriebsphase zu beginnen.

Wie bei den Armen sind auch die für den Beinschlag eingesetzten Muskeln beim Schmetterling identisch mit denjenigen, die beim Freistilbeinschlag gebraucht werden. Der einzige Unterschied der Schlagmechanik besteht darin, dass sich die Beine synchron bewegen. Der antreibende Abwärtsschlag beginnt mit der Kontraktion des Lenden-Darmbein-Muskels und des Geraden Schenkelmuskels, die als Hüftbeuger fungieren. Der Gerade Schenkelmuskel initiiert auch die Streckung des Knies; der gleichzeitige Bewegungsimpuls des gesamten Quadrizeps hilft bei der Kniestreckung. Die Gesäßmuskeln übernehmen die Rückholphase des Beinschlags. Die gleichzeitige Kontraktion der hinteren Oberschenkelmuskulatur hilft ebenfalls bei der Streckung der Hüfte. Der Fuß verbleibt in plantar gebeugter Haltung, was durch das Zusammenwirken von Wasserdruck und die Aktivierung von Wadenmuskel und Schollenmuskel begünstigt wirkt; Letztere fungieren als Plantarbeuger.

Der Delfinschlag der Beine, der etwa zu Beginn eines Wettkampfs und nach jeder Wende eingesetzt wird, nimmt hingegen eine größere Gruppe von Muskeln in Anspruch als der kleinere, isoliertere Beinschlag, der mit den Armbewegungen verknüpft ist. Außer den Bewegungen, die an Hüfte und Knie erzeugt werden, kommt es beim Delfinschlag zu Wellenbewegungen des Rumpfes und daddurch zur Aktivierung der Rumpfstabilisatoren und der paraspinalen Muskulatur.

## Rückenschwimmen

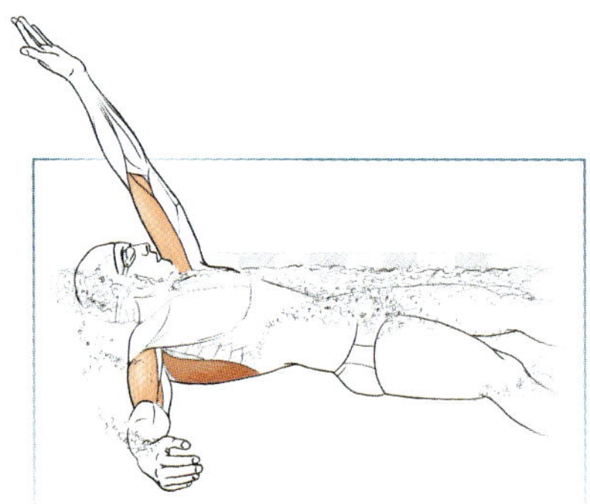

In Bezug auf die Körperhaltung ist das Rückenschwimmen zwar einzigartig unter den Wettkampfschwimmarten, doch die Bewegungen lassen sich auch hier einteilen in eine Antriebsphase (mit Zug- und Abschlusskomponente) und eine Rückholphase. Eine Drehung an der Schulter bringt die Hand in eine Position, in der zuerst der kleine Finger ins Wasser taucht. Bei durchgedrücktem Ellbogen befindet sich der Schwimmer nun in einer lang gestreckten Haltung und beginnt mit der Unterwasserantriebsphase. Ein Unterschied zu Freistil oder Schmetterling besteht darin, dass die anfängliche Zugkomponente vom Großen Rückenmuskel dominiert wird. Der Große Brustmuskel leistet hier nur einen kleinen Beitrag. Trotz dieser Differenz sind beide Muskeln immer noch die Hauptbeweger und bis zu einem gewissen Grad während der gesamten Antriebsphase aktiv. Obwohl die Handgelenksbeuger ebenfalls am Antrieb teilhaben, behält das Handgelenk eine neutrale bis leicht gestreckte Position bei. Durch die Kombination von Wasserdruck und der Aktivierung von Bizeps und Armheber wird der Ellbogen in etwa 45 Grad zu Beginn des Zugs angewinkelt. Am Ende des Zugs kann er bis zu 90 Grad angewinkelt sein, bevor er in die Abschlusskomponente übergeht. Wie während der Abschlusskomponente beim Schmetterling wird auch hier mehr Wert auf eine kraftvolle Streckung des Ellbogens gelegt, wodurch der Trizeps im letzten Teil der Antriebsphase besonders beansprucht wird.

Die Stabilisatoren spielen beim Rückenschwimmen eine ähnliche Rolle wie beim Freistil, hauptsächlich wegen der ähnlichen wechselseitigen Armbewegung und der Integration der Rollbewegung. Der Beinschlag beim Rückenschwimmen ist wiederum eine Kombination der Bewegungen, die wir bereits bei Freistil und Schmetterling gesehen haben. Wie beim Freistil werden reziproke Beinschläge eingesetzt. Der Hauptunterschied besteht in der Position des Schwimmers, die es mit sich bringt, dass ein großer Teil der Kraft bei der Aufwärtsbewegung des Schlages erzeugt wird, statt bei der Abwärtsbewegung. Beim Rückenschwimmen wird ebenfalls der Delfinschlag beim Start und bei jeder Wende eingesetzt. Die Inanspruchnahme der Muskeln ist in diesen Fällen identisch, es ändert sich nur die Richtung aufgrund der Körperposition des Schwimmers.

## Brustschwimmen

Wie bei den anderen Schwimmarten fallen auch beim Brustschwimmen die Armbewegungen in die Kategorien Antriebs- und Rückholphase. Die Antriebsphase beginnt mit Schultern und Armen in einer lang gestreckten Position über dem Kopf. Die erste Hälfte des Unterwasserzugs ähnelt dem bei Freistil und Schmetterling. Der Schlüsselbeinteil des Großen Brustmuskels setzt die Bewegung in Gang, der Große Rückenmuskel kommt kurz darauf hinzu. Während der zweiten Hälfte des Zugs ziehen kräftige Kontraktionen des Großen Brustmuskels und des Großen Rückenmuskels die Arme und Hände zur Mittellinie des Körpers, um den Zug abzuschließen. Die während der Abschlussphase erzeugten Kräfte dienen dem Vor- und Auftrieb des Schwimmers und werden unterstützt durch die Kontraktion der paraspinalen Muskeln. Diese Bewegung hebt Kopf und Schultern des Schwimmers aus dem Wasser.

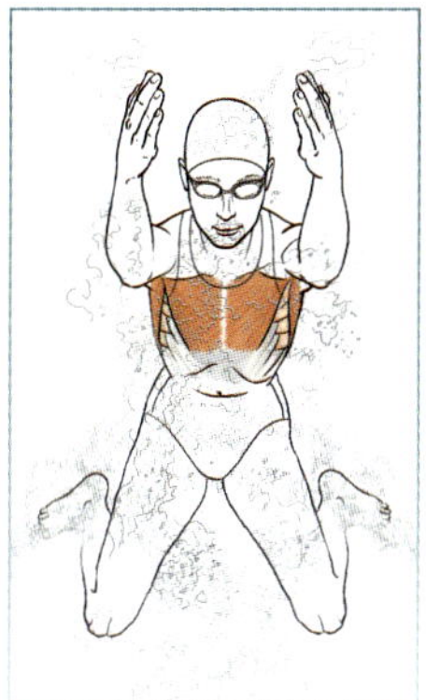

Beugung und Rotation im Ellbogen bringen die Hände anschließend zur Körpermittellinie und markieren gleichzeitig den Übergang in die Rückholphase. Zur Rückführung der Hände in die Startposition müssen die Arme aus ihrer Position unterhalb der Brust in die lang gestreckte Position über dem Kopf zurückkehren. Dies geschieht unter Mithilfe des Großen Brustmuskels, des Vorderen Deltamuskels und des langen Kopfes des Bizeps. Gleichzeitig führt die Streckung des Ellbogens durch den Trizeps zur Vervollständigung der Rückholphase, die Arme kehren in die lang gestreckte Position zurück.

Wie bei den anderen Schwimmarten sind auch hier die Stabilisatoren der Schulterblätter entscheidend für die Schaffung einer soliden Stützbasis für diejenigen Bewegungen und Kräfte, die von den Armen erzeugt werden. Ähnlich dem Schmetterlingsschwimmen hat auch das Brustschwimmen keine Rollbewegung. Trotzdem ist die Muskulatur zur Rumpfstabilisierung wichtig, denn sie garantiert einmal mehr die effiziente Verbindung zwischen den Bewegungsabläufen der oberen und der unteren Extremitäten.

Analog zu den Armbewegungen können auch die Beinschläge in eine Antriebsphase – bestehend aus auswärts und einwärts gerichteten Komponenten – und eine Rückholphase unterteilt werden. Die Antriebsphase beginnt mit den hüftbreit voneinander entfernten Füßen sowie Knien und Hüfte in gebeugter Position. Die Auswärtsbewegung setzt ein mit der Auswärtsrotation der Füße, die durch eine Kombination von Hüft-, Knie- und Sprunggelenkbewegungen erzielt wird. Nach der Auswärtsdrehung des Fußes wird die Auswärtsbewegung durch eine Streckung von Hüfte und Knie fortgesetzt. Die Gesäßmuskulatur und die hintere Oberschenkelmuskulatur sorgen für die Streckung der Hüfte, der Gerade Schenkelmuskel und der Quadrizeps strecken das Knie. Beim Übergang von der Auswärtsbewegung zur Einwärtsbewegung sind Knie und Hüfte noch nicht gestreckt; daher setzen die entsprechenden Muskelgruppen ihre Aktivität in die Einwärtskomponente hinein fort, bis Knie und Hüfte komplett gestreckt sind. Zu Anfang der Einwärtsbewegung befinden sich die Beine in einer abduzierten Position. Auf diese Weise wird die Krafterzeugung durch eine schnelle Adduktion der Beine ermöglicht. Die Beine werden durch die Kontraktion der Adduktoren, die entlang der oberen Schenkelinnenseite verlaufen, wieder zusammengebracht. Zur Minimierung des Widerstands während des letzten Teils der Einwärtsbewegung werden die Wadenmuskeln aktiviert, damit der Fuß nach hinten zeigt. Die Rückholung wird erzielt durch Ansprechen des Geraden Schenkelmuskels und des Lenden-Darmbein-Muskels, welche die Hüfte beugen, und der hinteren Oberschenkelmuskulatur, die das Knie beugt.

## Training mit Trockenübungen

Einige Überlegungen sollten Ihnen geläufig sein, wenn Sie ein Programm mit Trockenübungen entwickeln. Aufgrund des Wiederholungscharakters der Bewegungen beim Schwimmen neigen Schwimmer zu Muskeldysbalancen. Muskeln wie der Große Rückenmuskel und der Große Brustmuskel werden im Verhältnis zu den kleineren Muskeln, zu denen die Schulterblattstabilisatoren gehören (besonders der mittlere und der untere Anteil des Kapuzenmuskels und die Rautenmuskeln) übermäßig aufgebaut. Bei den unteren Extremitäten sind Quadrizeps und Hüftbeuger häufig dominant gegenüber den schwächeren hinteren Oberschenkel- und den Gesäßmuskeln. Diese Muskeldysbalancen führen nicht nur zu einem ungleichen Stärkeverhältnis, sondern können auch Haltungsfehler hervorrufen. Das Resultat: Sie verletzen sich leichter und erzielen keine optimale Leistung.

Wenn Sie also ein Übungsprogramm ausarbeiten, sollten Sie auch eine Komponente berücksichtigen, die sich auf die Flexibilität des Körpers konzentriert. Untersuchungen zu diesem Thema haben gezeigt, dass dynamische Dehnübungen und Bewegungsabläufe eine sehr wirkungsvolle Vorbereitung für einen Übungsblock sind. Solche dynamischen Bewegungen und Dehnübungen, die dem effektiven, niedrig-intensiven Aufwärmen dienen, während sie sich gleichzeitig an wenig flexible Körperbereiche richten, können auch Ganzkörperbewegungen umfassen. Auch verspannte Muskelgruppen brauchen zusätzliche Aufmerksamkeit in Form von statischen Dehnübungen zum Abschluss der Trockenübungen.

Bei der Auswahl der Übungen sollten Sie sich an zwei Konzepten orientieren: Transferenz und Isolation. Transferenz ist die Fähigkeit einer Übung, Muskeln so zu stärken, dass Sie bei einer bestimmten Aufgabe oder Tätigkeit – in diesem Fall beim Schwimmen – davon profitieren. Transferenz kann eingeteilt werden in eine direkte und eine indirekte Form. Direkte Transferenz heißt, eine Übung deshalb zu wählen, weil die damit verbundenen Bewegungen einen direkten Bezug zu einer bestimmten Komponente einer der Schwimmarten haben. Ein Beispiel wäre die Stromlinienübung in Bauchlage auf dem Gymnastikball (Seite 136), aufgrund ihrer direkten Entsprechung zur Positon, die Schwimmer nach Start und Wenden einnehmen. Bei indirekter Transferenz wählen Sie eine Übung, weil die Zielmuskelgruppen denen ähneln, die Sie bei einer der Phasen der großen Schwimmarten einsetzen oder weil diese Übung einen Bezug zu einer bestimmten Bewegungskomponente haben. Ein Beispiel ist die Latzugübung (Seite 120), weil sie auf den Großen Rückenmuskel ausgerichtet ist, den Hauptbeweger der Arme bei jeder Schwimmart. Bei Isolation geht es darum, eine Übung zu wählen, die einen bestimmten Muskel oder eine bestimmte Muskelgruppe betont mit dem Ziel, einen Bereich zu stärken, der (1) aufgrund von Muskeldysbalancen unterentwickelt ist, (2) wichtig bei der Unfallprävention ist oder (3) als schwache Zone durch ein Detail im Bewegungsprofil des Schwimmers identifiziert wurde.

Außerdem steht zur Debatte, welche Art von Trockentraining vorzuziehen ist – ein traditionelles Krafttraining oder ein Circuit-Programm. Bei Ersteren wird eine gewisse Anzahl von Sätzen und Wiederholungen von jeweils ein oder zwei Übungen durchgeführt; dann geht man über zum nächsten Übungssatz. Diese Programme passen besser zu Schwimmern, die über 16 Jahre alt sind. Dagegen werden bei Circuit-Programmen diverse Übungen nacheinander absolviert. Sie sind ideal, wenn das Trockenübungsprogramm am Schwimmbeckenrand stattfindet, eine große Gruppe von Schwimmern gleichzeitig am Programm teilnimmt oder eine Gruppe jüngerer Schwimmer trainiert. Ein zusätzlicher Vorteil von Circuit-Programmen ist ihre zeitliche Effizienz, da sich in kurzer Zeit viele Übungen absolvieren lassen.

Zur maximalen Nutzung Ihres Kraft- oder Circuit-Trainings müssen Sie auf die Reihenfolge achten, in der Sie die Übungen durchführen. Alle Programme beginnen mit zehn Minuten aufwärmen; dazu gehören dynamische Flexibilitätsübungen und niedrig-intensives Aerobic. Nach dem Aufwärmen machen Sie am besten einige Übungen zur Unfallvorbeugung und zur Rumpfstabilisierung (Auswahl in Kapitel 5). Dann fangen Sie mit Ganzkörperübungen an, bei denen die Bewegungen der oberen und unteren Extremitäten kombiniert werden. Anschließend gehen Sie zu Mehrgelenk- und Isolationsübungen über. Wenn Sie etwa die oberen Extremitäten und den Schultergürtel trainieren wollen, könnten Sie mit der Übung „Einarmiger Rasenmäher" (Seite 176) beginnen, einer Übung, die an die Armbewegung beim Anlassen eines Rasenmähers erinnert. Dann könnten Sie zum Langhantel-Bankdrücken (Seite 70) übergehen und mit dem Kurzhantel-Bizepscurl (Seite 28) abschließen. Generell gilt: Man sollte nicht mit dem Bizepscurl beginnen, denn das würde den Bizeps rasch ermüden und so das Gesamtgewicht reduzieren, das Sie beim „Einarmigen Rasenmäher" heben könnten. Analog würde man es beim Schwimmen vermeiden, einen ermüdenden Beinschlag-Satz zu machen, bevor man zum Freistil-Satz ansetzt, denn die Ermüdung der Beine würde Ihre Fähigkeit einschränken, diesen beim Freistil optimal zu nutzen. Nach der Ausführung der Hauptübungen können Sie zusätzlich Rumpfstabilisierungsübungen durchführen, ebenso wie statisches Dehnen und Flexibilitätstraining. Beachten Sie, dass Ihr tatsächliches Programm aus mehr als drei Übungen bestehen sollte – die hier genannte begrenzte Anzahl soll lediglich als Beispiel dienen.

Überlegenswert ist auch der Unterschied zwischen drückenden und ziehenden Übungen. Drückende Übungen wie Liegestütze und Bankdrücken betonen hauptsächlich die Brustmuskeln und den Trizeps, während ziehende Übungen wie Klimmzüge oder Rudern vor allem den Großen Rückenmuskel und den Bizeps beanspruchen. Da diese Übungsarten Auswirkungen auf die von ihnen angesprochenen Muskelgruppen haben, ist es sinnvoll, eine Variante nach der anderen einzusetzen, weil so die Abwechslung dafür sorgt, dass sich immer eine Muskelgruppe erholt, während die andere trainiert wird.

Die nächste Frage dreht sich darum, wie viele Sätze und Wiederholungen bei jeder Übung gemacht werden sollten. Die Zahl der Wiederholungen wird diktiert vom umgekehrten Verhältnis zwischen Volumen und Intensität. Das Übungsvolumen entspricht der Gesamtzahl der durchgeführten Wiederholungen; die Intensität misst die Anstrengung, die zur Ausführung einer bestimmten Übung nötig ist. Das heißt, je häufiger Sie eine Übung wiederholen, desto geringer wird die Intensität der Ausführung. Beispielsweise schaffen Sie es, 15 Kickbacks mit einer zehn Kilogramm schweren Kurzhantel durchzuführen; wiegt die Kurzhantel allerdings 18 Kilogramm, gelingen Ihnen vielleicht nur acht Wiederholungen. Dieses Verhältnis hat je nach Trainingsziel eine besondere Bedeutung. Wenn Sie Ihre Ausdauer verbessern wollen, wählen Sie ein Gewicht, mit dem Sie 15 bis 20 Wiederholungen durchführen können. Ist Ihr Ziel der Kraftaufbau, nehmen Sie ein Gewicht, bei dem Sie nur fünf bis acht Wiederholungen schaffen. Generell sollten Sie bei mehr Wiederholungen (15 bis 20) zwei Sätze ausführen, bei weniger (fünf bis acht) jedoch vier oder fünf Sätze. Die Kombination von Sätzen und Wiederholungen ist für die jeweilige Übung dann korrekt, wenn die Zielmuskeln bei den letzten zwei bis drei Wiederholungen des letzten Satzes ermüden. Beim Circuit-Training kann die Zahl der Wiederholungen entweder vorbestimmt werden oder zeitabhängig sein. Machen Sie zum Beispiel an einer Station 30 Rumpfbeugen (bestimmte Anzahl von Wiederholungen) oder so viele Rumpfbeugen, wie Sie in einer Minute schaffen (zeitabhängig).

Ihr Trainingsziel in Bezug auf Ausdauer oder Kraft hängt auch von der Wettkampfvorbereitung ab. Hier kommt das Prinzip der Periodisierung ins Spiel. Bei der Periodisierung wird die Vorbereitung in verschiedene Phasen unterteilt, jede mit einem anderen Trainingsziel. So soll Übertraining vermieden und Leistung maximiert werden.

## Trockenübungen für junge Schwimmer

Eine wichtige Überlegung beim Training gilt dem Alter des Schwimmers. Bis vor Kurzem wurde Kraft- oder Widerstandstraining als unpassend und potenziell gefährlich für junge Sportler erachtet. Widerstandstraining erhöhte angeblich das Schadensrisiko für das Knochenwachstum, was sich negativ auf die körperliche Entwicklung des Kindes auswirken kann. Doch inzwischen sind nicht nur dahingehende Bedenken ausgeräumt, auch die Wirksamkeit von Widerstandstraining bei Jugendlichen ist bewiesen.

Widerstandstraining hilft jungen Schwimmern bei der Entwicklung einer positiven Perspektive, da ihre Erfolgschancen durch bessere Leistungsfähigkeit und geringeres Verletzungsrisiko wachsen. Zu den positiven Konsequenzen gehören außerdem die Verbesserung der Muskelkraft und Muskelausdauer, eine erhöhte allgemeine Körperkraft sowie Stabilität in Gelenken, Körperkomposition und Knochenmineraldichte. All diese Faktoren tragen zu besseren Leistungen im Sport bei.

Die Forschung verweist darauf, dass ein durch Training herbeigeführter Kraftzuwachs in der Voradoleszenz möglich ist, wenn das Programm über ausreichende Dauer, Intensität und Volumen verfügt. Es wird heute empfohlen, dass junge Sportler zum Kraftaufbau zwei oder drei Sätze von 13 bis 15 Wiederholungen pro Übung durchführen sollen. Das Training sollte an zwei bis drei nicht aufeinanderfolgenden Tagen der Woche stattfinden. Ein Trainingserfolg bemisst sich dabei eher nach neuromuskulären Faktoren wie der Aktivierung der Bewegungseinheit oder Koordination, es geht weniger um mehr Muskelmasse (Hypertrophie). Jüngere Sportler verfügen noch nicht über genug muskelbildende Hormone zur Herbeiführung der Hypertrophie. Erst nach der Pubertät manifestiert sich der durch Training herbeigeführte Zuwachs bei Männern und Frauen in Form von mehr Muskelmasse aufgrund der hormonellen Einflüsse.

Wenn ein junger Schwimmer ein Kraftprogramm aufnimmt, sollte er über eine ausreichende emotionale Reife verfügen, um Anweisungen zu akzeptieren und auszuführen. Außerdem sollte ein Verständnis für den Nutzen und die Risiken von Krafttraining und von spezifischen Übungen vorliegen. Bei der Auswahl der Übungen muss darauf geachtet werden, dass bei Schwimmern einer bestimmten Altersgruppe deutliche Unterschiede bezüglich ihrer Kraft und ihrer Koordination auftreten können. Übungen sollten deshalb ganz individuell ausgewählt und, wenn nötig, an die Leistung des Einzelnen angepasst werden. In diesem Buch finden Sie immer wieder Hinweise, wenn bestimmte Übungen nicht für junge Schwimmer geeignet sind; in diesen Fällen werden Beispiele angeführt, wie diese Übungen speziell für jüngere Sportler abgewandelt oder angepasst werden können. Bei der Gestaltung von Widerstandstrainingsprogrammen für junge Sportler wird ein progressiver und schrittweiser Ansatz bei den Übungsanweisungen empfohlen. Dieser Ansatz betont eine korrekte Form und Technik, eine angemessene Überwachung aller Trainingsstunden und eine langsame, schrittweise Progression bei den Übungen. Kraemer und Fleck (2005) illustrieren die Bedeutung gründlicher Vorüberlegungen sowie einer korrekten Übungsauswahl für Sportler der verschiedenen Altersgruppen wie folgt:

### Tabelle 1.1 Altersbezogene Überlegungen beim Widerstandstraining

| Altersgruppen | Überlegungen |
|---|---|
| 7 und jünger | Einführen des Kindes durch Übungen mit wenig oder keinem Gewicht; Konzept einer Trainingseinheit entwickeln; Technik unterrichten; Übungen unter Nutzung des eigenen Körpergewichts; Partnerübungen und leichter Widerstand; das Volumen niedrig halten. |
| 8–10 | Schrittweise die Zahl der Übungen erhöhen; Technik bei allen Hebevorrichtungen üben; progressive Gewichtssteigerung; Übungen einfach halten; langsam das Volumen steigern; sorgfältig die Toleranz gegenüber dem Übungsstress überwachen. |
| 11–13 | Techniken aller Grundübungen unterrichten; Fortsetzen der progressiven Gewichtssteigerung bei jeder Übung; Technik betonen; komplexere Übungen mit wenig oder keinem Widerstand einführen; Volumen erhöhen. |
| 14–15 | Hinführen zu komplexeren Krafttraining-Jugendprogrammen; sportspezifische Komponenten hinzufügen; Technik betonen; Volumen erhöhen. |
| 16 und älter | Jugendliche in Anfängerprogramme für Erwachsene einführen, sobald sie über das gesamte Hintergrundwissen und einen Grundstock an Trainingserfahrungen verfügen. |

Mit Erlaubnis von Kraemer und S.J. Fleck, 2005, Strength training for young athletes, 2. Auflage (Champaign, IL: Human Kinetics), 13.

Bedenkt man die wichtige Rolle eines jeden Muskels bei der Mechanik der vier Schwimmarten, erkennt man leicht, dass nur kräftige und angemessen konditionierte Muskeln korrekte Technik, bessere Leistung und geringeres Verletzungsrisiko garantieren können. In jedem der folgenden Kapitel finden Sie Übungen, die verschiedene Muskeln in einer Weise ansprechen, die einen direkten Beitrag zu schwimmspezifischen Bewegungen darstellt.

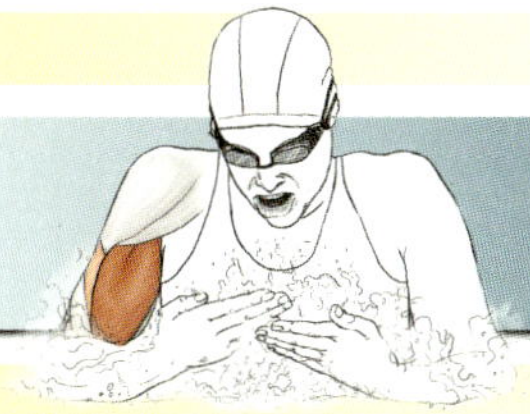

KAPITEL 2

# ARME

Die Arme sind extrem wichtig beim Schwimmen, denn sie sind es, die durch die großen krafterzeugenden Muskeln des Rumpfes – den Großen Rückenmuskel und den Großen Brustmuskel –, die mit dem Arm in Verbindung stehen, den Schwimmer durch das Wasser bewegen. In Kapitel 1 haben wir den Körper mit einer Kette verglichen, die mit den Händen beginnt und sich bis hinunter in die Füße fortsetzt. Während des Schwimmens werden Bewegungen und Kräfte entlang dieser Kette übertragen, wobei die Kette natürlich nur so stark ist wie ihr schwächstes Glied.

Weil auch die Armmuskeln dabei helfen, die Kräfte zu erzeugen, die den Schwimmer im Wasser vorantreiben, ist es sehr wichtig, sich im Rahmen des Trockenübungsprogramms auch mit ihnen zu befassen. Der Ellbogen teilt den Arm in einen oberen und einen unteren Teil. Er ist ein Scharniergelenk, das auf zwei Bewegungen beschränkt ist: Streckung und Beugung. Die Ellbogenstreckung findet statt, wenn man den Unterarm vom Oberarm weg bewegt. Bei der Beugung bewegt sich der Unterarm Richtung Oberarm. Strukturell wird der Oberarm vom Oberarmknochen bestimmt. Der Unterarm (Abbildung 2.1, a, b) wird

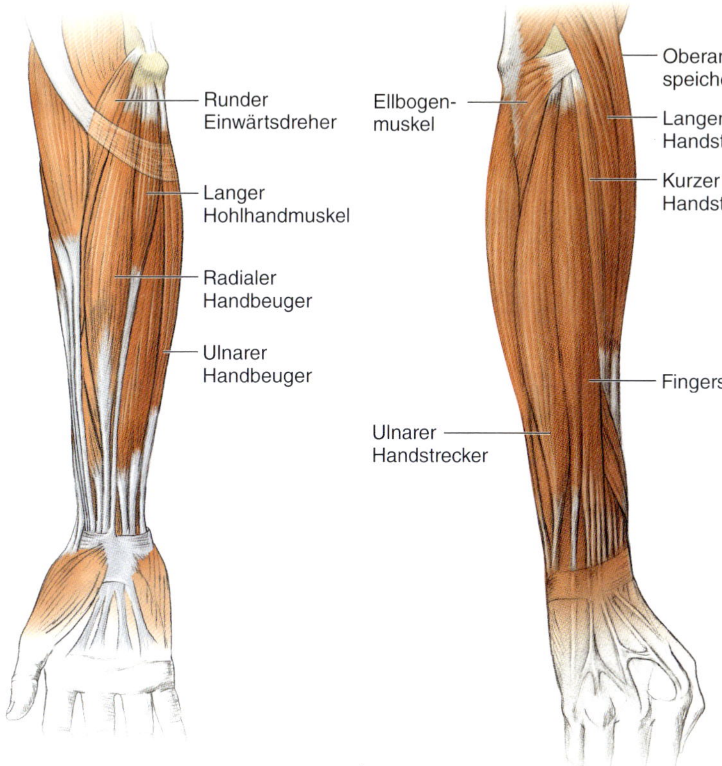


a b

**Abbildung 2.1**
Unterarm: (a) innen und (b) außen.

von Speiche und Elle gebildet. Diese drei Knochen sind die Hauptbefestigungspunkte für die Muskeln des Ober- und Unterarms. Die beiden Hauptmuskelgruppen in den Armen und damit Ziel der Übungen in diesem Kapitel sind die Ellbogenstrecker und -beuger. Beide tragen zur Armposition und zum Antrieb bei den vier Wettkampfschwimmarten bei.

Der Hauptellbogenstrecker ist der Trizeps (Abbildung 2.2), lateinisch *triceps brachii. Triceps* bezieht sich auf die drei Köpfe des Muskels, *brachii* weist auf den Ursprung im Arm hin. Der mittlere und der äußere Kopf kommen von Befestigungen am Oberarmknochen, der lange Kopf hat seinen Ursprung unterhalb der Gelenkpfanne des Schultergelenks und kommt somit vom Schulterblatt. Diese drei Köpfe laufen zusammen und bilden die Sehne, die hinter dem Ellbogengelenk verläuft und am Olecranon der Elle ansetzt. Das Olecranon bildet die Spitze des Ellbogens, wenn dieser im rechten Winkel gebeugt ist. Ein wesentlich kleinerer dreieckiger Muskel namens Ellbogenmuskel hilft dem Trizeps bei der Streckung des Ellbogengelenks und ist wichtig als Stabilisator. Der Ellbogenmuskel, auch Knorrenmuskel genannt, liegt eng am äußeren Kopf des Trizeps an, manchmal sind die Fasern der beiden Muskeln miteinander verwachsen.

Die Hauptellbogenbeuger sind Bizeps und Armheber (Abbildung 2.3). Der Bizeps hat einen langen und einen kurzen Kopf. Beide verlaufen quer über das Schultergelenk und setzen am Schulterblatt an. Die beiden Köpfe bilden eine gemeinsame Sehne, die vor dem Ellbogengelenk verläuft und etwa vier Zentimeter hinter dem Ellbogen an der Speiche ansetzt. Außer seiner Funktion als Ellbogenbeuger trägt der Bizeps zur Unterarmsupination bei. Dies ist die Position, wenn die Handfläche nach oben zeigt – etwa, wenn man einen Teller Suppe trägt. Der Armheber liegt neben dem Bizeps, hat seinen Ursprung auf der Mitte des Oberarmknochens und setzt kurz nach seinem Verlauf vor dem Ellbogengelenk an der Elle an. Ein kleinerer Muskel, der manchmal auch zur Ellbogenbeugung beiträgt, ist der Oberarmspeichenmuskel. Dieser Muskel kommt vom äußeren Teil des Oberarmknochens direkt oberhalb des Ellbogens und verläuft am äußeren Teil des Unterarms entlang. Er setzt unmittelbar über dem Handgelenk an der Speiche an.

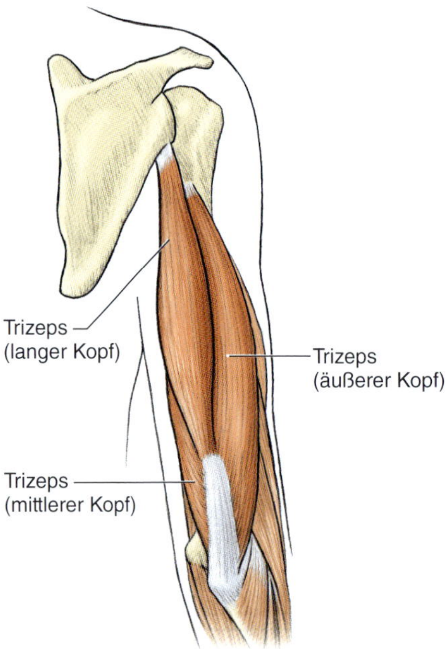


**Abbildung 2.2** Trizeps.

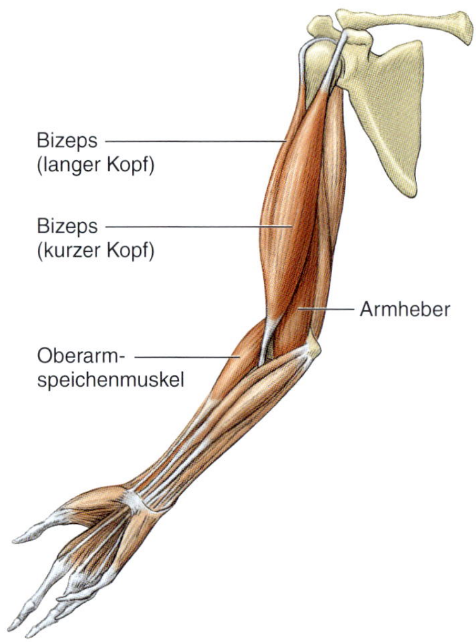


**Abbildung 2.3** Bizeps, Armheber und Oberarmspeichenmuskel.

Trotz der Unterschiede bei der Bewegungsmechanik haben Freistil, Schmetterling und Rückenschwimmen während der Zugphase ähnliche Aktivierungsmuster von Ellbogenbeugern und -streckern. Wenn der Schwimmer den Armzug ausführt, bewegt sich der Ellbogen von einer kompletten Streckung zu einer Position von 30 bis 90 Grad Beugung auf der Zugmitte, je nach Zug und individueller Mechanik des Schwimmers. Die Hauptmuskeln bei der Erzeugung des Wechsels der Ellbogenposition und, wenn nötig, der Festigung des Ellbogens in einem bestimmten Beugewinkel sind der Bizeps und der Armheber. Nach der maximalen Beugung bei Zugmitte wird der Ellbogen während der übrigen Zugphase gestreckt. Dies erzeugt Antriebskräfte und geschieht in erster Linie durch aktive Beanspruchung des Trizeps. Der Grad der erzeugten Antriebskraft hängt davon ab, an welchem Punkt der Zugphase der Schwimmer die Hand aus dem Wasser nimmt und die Rückholphase beginnt. Bei Freistil und Schmetterling veranlassen heute viele Trainer ihre Schwimmer, den Rückholprozess schon einzuleiten, wenn die Hand die Hüfte erreicht, also noch bevor der Ellbogen komplett gestreckt ist. Dagegen gilt für das Rückenschwimmen, dass die Zugphase mit komplett gestrecktem Ellbogen endet. Zu Beginn der Zugphase beim Brustschwimmen ist hauptsächlich der Trizeps am Ellbogengelenk aktiv, der dafür sorgt, dass der Ellbogen fast ganz gestreckt bleibt. Wenn sich die Hände beim Übergang von der Auswärts- zur Einwärtsbewegung nach innen drehen, beginnt die Veränderung des Muskelaktivierungsmusters am Ellbogen. Die Ellbogenbeuger Bizeps und Armheber bringen den Ellbogen in die gebeugte Position, wobei auch diese Bewegung zur Erzeugung von Antriebskraft beiträgt. Beim Übergang in die Rückholphase ändert sich das Beanspruchungsmuster erneut. Der Trizeps tritt in Erscheinung und streckt das Ellbogengelenk. Dadurch wird der ganze Arm in eine gestreckte Position gebracht und der Schwimmer auf die nächste Zugphase vorbereitet.

Im weiteren Verlauf dieses Kapitels werden Sie feststellen, dass sich einige Übungen ausschließlich auf Bewegungen am Ellbogengelenk konzentrieren. Diese Isolationsübungen führen Sie am besten am Ende Ihres Übungsprogramms durch, damit nicht gleich zu Beginn des Trainings eine einzelne Muskelgruppe ermüdet. Außerdem sollten Sie im Hinterkopf behalten, dass von den beiden Muskelgruppen die Ellbogenstrecker bei Schwimmbewegungen die aktiveren sind. Deshalb sollten Sie ein Verhältnis von 2:1 zwischen Übungen für Strecker und Beuger einhalten. Bei Oberkörperübungen achten Sie bitte darauf, zunächst zur Stabilisierung die Schulterblätter anzuspannen. Bei allen Übungen sollten Sie außerdem die Körpermitte anspannen. Im Kasten unten finden Sie Anleitungen dazu.

## Anspannen der Schulterblätter und der Körpermitte

**Anspannen der Schulterblätter:** Wenn Sie Übungen für die oberen Extremitäten durchführen, besonders solche, die auf das Schultergelenk abzielen, sollten Sie zunächst die Schulterblätter in eine stabile Position bringen. Dabei ziehen Sie die Schulterblätter nach hinten und unten, so, als ob Sie versuchen würden, die Schulterblätter in die hinteren Hosentaschen zu schieben. Ziehen Sie beim Anspannen der Schulterblätter die Schultern nicht nach oben, denn diese Bewegung verschiebt den Schwerpunkt der Übung von den unteren zu den oberen Fasern des Kapuzenmuskels, die bei den meisten Schwimmern üblicherweise bereits überentwickelt sind.

**Anspannen der Körpermitte:** Vor der Ausführung jeder Übung sollten Sie bewusst die Körpermitte anspannen. Dadurch definieren Sie ein Stützfundament, auf das die trainierenden Muskeln ihre Kräfte ausüben können. Außerdem ist es ratsam, den unteren Rückenbereich zu stabilisieren, um das Verletzungsrisiko zu vermindern. Beim Anspannen der Körpermitte kontrahieren Sie gleichzeitig die Bauchmuskeln, die unteren Rückenmuskeln und die Gesäßmuskeln. In Kapitel 5 finden Sie weitere Informationen zum Anspannen der Körpermitte.

# Trizepsdrücken beidarmig, stehend

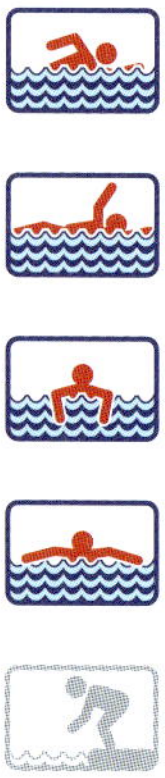

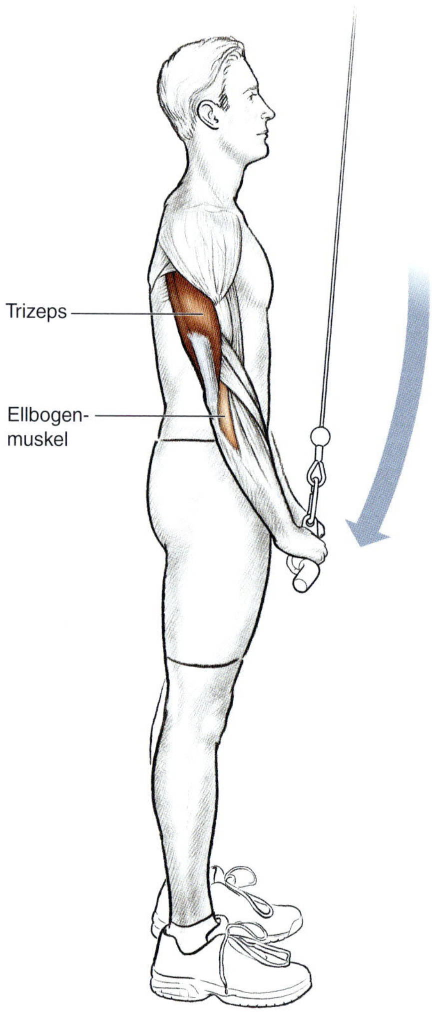


## Ausführung

1. Mit dem Gesicht zum hohen Block die Stange auf Brusthöhe im Übergriff greifen, sodass die Hände knapp unter Schulterbreite auseinander sind.
2. Die Unterarme strecken, bis die eng am Körper anliegenden Ellbogen fast durchgestreckt sind.
3. Langsam das Gewicht zurückführen, bis es sich 3 cm über der Auflage befindet und die Arme wieder die Startposition erreicht haben.

## Beteiligte Muskeln

**Primär:** Trizeps

**Sekundär:** Ellbogenmuskel, Handgelenk- und Fingerbeuger

## Beim Schwimmen

Diese Übung wirkt auf den Trizeps und nützt bei allen vier Schwimmarten. Sie ist jedoch besonders interessant für Brustschwimmer, weil sie den letzten Teil des Unterwasserzugs widerspiegelt, der beim Start und bei jeder Wende an der Wand ausgeführt wird.

Bei dieser Übung ist besonders auf eine aufrechte Haltung zu achten: Die nötige Kraft, um das Gewicht zu bewegen, sollte nur durch Anspannen des Trizeps erzeugt werden. Da Schwimmer zu einer Haltung mit gerundeten Schultern neigen, entwickeln sie leicht die schlechte Angewohnheit, sich ins Kabel zu lehnen und zu mogeln, indem sie den Oberkörper zu Beginn jeder Wiederholung zurückfedern lassen.

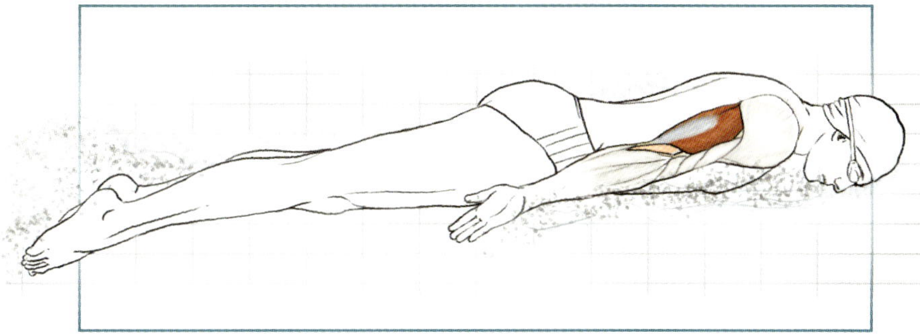

VARIANTE

### Trizepsdrücken mit Seil

In der Ausgangsposition befinden sich die Hände auf der Mittellinie des Körpers. Während die Ellbogen gestreckt werden, ziehen die Hände die Seilenden nach außen, sodass sich die Hände, wenn die Ellbogen fast komplett durchgestreckt sind, etwa schulterbreit auseinander befinden. Die zusätzliche seitliche Bewegung isoliert den äußeren Kopf des Trizeps.

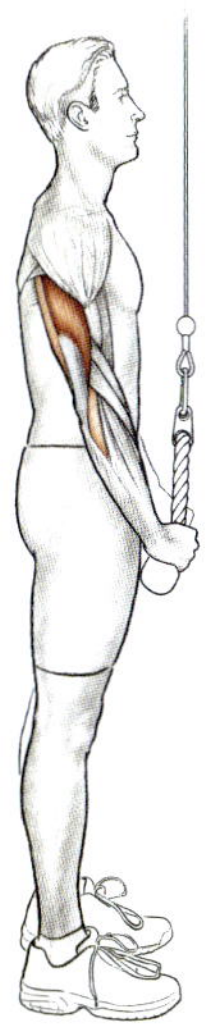

# Kickback mit Kurzhantel

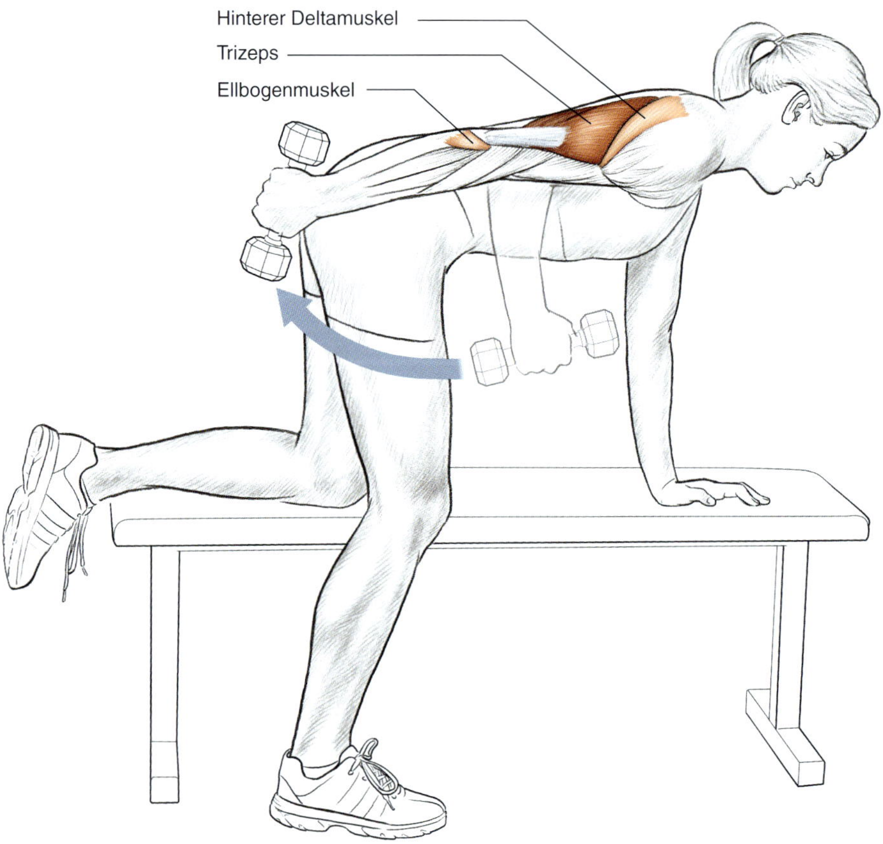


## Ausführung

1. Eine Kurzhantel in eine Hand nehmen. Den Oberkörper mit der anderen Hand und dem Knie derselben Körperseite auf der Bank abstützen.
2. Der Oberarm ist parallel zum Boden, der Unterarm senkrecht. Den Unterarm nach hinten heben, bis der Ellbogen fast durchgestreckt ist.
3. Die Hantel senken, bis der Ellbogen erneut im rechten Winkel steht.

## Beteiligte Muskeln

**Primär:** Trizeps

**Sekundär:** Hinterer Deltamuskel, Großer Rückenmuskel, Ellbogenmuskel, Handgelenk- und Fingerbeuger

## Beim Schwimmen

Kickbacks mit Kurzhanteln stärken den Trizeps, weil sie den Ellbogen durch die letzten 90 Grad der Streckung bewegen. Das ist ein wichtiger Bereich für die Verbesserung der Antriebskräfte, die beim letzten Teil des Armzugs bei Freistil, Schmetterling und besonders beim Rückenschwimmen erzeugt werden.

Langsame, kontrollierte Bewegungen sind entscheidend für die maximale Nutzung dieser Übung. Am besten werden ein oder zwei Sekunden pausiert, wenn der Arm durchgestreckt ist, wobei der Trizeps fest angespannt wird. Pausiert wird erneut, wenn sich der Ellbogen im rechten Winkel befindet. So werden Schwingbewegungen mit der Hantel verhindert.

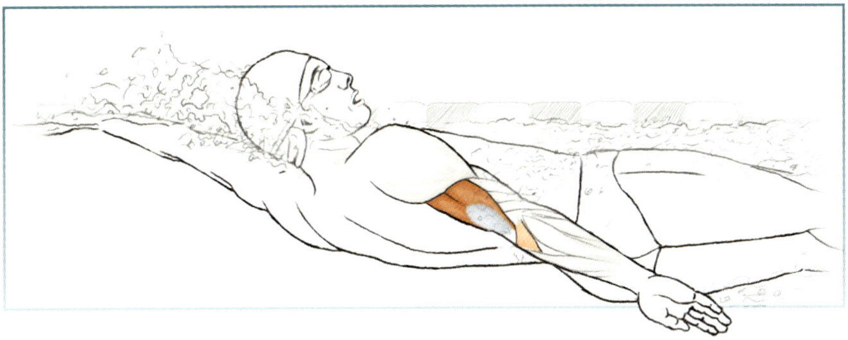

**SICHERHEITSTIPP Wie beim Schwimmen muss der Kopf auf einer Linie mit der Wirbelsäule bleiben. Ein Anheben des Kopfes führt zur Wölbung des Rückens, und der Blick auf die Füße lässt die Schultern nach vorn rollen. Beide Abweichungen gefährden die Wirbelsäule und erhöhen die Verletzungsgefahr.**

VARIANTE

### Kickback mit Gymnastikband

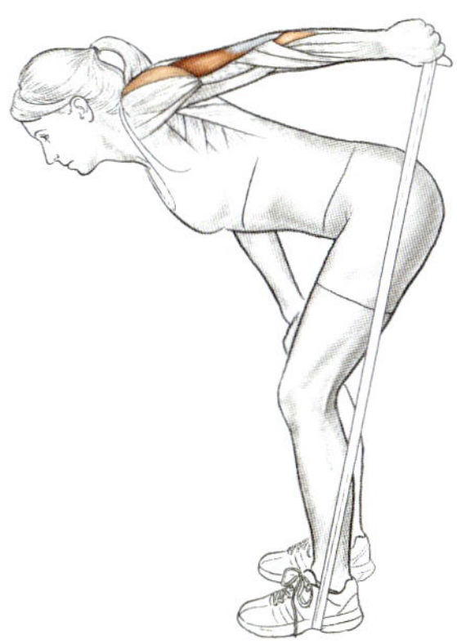

Diese Variante ist nützlich für Trockenübungen neben dem Schwimmbecken, wo es keine Stützbank gibt. Die Spannung des Gymnastikbands in der Startposition sollte so gering sein, dass die ganz durchgestreckte Endposition bequem erreicht werden kann. Die Übung kann auch so aussehen, dass beide Arme gleichzeitig Kickbacks durchführen. Wichtig ist eine langsame, kontrollierte Ausführung. Vermieden werden muss dabei das Federn des Oberkörpers.

# Liegestütz aus enger Handposition

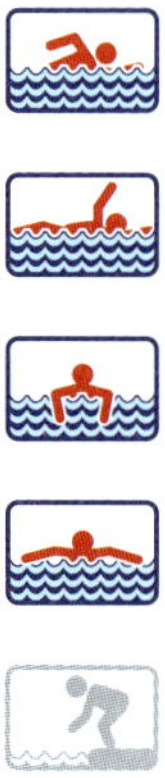

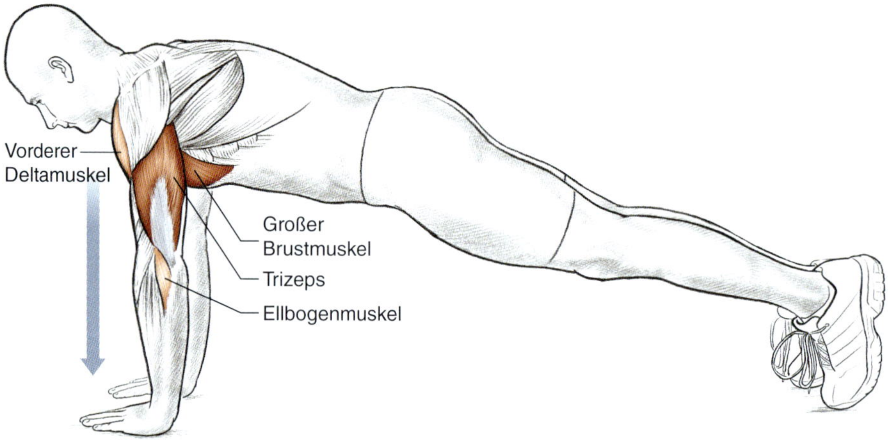


## Ausführung

1. Auf den Bauch legen und beide Hände unter die Brust schieben, bis sich die Daumen auf der Mittellinie des Körpers auf Höhe der Brustwarzen berühren. Die Zehen stützen den Unterkörper.
2. Der Körper befindet sich von den Knöcheln bis zum Kopf in einer geraden Linie. Den Oberkörper nach oben drücken, bis die Ellbogen nahezu durchgestreckt sind.
3. Den Körper herunterlassen, bis die Brust 3 cm über dem Boden ist.

## Beteiligte Muskeln

**Primär:** Trizeps, Großer Brustmuskel

**Sekundär:** Kleiner Brustmuskel, Vorderer Deltamuskel, Ellbogenmuskel, Handgelenk- und Fingerbeuger

**SICHERHEITSTIPP** **Bei bereits existierenden Schulterproblemen nicht zu tief in die Endposition herablassen, denn dadurch wird besonders viel Stress auf die Schultergelenke ausgeübt. Junge Schwimmer, die noch in der Entwicklung stecken, sollten aufgrund des Stresspotenzials diese Übung vermeiden.**

## Beim Schwimmen

Liegestütze gehören zu den besten Trockenübungen, denn sie können überall ohne Hilfsmittel durchgeführt werden. Außerdem werden die Stabilisatoren im Umfeld des Schultergelenks besonders angesprochen.

Bei der Ausführung dieser oder einer anderen Variante von Liegestütz muss darauf geachtet werden, dass sich der Körper von Kopf bis Fuß in einer geraden Linie befindet, wie bei der Stromlinienposition im Wasser. Häufig wird der Kopf zu stark gehoben oder gesenkt, was entweder zur Wölbung des Rückens oder zur Absenkung der Hüfte Richtung Boden führt.

Die korrekte Ausführung dieser Übung, insbesondere die gerade Wirbelsäule, ist von größter Wichtigkeit. Wenn diese Position nicht einzuhalten ist, muss die Übung abgeändert und auf den Knien statt auf den Zehen begonnen werden.

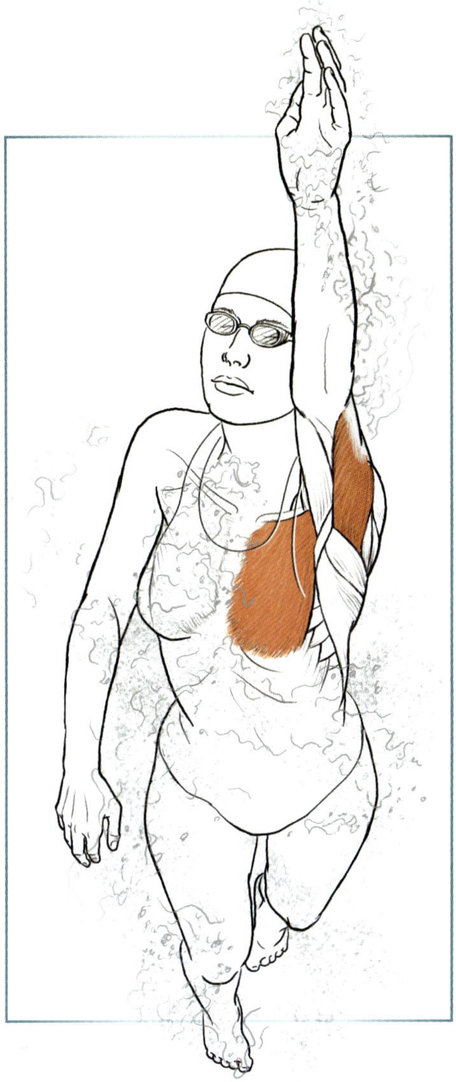

VARIANTE

### Liegestütz aus enger Handposition mit Medizinball

Zur Erhöhung der Komplexität lässt sich ein Medizinball als Stütze für die Hände einsetzen. Dabei wird ein kleinerer Medizinball genommen. Die Mitte des Balles befindet sich in etwa unter der Brustmitte auf Höhe der Brustwarzen.

# Bankdrücken mit engem Griff

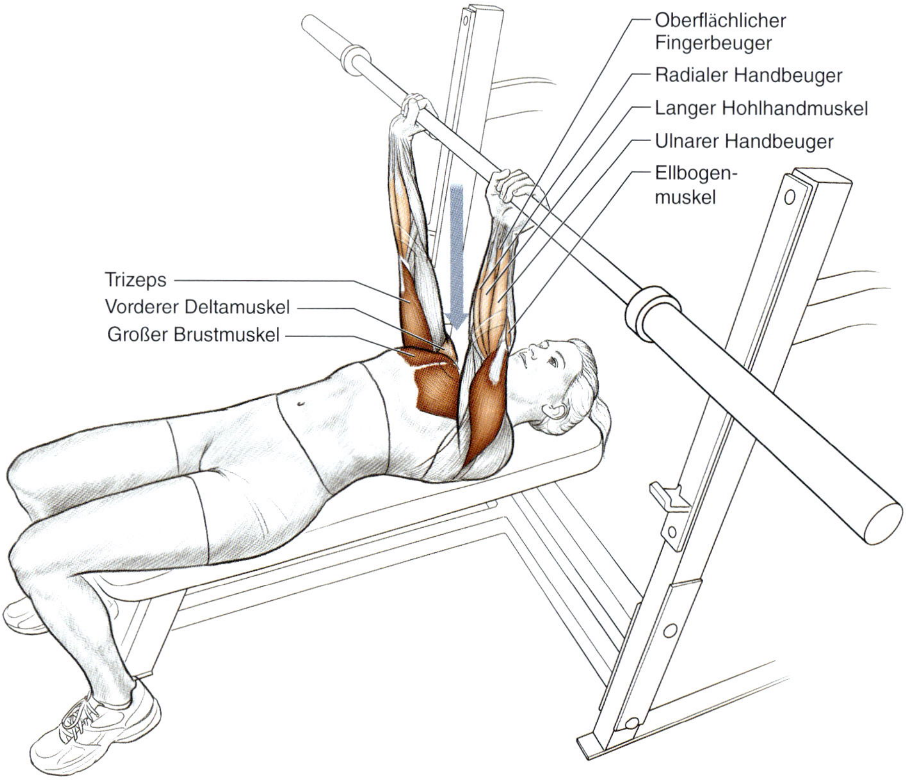


## Ausführung

1. In Rückenlage auf der Bank die Stange im Obergriff umfassen. Die Hände sind 20 bis 30 cm auseinander.
2. Die Stange auf einen Punkt knapp unterhalb der Brustwarzen absenken. Die Ellbogen bewegen sich in einem 45-Grad-Winkel nach außen.
3. Sobald die Stange die Brust berührt, wird die Bewegung umgekehrt.

## Beteiligte Muskeln

**Primär:** Trizeps, Großer Brustmuskel

**Sekundär:** Kleiner Brustmuskel, Vorderer Deltamuskel, Ellbogenmuskel, Handgelenk- und Fingerbeuger

## Beim Schwimmen

Der Vorteil dieser Übung gegenüber dem Liegestütz ist die Möglichkeit, durch Gewichte die Beanspruchung des Trizeps zu kontrollieren. Deshalb kann sie auch von Schwimmern absolviert werden, die wegen unzureichender Kraft Probleme mit der korrekten Ausführung von Liegestützen haben, wie auch von Schwimmern, die mit Liegestützen den Trizeps nicht ausreichend belasten können, weil ihre Trizepsmuskeln so gut entwickelt sind.

Bei dieser Übung bewegen sich die Ellbogen in einem 45-Grad-Winkel nach außen, um den Trizeps zu isolieren.

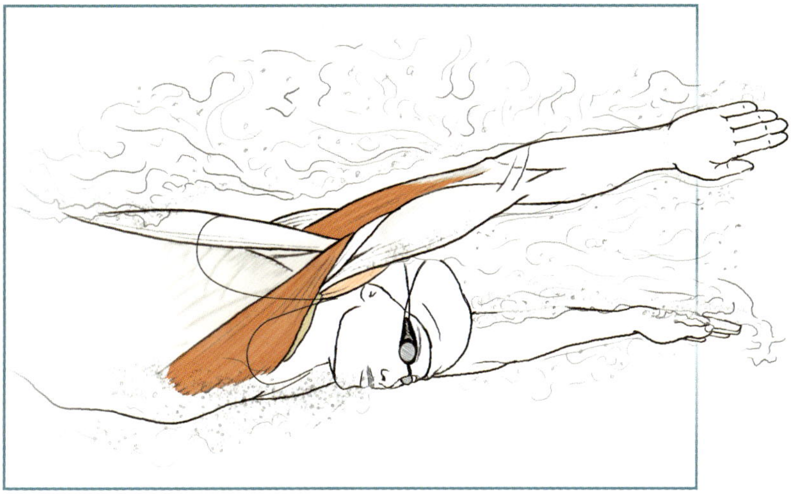

**SICHERHEITSTIPP** **Zur Vermeidung von Verletzungen müssen die Handgelenke bei dieser Übung in einer neutralen Position verbleiben. Kommt es zu Schmerzen im Handgelenk, muss die Griffweite vergrößert werden. Die Übung betont den Trizeps, wenn die Hände weniger als schulterbreit greifen. Vorsicht ist außerdem geboten, wenn bereits Schulterprobleme vorliegen. In diesem Fall dürfen beim Senken der Stange die Ellbogen nicht tiefer als auf Bankhöhe gelangen.**

**Vor der Integration dieser Übung in ein Programm ist es ratsam, zunächst das normale Bankdrücken gut zu beherrschen (siehe Kapitel 4, Seite 70).**

# Medizinball-Brustpass

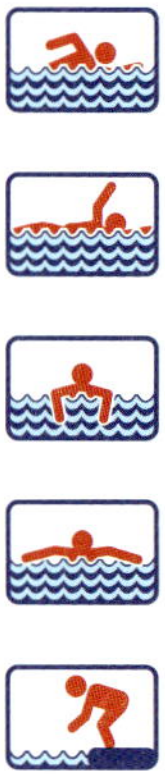

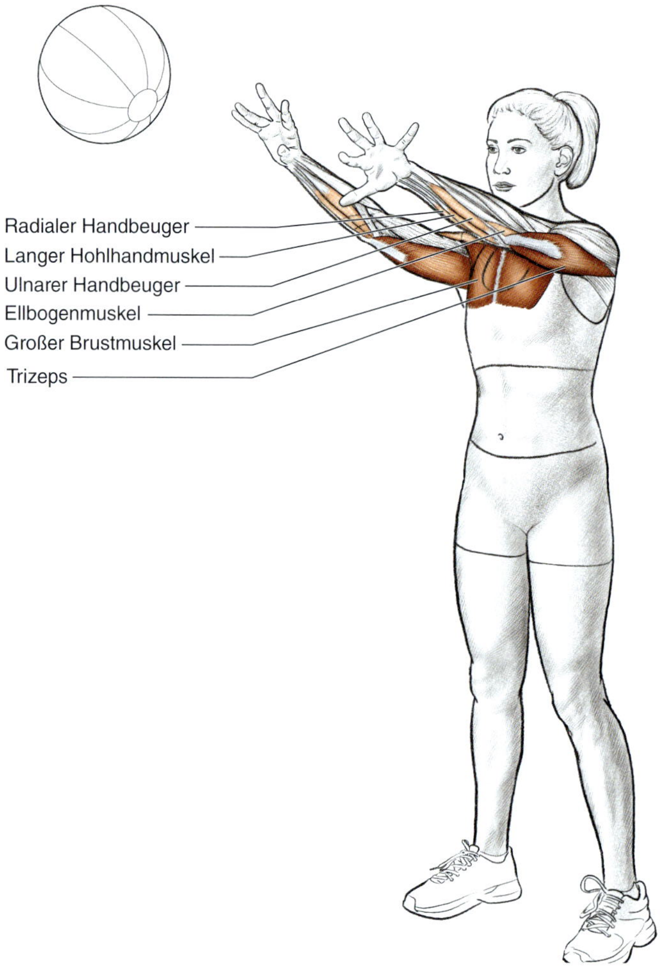


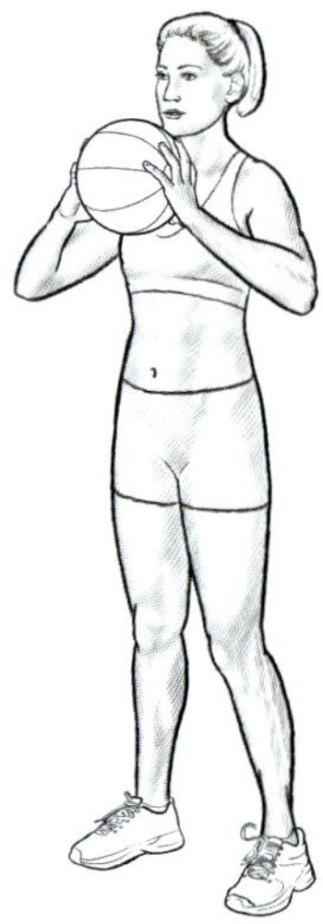

Startposition

## Ausführung

1. In etwa 2,5 bis 3,5 m Entfernung von einem Partner aufstellen.
2. Den Medizinball (2,5 bis 5 kg) auf Brusthöhe durch kräftiges Strecken der Ellbogen werfen. Gezielt wird dabei auf die Brust des Partners.
3. Der Partner fängt den Ball mit fast ausgestreckten Armen und bremst ihn kontrolliert ab.

## Beteiligte Muskeln

**Primär:** Trizeps, Großer Brustmuskel

**Sekundär:** Kleiner Brustmuskel, Vorderer Deltamuskel, Ellbogenmuskel, Handgelenk- und Fingerbeuger

## Beim Schwimmen

Bei den Medizinballwürfen kommt es darauf an, die Wurfbewegung kontrolliert, doch gleichzeitig explosiv durchzuführen. Durch diese Technik unterscheiden sich die Würfe von anderen Übungen, die alle langsam und kontrolliert ausgeführt werden. Die explosive Kontraktion sorgt für Kraftentwicklung im Trizeps. Außerdem ähnelt die Bewegungsabfolge derjenigen der offenen Wenden bei Schmetterling und Brustschwimmen. Die Übung eignet sich perfekt dazu, das Auffangen und Umlenken des Schwungs bei offenen Wenden zu erlernen.

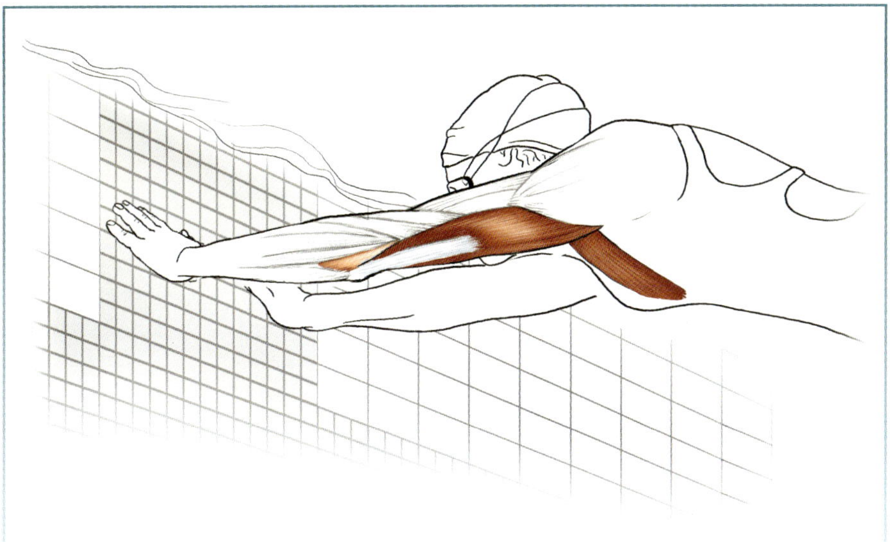

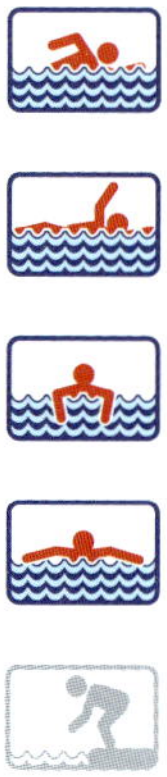

# Bankdrücken mit Kurzhanteln

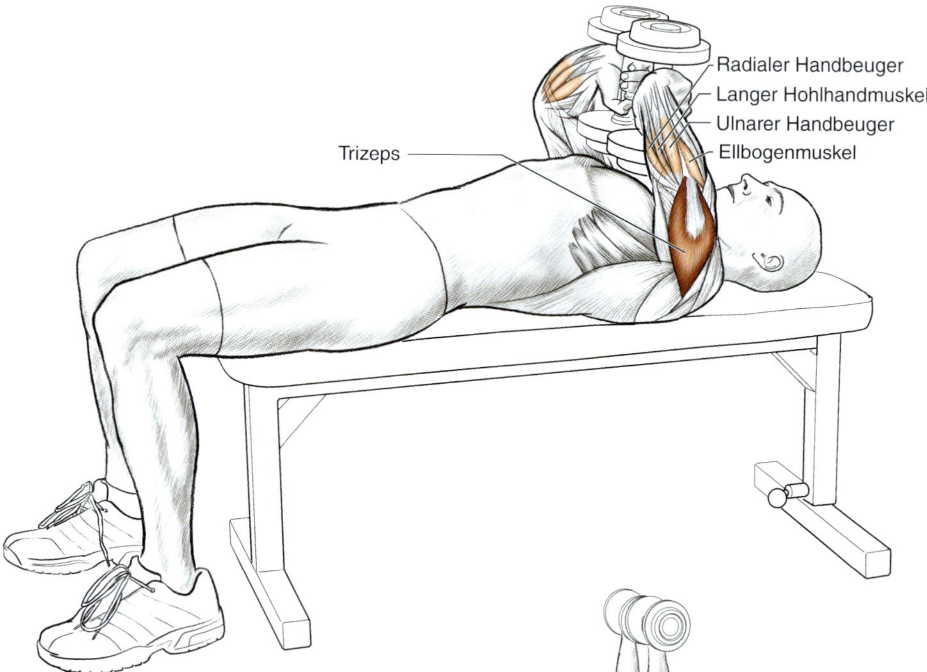


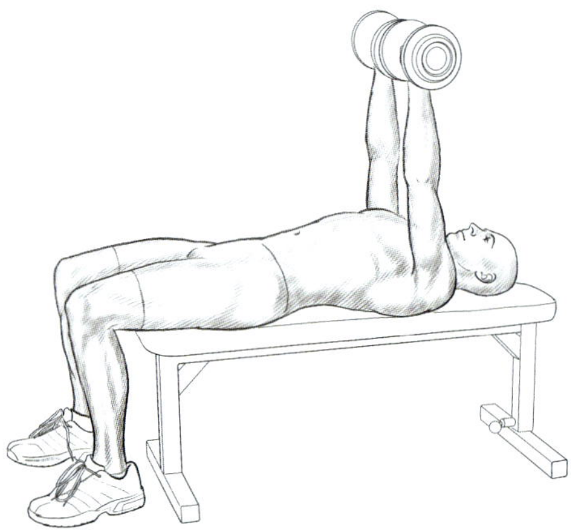

**Endposition**

## Ausführung

1. Flache Rückenlage auf der Bank. Zwei Kurzhanteln dicht über der Brust halten. Dabei zeigen die Handflächen Richtung Beine, die Ellbogen von der Brust nach außen.
2. Bei gleichbleibender Position von Oberarmen und Ellbogen mit der Streckung der Arme beginnen, wobei die Hanteln in Kontakt zueinander bleiben.

3. Auf halbem Weg damit beginnen, die Hanteln aus ihrer ursprünglich vertikalen in eine horizontale Position zu drehen. Während der ganzen Zeit bleiben die Hanteln dicht beieinander.
4. Die Hanteln nach oben drücken, bis die Ellbogen durchgestreckt sind.

## Beteiligte Muskeln

**Primär:** Trizeps

**Sekundär:** Ellbogenmuskel, Handgelenk- und Fingerbeuger

## Beim Schwimmen

Das Bankdrücken mit Kurzhanteln konzentriert sich auf die äußeren Trizepsköpfe und leistet einen wertvollen Beitrag zu den Trockenübungen für Schwimmer.

Ein Schlüsselelement dieser Übung ist es, die Hanteln miteinander in Kontakt zu halten. Zur Vermeidung von Verletzungen müssen passende Gewichte eingesetzt werden. Die Hanteln dürfen nicht von der Brust abprallen, wenn sie in die Ausgangsposition zurückgeführt werden.

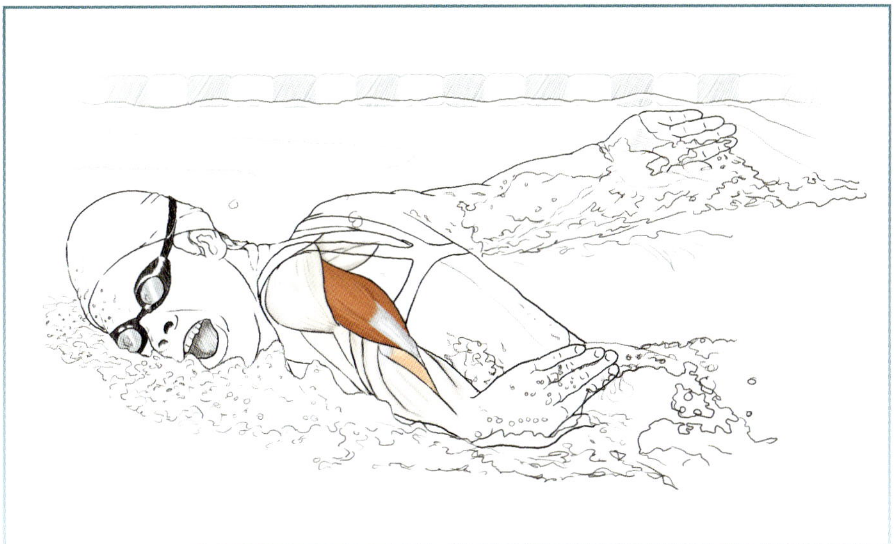

# Langhantel-Bizepscurl

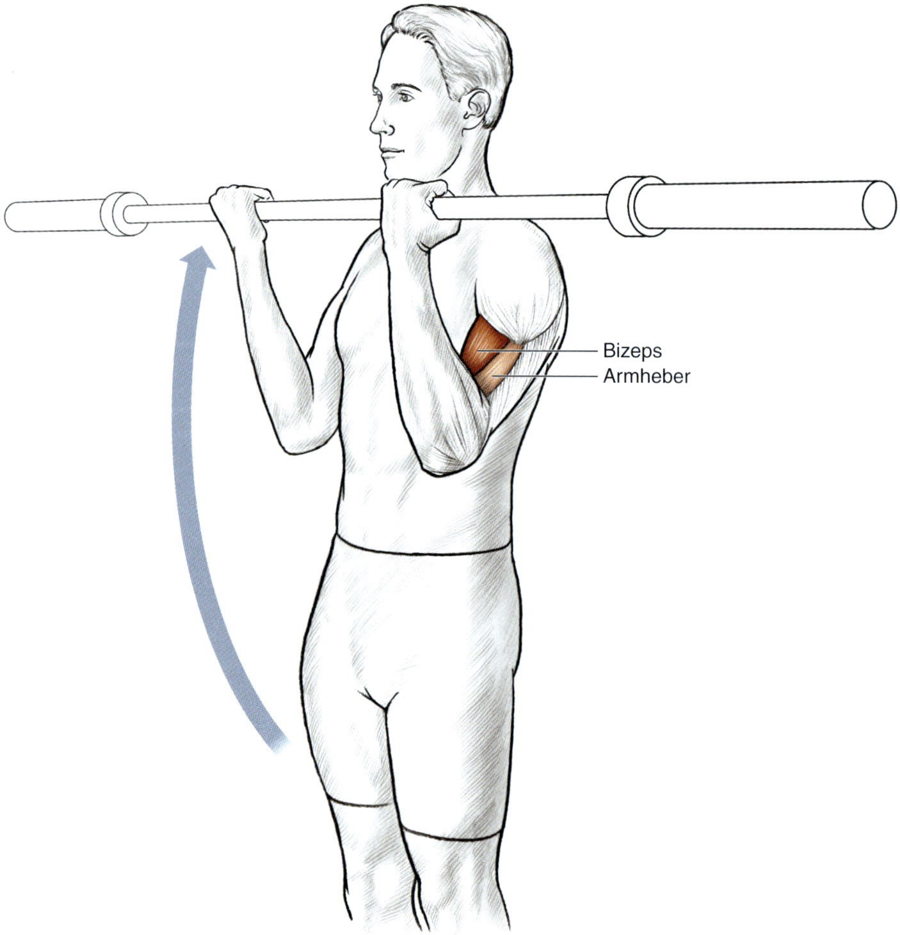


## Ausführung

1. Die Langhantel mit Untergriff greifen. Die Hände sind schulterbreit auseinander.
2. Mit geradem Rücken das Gewicht in einem Bogen nach oben führen, bis sie sich auf Schulterhöhe befindet.
3. Die Langhantel in die Ausgangsposition zurückbringen.

## Beteiligte Muskeln

**Primär:** Bizeps

**Sekundär:** Armheber, Unterarm- und Fingerbeuger

## Beim Schwimmen

Die Stärkung von Bizeps und Armheber ist hilfreich für den ersten Teil des Armzugs beim Rückenschwimmen. Die Übung stärkt auch die zweite Hälfte des Zuges beim Brustschwimmen. Während dieser Abschnitte der verschiedenen Bewegungen ist es wichtig, die Ellbogen angewinkelt zu halten. Wenn man beispielsweise beim Freistil-Armzug die Ellbogen hängen lässt, ist ein dramatischer Kraftverlust die Folge. Die Bewegungen bei dieser Übung beanspruchen außerdem Bizeps und Armheber in der gleichen Weise wie bei Flip-Wenden.

Die Übung verführt zum Mogeln: Man wippt mit dem Oberkörper, um Schwung aufzubauen. Dieser Tendenz lässt sich begegnen, indem man die Übung mit dem Rücken gegen eine Wand durchführt oder einen Partner die eigene Position kontrollieren lässt.

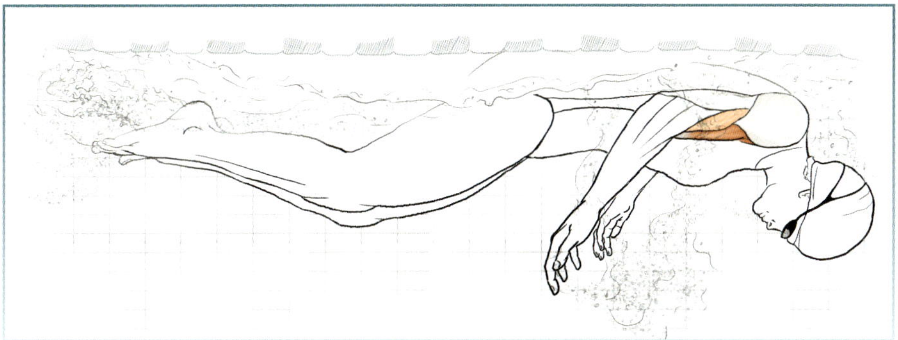

# Kurzhantel-Bizepscurl

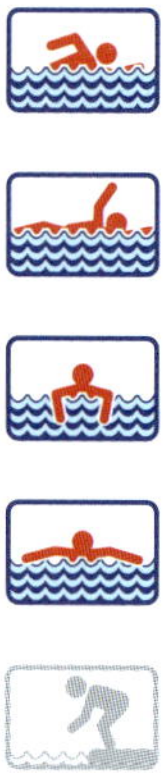

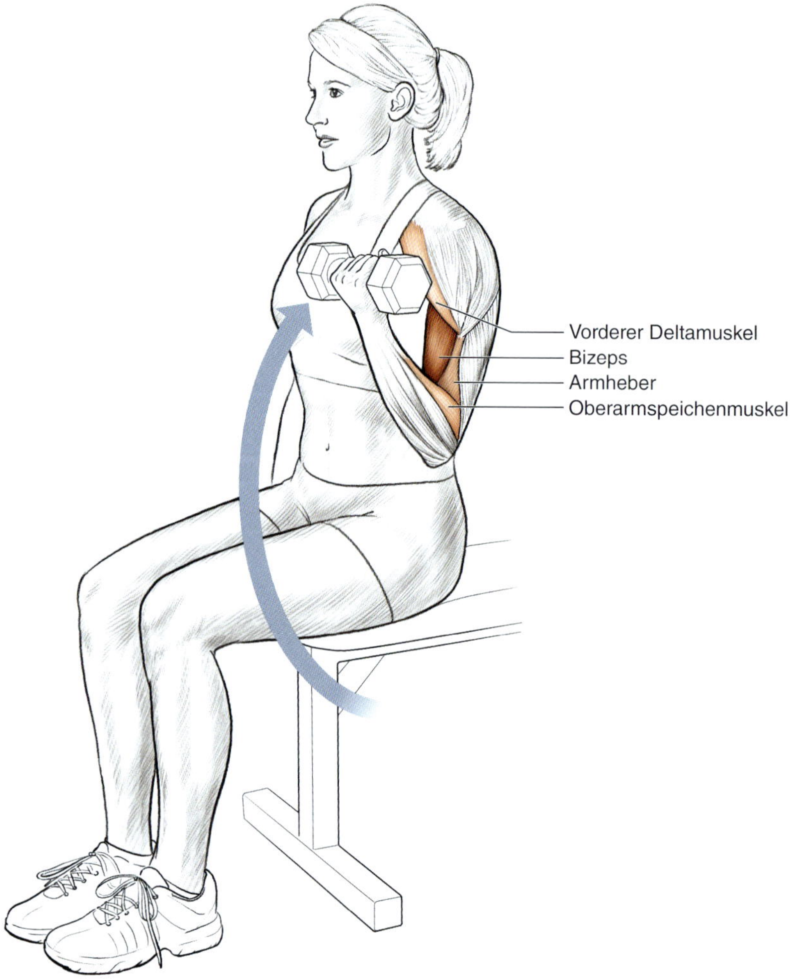


## Ausführung

1. Auf das Ende einer Bank setzen und mit ausgestreckten Armen in jeder Hand eine Kurzhantel halten. Die Handflächen zeigen nach innen.
2. Jeweils eine Hantel im Bogen an die Brust heben. Gleichzeitig langsam die Handfläche drehen, bis sie auf die Brust zeigt.
3. Die Arme werden abwechselnd zum Einsatz gebracht.

## Beteiligte Muskeln

**Primär:** Bizeps

**Sekundär:** Vorderer Deltamuskel, Armheber, Oberarmspeichenmuskel, Auswärtsdreher, Unterarm- und Fingerbeuger

## Beim Schwimmen

Die Einwärtsdrehung der Handfläche (Supination des Unterarms) in der Endposition betont besonders den Bizeps und entspricht der Endposition der Zugphase beim Brustschwimmen, wenn die Handflächen zur Mittellinie des Körpers gebracht werden.

Der Kurzhantel-Bizepscurl hat einen Vorteil gegenüber dem Langhantelcurl, denn es wird nun ein Arm vom anderen isoliert. Die Übung kann im Stehen oder im Sitzen durchgeführt werden, doch aufgrund der abwechselnden Armbewegungen ist sie sinnvoller im Sitzen, damit der obere Rumpf unbeweglich bleibt.

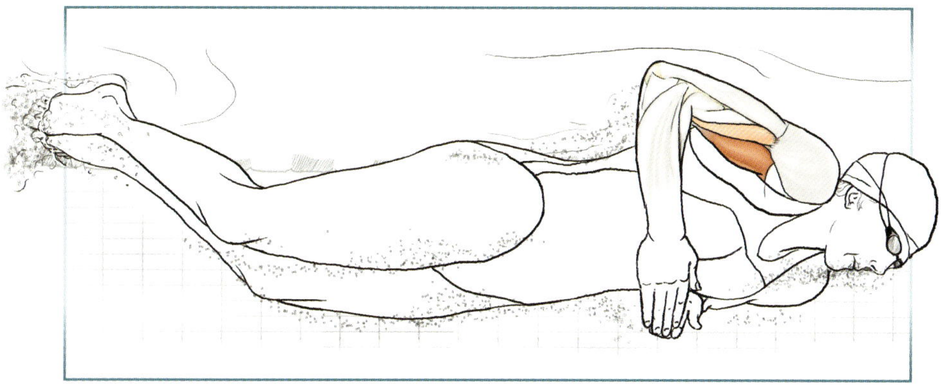

VARIANTE

### Bizepscurl mit Gymnastikband

Mit einem Gymnastikband kann der Bizepscurl in ein Trockenübungsprogramm am Beckenrand integriert werden. Die anfängliche Spannung des Bandes sollte so gering sein, dass der gesamte Bewegungsablauf bequem durchgeführt werden kann.

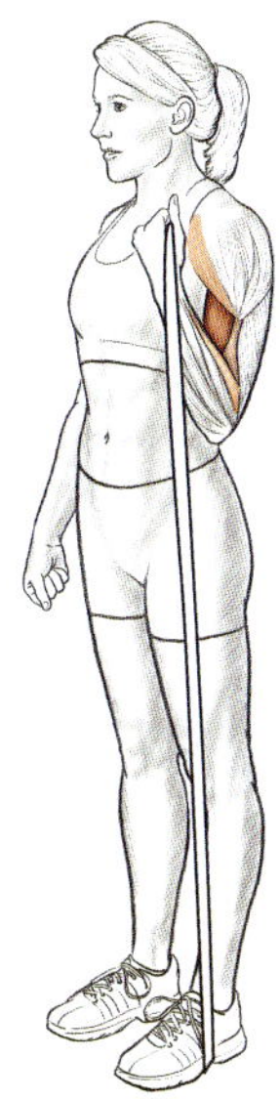

# Konzentrationscurl

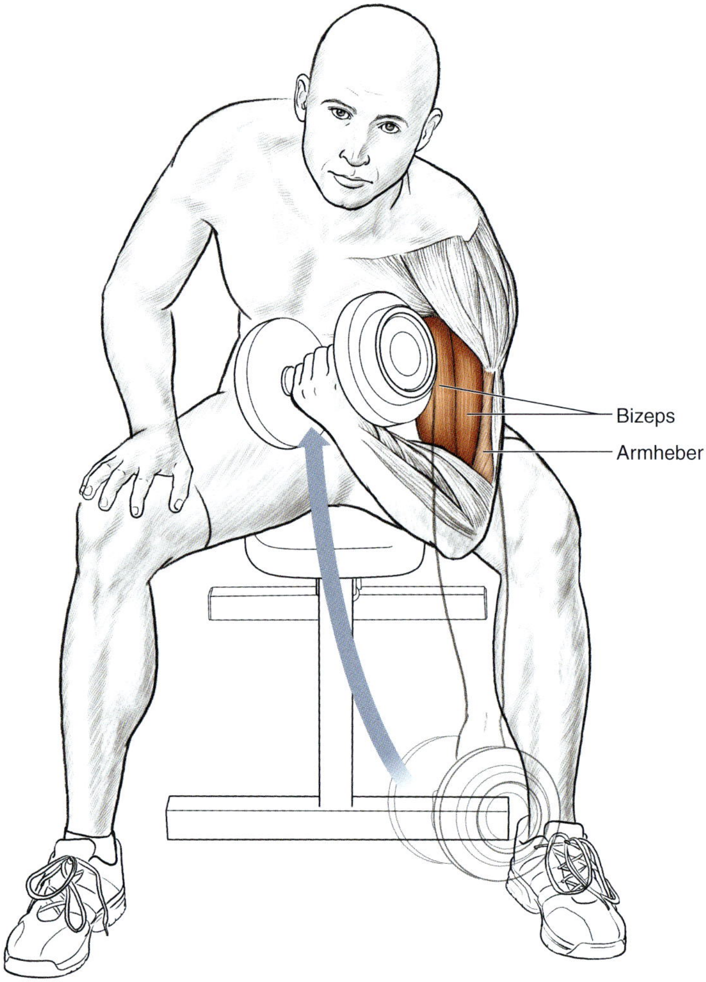


## Ausführung

1. Auf das Ende einer Bank setzen. Die Beine bilden ein V. Leicht nach vorn lehnen.
2. Mit dem Ellbogen auf dem Oberschenkel die Kurzhantel in einem Bogen bis zur Schulter bringen.
3. Die Hantel langsam zurück in die Startposition senken.

## Beteiligte Muskeln

**Primär:** Bizeps

**Sekundär:** Armheber, Unterarm- und Fingerbeuger

## Beim Schwimmen

Diese Übung ist nützlich, wenn man Schwierigkeiten hat, den Bizepscurl mit Lang- oder Kurzhanteln korrekt auszuführen, oder wenn man den Bizeps und den Armheber isolieren will. Hauptzweck der Übung sind die Konzentration auf die Beugebewegung und die Stärkung der Ellbogenbeuger. Entscheidend dabei ist, den Ellbogen in einer stabilisierten Position auf der Innenseite des Oberschenkels zu halten und die Übung langsam und kontrolliert durchzuführen.

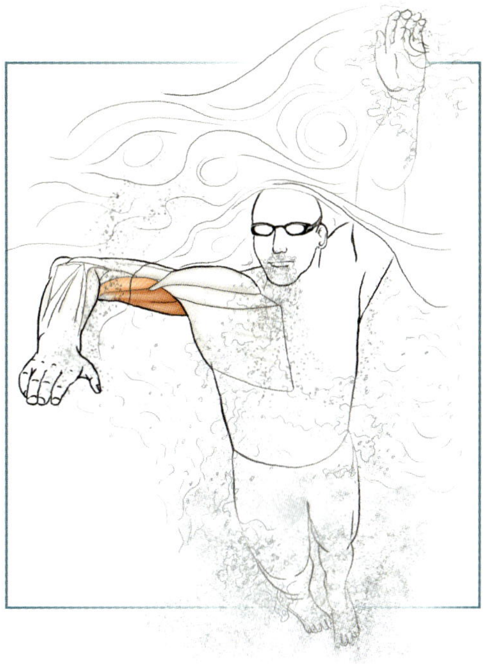

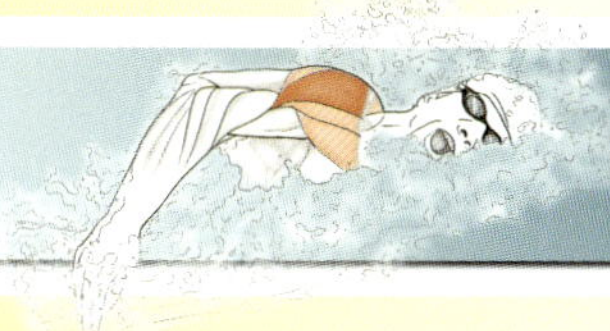

KAPITEL 3

# SCHULTERN

Der Schultergürtel ist als Verbindung zwischen den Armen und dem Rumpf von großer Bedeutung. Er besteht aus dem Schlüsselbein und dem Schulterblatt. Zwei Gelenke bilden den Schultergürtel: das Sternoclaviculargelenk, die Verbindung zwischen Brustbein und Schlüsselbein, und das Acromioclaviculargelenk, bestehend aus Schulterblatt und Schlüsselbein. Dieses Kapitel beschäftigt sich mit den Bewegungen des Schultergelenks und des Schulterblatts. Das Schultergelenk gehört zu den beweglichsten Gelenken des menschlichen Körpers. Diese breite Bewegungsskala ist möglich wegen der Kombination von sechs Bewegungen, die im Schultergelenk stattfinden. Unter Beugung versteht man das Armheben nach vorn weg vom Körper, so, als ob Sie sich melden wollten. Streckung, die umgekehrte Bewegung, ist die Senkung der Hand aus der gebeugten Position. Das seitliche Wegführen des Arms vom Körper heißt Abduktion, das seitliche Heranführen an die Mittellinie des Körpers ist die Adduktion. Die anderen beiden Bewegungen sind Drehbewegungen. Bei der Außenrotation wird die Hand nach außen und bei der Innenrotation nach innen gedreht, als ob Sie sich den Bauch reiben wollten.

Die Muskeln im Umkreis des Schultergürtels können in vier Gruppen eingeteilt werden: Schulterblattdreher, Schulterschützer, Positionierer des Oberarmknochens und Beweger des Oberarmknochens. Die Schulterblattdreher sind der Kapuzenmuskel, der Große Rautenmuskel, der Kleine Rautenmuskel, der Vordere Sägemuskel und der Kleine Brustmuskel. Diese Muskeln sind für die Aufwärts- und Abwärtsdrehbewegung des Schulterblatts verantwortlich. Außerdem sorgen sie für die Schulterblattbewegungen des Anhebens und Absenkens und der Adduktion und Abduktion. Die Schulterblattaufwärtsdrehung können Sie gut beobachten, wenn Sie sich hinter einen Schwimmer stellen und ihm dabei zusehen, wie er die Arme bis über den Kopf hebt. Das Anheben entspricht der Bewegung beim Schulterzucken. Die Retraktion findet statt, wenn Sie die Schulterblätter zusammenziehen. Kombinationen dieser Bewegungen zusammen mit der des Schultergelenks sind es, die uns die große Vielfalt an Bewegungen über Kopf ermöglichen. Zur Beobachtung dieser Bewegungskombinationen legen Sie eine Hand auf das Schulterblatt einer anderen Person. Dann bitten Sie die Person, die Hand über den Kopf zu heben. Achten Sie auf die verschiedenen Bewegungen des Schulterblatts, während der Arm die diversen Positionen durchläuft.

Der Kapuzenmuskel ist ein großer dreieckiger Muskel, der seinen Ursprung entlang der Mittellinie des Körpers hat und von dort zu zahlreichen Punkten entlang der Wirbelsäule führt – von der Schädelbasis bis zum untersten Brustwirbel. Von diesen Punkten verläuft der Kapuzenmuskel nach außen und setzt an Schlüsselbein und Schulterblatt an. Er wird in einen oberen, einen mittleren und einen unteren Bereich eingeteilt. Der obere Bereich sorgt für das Anheben und die Aufwärtsdrehung des Schulterblatts. Der mittlere Bereich hilft bei der Retraktion, und der untere Bereich ist für das Absenken und die Abwärtsdrehung zuständig. Der Große und der Kleine Rautenmuskel verlaufen vom inneren Rand des Schulterblatts zur Wirbelsäule. Sie arbeiten zusammen mit dem mittleren Bereich des Kapuzenmuskels, um die Schulterblätter nach hinten zusammenzuziehen. Der Vordere Sägemuskel ist ebenfalls am inneren Rand des Schulterblatts befestigt, doch statt zur Mittellinie verläuft

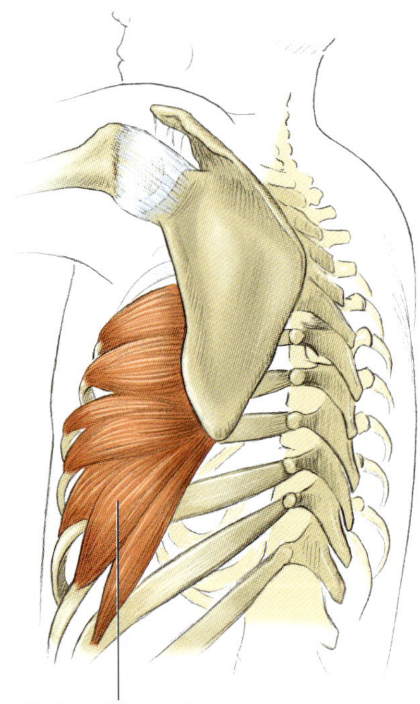


Abbildung 3.1 Vorderer Sägemuskel.

er zwischen Schulterblatt und Brustkorb und setzt an der äußeren Oberfläche der ersten neun Rippen an (Abbildung 3.1). Seine beiden Hauptaufgaben sind die Unterstützung bei der Aufwärtsdrehung des Schulterblatts und das Flachhalten des Schulterblatts gegen den Brustkorb. Der Kleine Brustmuskel an der Frontseite des Brustkorbs mit Ursprung an den Rippen 2 und 3 verläuft zum Rabenschnabelfortsatz am oberen vorderen Teil des Schulterblatts. Er unterstützt die unteren Fasern des Kapuzenmuskels beim Absenken des Schulterblatts.

Die Schulterblattdreher beeinflussen den Schwimmer in drei wichtigen Bereichen. Erstens ist die Aufwärtsdrehung des Schulterblatts entscheidend dafür, dass der Schwimmer weit vor den Körper reichen kann, wenn er die Hand ins Wasser taucht. Je mehr sich der Schwimmer in die Länge streckt, desto wirkungsvoller ist seine Schwimmbewegung. Den zweiten Bereich beschreibt man am besten mit einem Vergleich: Der Schultergürtel und das Schultergelenk mit den Schulterblattdrehern verhalten sich wie das Fundament eines Hauses. Sind die Schulterblattdreher schwach, wird die übrige kinetische Kette mit den Armen schließlich verkümmern, das Verletzungsrisiko zunehmen. In Kapitel 2 wurde bereits darauf hingewiesen, dass Sie bei der Ausführung von Übungen für die oberen Extremitäten, besonders für die Schultergelenke, die Schulterblätter in einer stabilen Position anspannen sollten. Im Kasten auf Seite 13 finden Sie eine Anleitung, wie Sie dies richtig umsetzen. Drittens hilft die Stärkung der hinteren Schulterblattdreher (Kapuzenmuskel, Rautenmuskeln und Vorderer Sägemuskel) beim Überwinden der Rundschulterhaltung, die bei Schwimmern häufig aufgrund der Überentwicklung des großen Rückenmuskels zu sehen ist.

Die Schulterschützergruppe ist auch bekannt unter dem Namen Rotatorenmanschette. Sie besteht aus dem Obergrätenmuskel, dem Untergrätenmuskel, dem Kleinen Rundmuskel und dem Unterschulterblattmuskel (Abbildung 3.2). Der Obergrätenmuskel verläuft entlang dem hinteren oberen Teil des Schulterblatts und setzt am Kopf des Oberarmknochens an. Hauptrolle des Obergrätenmuskels ist es, Überkopfbewegungen des Arms zu unterstützen. Untergrätenmuskel und Kleiner Rundmuskel kommen vom hinteren unteren Teil des Schulterblatts und setzen neben dem Obergrätenmuskel am Kopf des Oberarmknochens an. Sie drehen die Schulter nach außen. Der Unterschulterblattmuskel verläuft an der Vorderseite der Schulter entlang und hat, wie die anderen Muskeln der Rotatorenmanschette, seinen Ursprung am Schulterblatt. Er setzt am Kopf des Oberarmknochens an und bewirkt eine Innenrotation. Die Hauptfunktion dieser Muskelgruppe besteht darin, Drehbewegungen am Schultergelenk auszuführen. Wegen der geringeren Größe dieser Muskeln ist ihr Beitrag zu den beim Schwimmen erzeugten Antriebskräften relativ klein, wenngleich sie eine wichtige Rolle in der Rückholphase der Arme bei allen Schwimmarten spielen. Ein anderer äußerst wichtiger Aspekt ist ihre „Manschetten"-Funktion, die das Schultergelenk stabilisiert. Denken Sie in diesem Zusammenhang daran, dass die Schulter ein Kugellagergelenk ist, das Ähnlichkeit hat mit einem Golfball auf dem Tee. Die Muskeln der Rotatorenmanschette fungieren als dynamische Stabilisatoren, die Gegenkräfte schaffen, um den Ball mitten auf dem

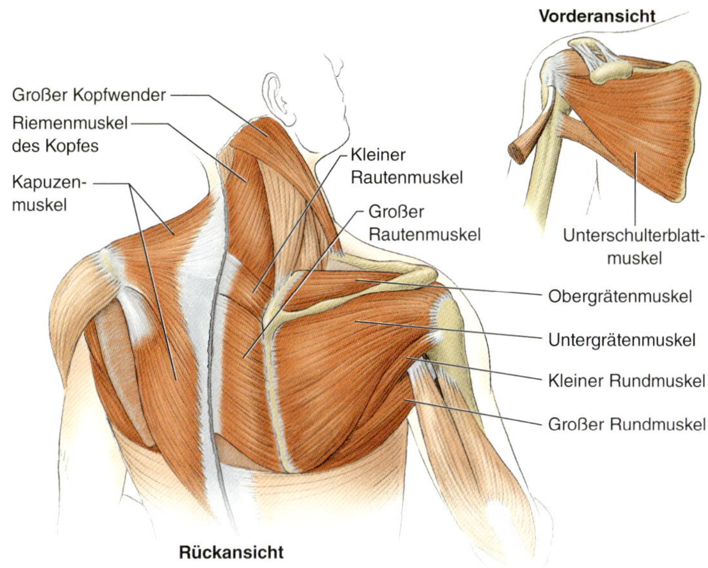


**Abbildung 3.2** Schulterblatt und Nacken.

Tee zu halten. Gibt es Dysbalancen unter den Muskeln der Rotatorenmanschette, wird der Stabilisierungsmechanismus gestört, die Verletzungsgefahr erhöht sich. Beim Schultergelenk geht Mobilität vor Stabilität, weshalb die Rotatorenmanschette so wichtig ist.

Die nächste große Muskelgruppe ist die der Positionierer. Sie besteht nur aus einem einzigen Muskel, dem Deltamuskel, mit seinen drei Teilen Vorderer, Mittlerer und Hinterer Deltamuskel. Er ist der Schulterkappenmuskel, der den oberen Teil des Schultergelenks abdeckt (Abbildung 3.3) und heißt Positionierer, weil er der Hauptmuskel beim Positionswechsel des Oberarmknochens und damit des ganzen Arms ist. Der vordere Teil ist für das Beugen und die Einwärtsdrehung des Schultergelenks zuständig, der hintere Teil für die entsprechenden Gegenbewegungen – für die Streckung und die Auswärtsdrehung. Der mittlere Teil ist verantwortlich für das Armheben zur Seite (Abduktion). Der Deltamuskel ist besonders aktiv in der Rückholphase.

Zur letzten Gruppe, den Bewegermuskeln, gehören der Große Rücken- und der Große Brustmuskel. Sie sind die Hauptkrafterzeuger am Schultergelenk. Wegen der großen Zahl von speziellen Übungen für diese Muskeln werden sie in den Kapiteln über Brust und Rücken noch einmal beleuchtet.

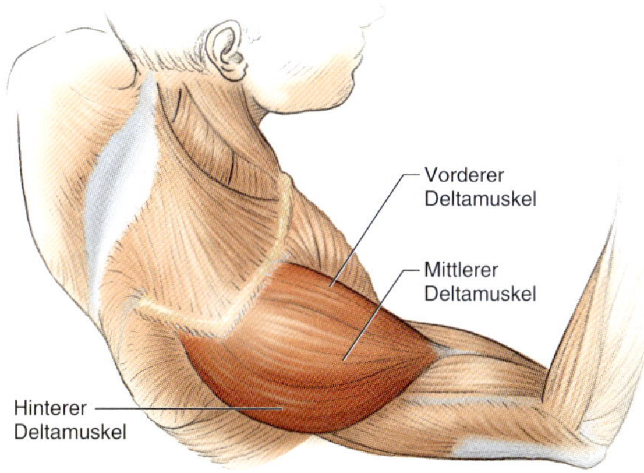


**Abbildung 3.3** Deltamuskel.

# Kurzhantel-Frontheben

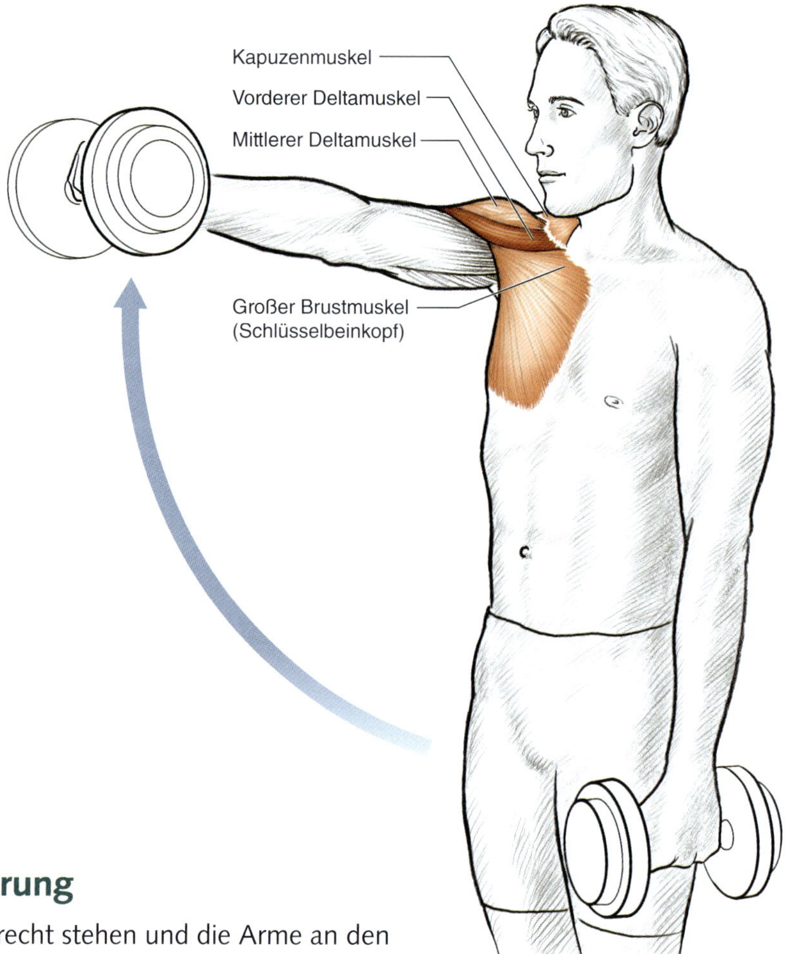


## Ausführung

1. Aufrecht stehen und die Arme an den Seiten hängen lassen. In jeder Hand eine Kurzhantel halten. Die Handflächen zeigen auf die Schenkel.
2. Mit leichter Anwinklung der Ellbogen die rechte Hantel nach vorn heben, bis sie sich auf Schulterhöhe befindet.
3. Beim Anheben langsam die Hand drehen, sodass die Handfläche am Ende der Übung Richtung Boden zeigt.
4. Bei Senkung der rechten Hantel die Bewegung der linken Hand beginnen.

## Beteiligte Muskeln

**Primär:** Vorderer Deltamuskel

**Sekundär:** Mittlerer Deltamuskel, Kapuzenmuskel, Großer Brustmuskel (Schlüsselbeinkopf)

## Beim Schwimmen

Der Vordere Deltamuskel, der bei dieser Übung hauptsächlich betont wird, spielt eine Schlüsselrolle beim Rückholprozess. Beim Schmetterling ist er während der zweiten Hälfte der Rückholphase aktiv, beim Brustschwimmen führt er Arm und Hand von unter der Brust des Schwimmers zu einer komplett lang gestreckten Position und maximiert so die Wirksamkeit der Bewegungen. Während der gesamten Rückholphase beim Rückenschwimmen, vom Verlassen des Wassers bis zum Wiedereintauchen, wird ebenfalls der Vordere Deltamuskel in Anspruch genommen. Je schneller die Schwimmbewegungen und damit die Rückholbewegungen ablaufen, umso mehr wird der Muskel beansprucht.

Bei dieser Übung werden wie beschrieben die Schulterblätter angespannt. Man stellt sich dazu aufrecht hin und konzentriert sich darauf, die Schulterblätter nach hinten und unten zu ziehen. Aus dieser angespannten Position führt man die Übung durch. Ein Partner kann die Bewegungen überprüfen, um sicherzugehen, dass die Schultern nicht angehoben werden.

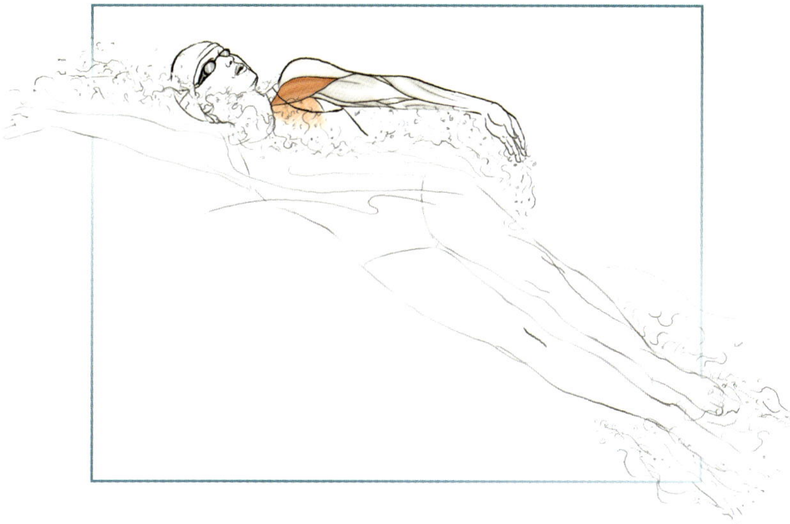

VARIANTE

### Frontheben mit Gymnastikband

Das Gymnastikband betont die gleichen Muskeln, doch da sich der Widerstand durch Strecken oder Lockern des Bandes leicht variieren lässt, ist diese Variante zur Ausführung am Rand des Schwimmbeckens besser geeignet.

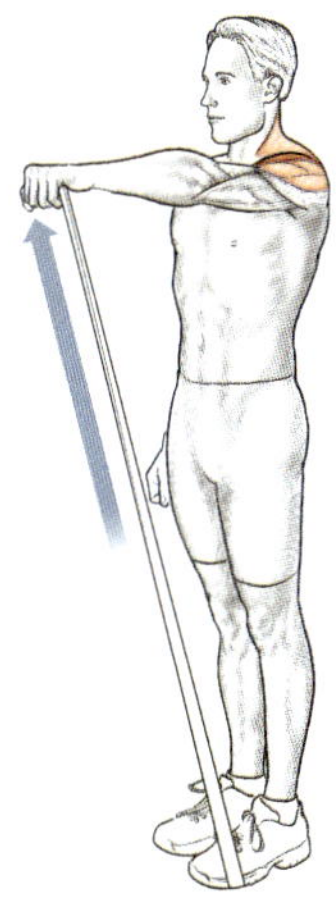

# Kurzhantel-Seitheben

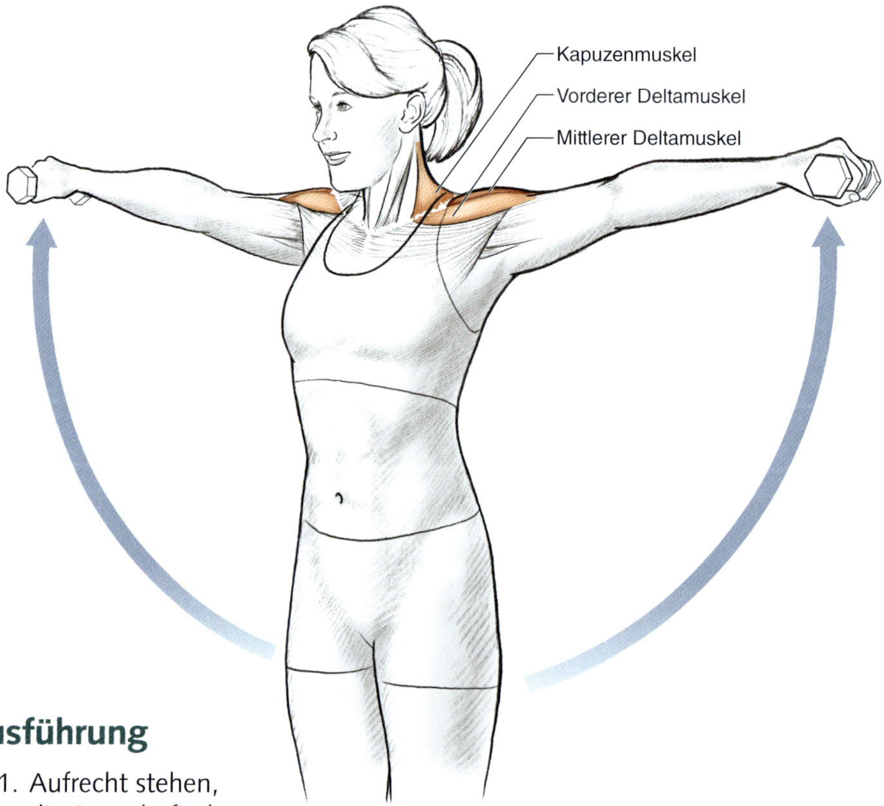


## Ausführung

1. Aufrecht stehen, die Arme befinden sich seitlich des Körpers. In jede Hand eine Kurzhantel nehmen. Die Handflächen zeigen auf die Schenkel.
2. Mit leichter Anwinklung der Ellbogen die Hanteln zu den Seiten heben, bis sie sich auf Schulterhöhe befinden.
3. Die Hanteln langsam herunterlassen.

## Beteiligte Muskeln

**Primär:** Mittlerer Deltamuskel

**Sekundär:** Vorderer und Hinterer Deltamuskel, Obergrätenmuskel, Kapuzenmuskel

## Beim Schwimmen

Bei dieser Übung konzentriert man sich hauptsächlich auf den Mittleren Deltamuskel, den Schlüsselmuskel in der Rückholphase von Freistil und Schmetterling. Anders als beim Freistil gibt es beim Schmetterling keine Rollbewegung. Folglich ist ein intensiver Beitrag der Deltamuskelgruppe, besonders des Mittleren Deltamuskels, bei der Rückführung des Arms gefordert. Wie beim Frontheben muss auch hier auf eine aufrechte, gerade Haltung geachtet werden.

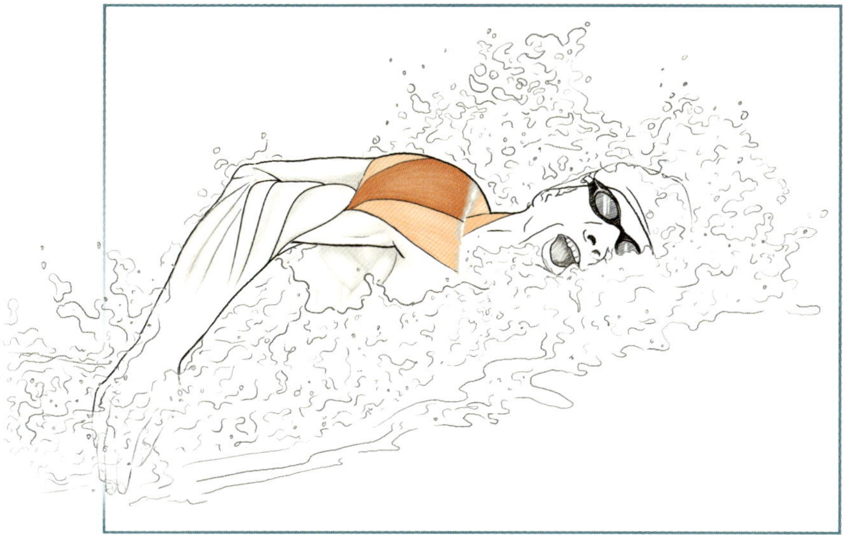

**SICHERHEITSTIPP** **Die Hanteln nicht über die Schulterhöhe hinaus heben, damit die Muskeln der Rotatorenmanschette nicht zu sehr beansprucht werden, denn sie stabilisieren bei dieser Übung das Schultergelenk.**

VARIANTEN

## Seitheben mit Gymnastikband

Das Gymnastikband betont die gleichen Muskeln, doch da sich der Widerstand durch Strecken oder Lockern des Bandes leicht variieren lässt, ist diese Variante für eine Übung am Rand des Schwimmbeckens besser geeignet.

## C-Bewegung über Kopf

Ein Anheben der Arme über Schulterhöhe mit nach unten zeigenden Handflächen kann schädlich sein. Der Zusatz der C-Bewegung am Ende des Ablaufs ändert die Position der Schultern in einer Weise, die eine Armbewegung oberhalb der Schulterhöhe ermöglicht, ohne außergewöhnlichen Stress für die Rotatorenmanschette zu erzeugen. Bei der Ausführung fungieren die Handflächen wie Zeiger einer Uhr. Begonnen wird in der Sechs-Uhr-Position, mit den Handflächen nach unten; nun werden beide Hände im Uhrzeigersinn nach oben in die Zwölf-Uhr-Position gedreht.

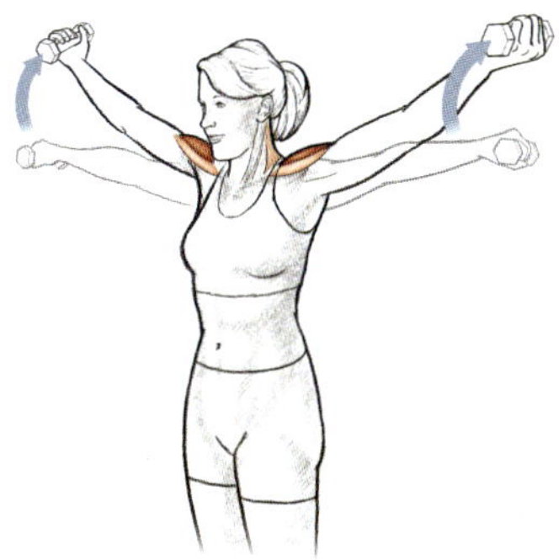

# T-Übung mit Kurzhanteln

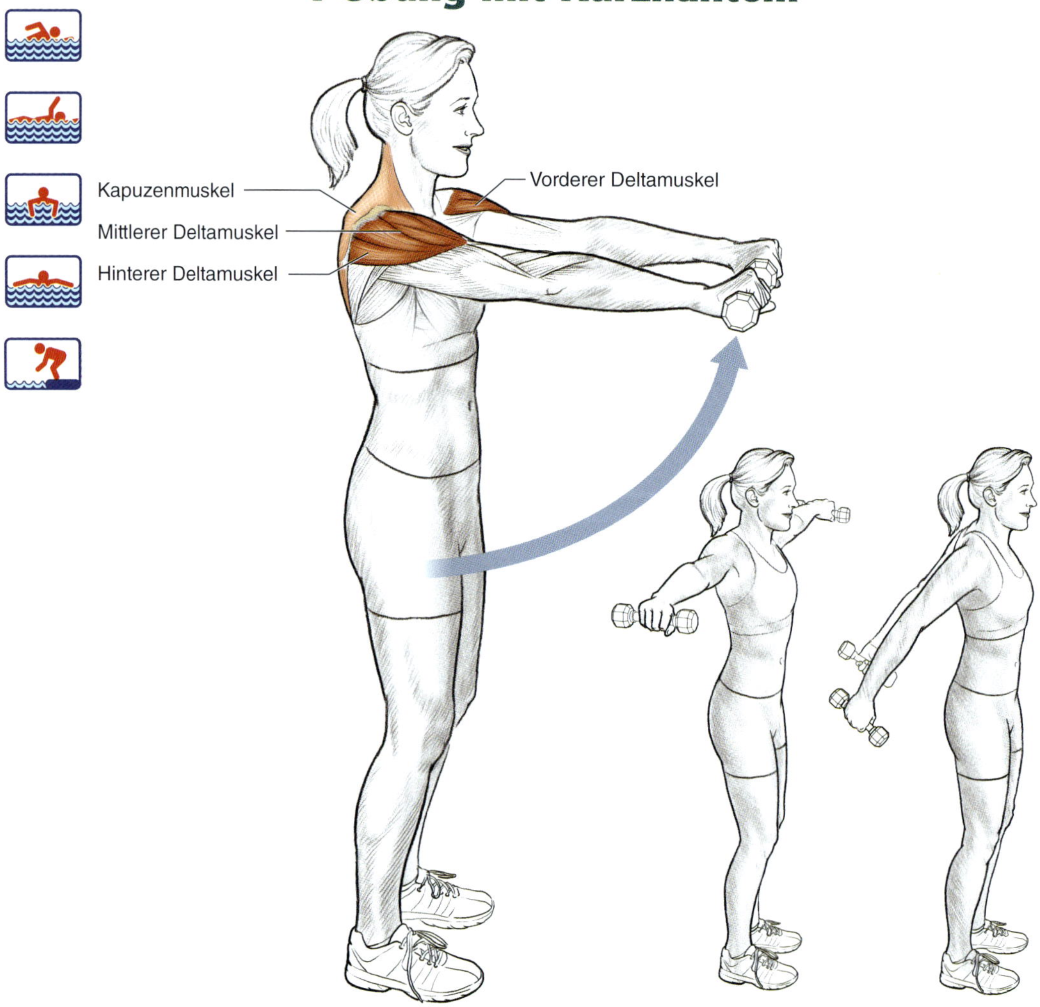


**Anheben nach vorn** **Anheben zur Seite** **Anheben nach hinten**

## Ausführung

1. Mit einer Kurzhantel in jeder Hand die Hände nach vorn heben, bis die Hanteln auf Schulterhöhe sind.
2. In die Startposition zurückkehren. Nun die Hanteln zu den Seiten heben, bis sie wiederum auf Schulterhöhe sind.
3. In die Startposition zurückkehren. Nun die Hanteln hinter dem Rumpf auf etwa 45 Grad heben.
4. Erneut mit dem Frontheben beginnen.

## Beteiligte Muskeln

**Primär:** Vorderer, Mittlerer und Hinterer Deltamuskel

**Sekundär:** Obergrätenmuskel, Kapuzenmuskel

## Beim Schwimmen

Diese Übung betont alle drei Teile des Deltamuskels (den vorderen, mittleren und hinteren Teil), weshalb sie ausgezeichnet zur Stärkung der Schultern geeignet ist. Als Resultat wird die Rückholphase bei allen vier Schwimmarten gestärkt. Bei jungen Schwimmanfängern führt die Übung zum ersten Aufbau von Schulterstärke. Diese ist umso wichtiger, je mehr Fortschritte der junge Sportler macht.

Für ältere Schwimmer ist die Übung aufgrund der Betonung verschiedener Bewegungen besser zum Ausdaueraufbau zu Beginn der Saison oder nach einer Verletzung geeignet.

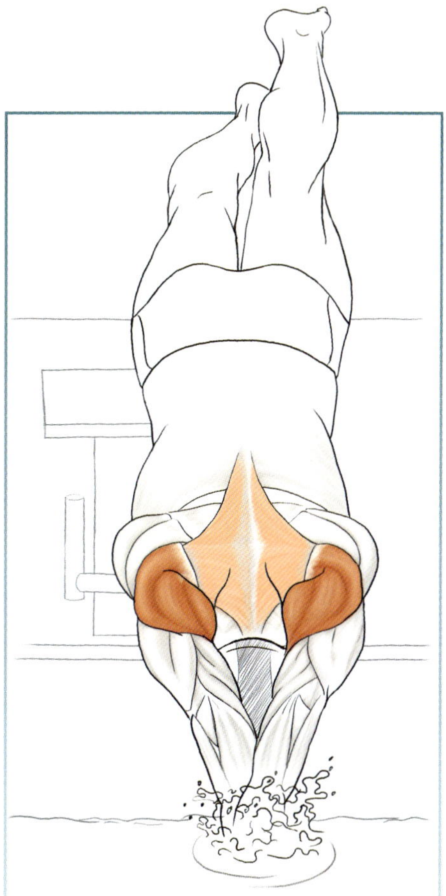

# Kurzhantel-Schulterdrücken

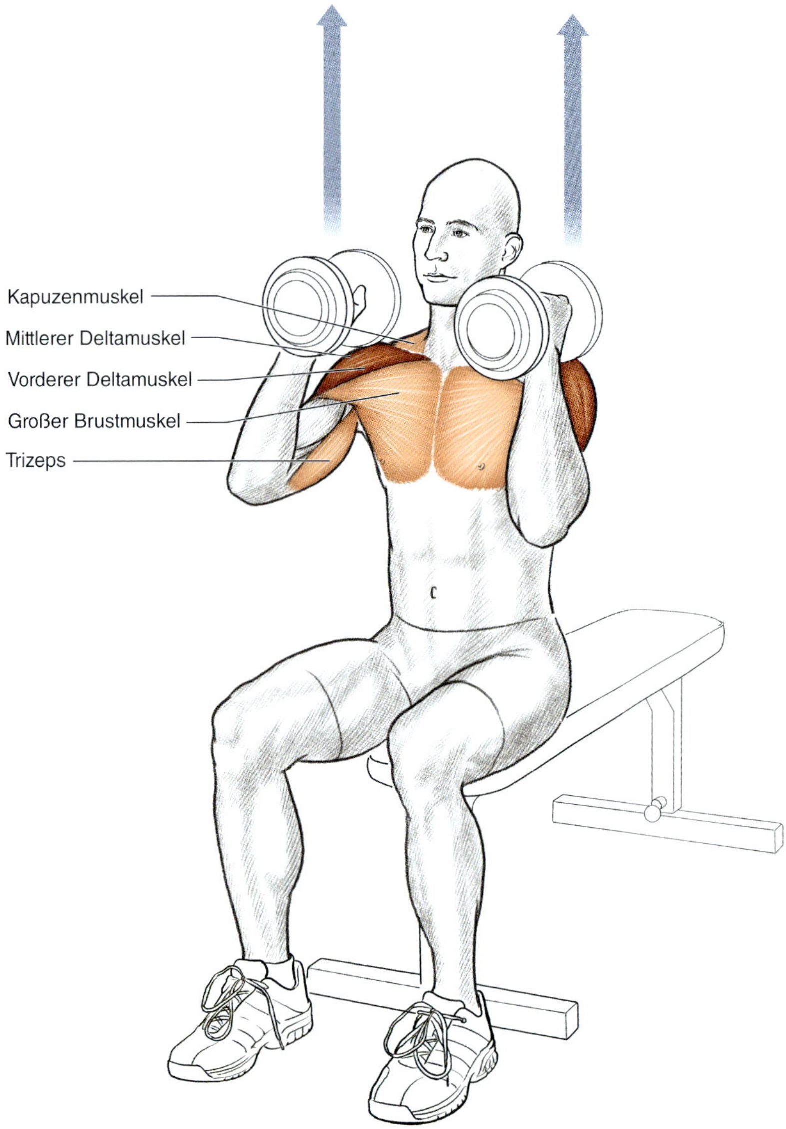


## Ausführung

1. Gerade hinsetzen und die Kurzhanteln auf Schulterhöhe halten. Die Ellbogen zeigen nach vorn, die Handflächen auf den Körper.
2. Die Hanteln nach oben drücken, bis die Ellbogen fast durchgestreckt sind.
3. Langsam in die Ausgangsposition zurückkehren.

## Beteiligte Muskeln

**Primär:** Vorderer und Mittlerer Deltamuskel

**Sekundär:** Großer Brustmuskel, Hinterer Deltamuskel, Kapuzenmuskel, Obergrätenmuskel, Trizeps

## Beim Schwimmen

Zur Maximierung der pro Armzug erzielten Distanz müssen beim Eintauchen ins Wasser die Arme und der Körper lang nach vorn gestreckt sein. Diese Übung entwickelt Überkopfkraft und lässt Sie beim Eintauchen ins Wasser bewusster nach vorne greifen.

Die hier beschriebene Übung ist ein veränderte Version des Frontdrückens der traditionellen Gewichtheber. Dabei werden die Hanteln normalerweise mit nach außen gedrehten Handflächen gehalten. Schwimmer sollten diese Position allerdings vermeiden, denn sie erzeugt eine unnötige Beanspruchung der Schultern. Sie kann sogar schädlich sein, wenn sie mit der Belastung langer Schwimmstrecken zusammentrifft.

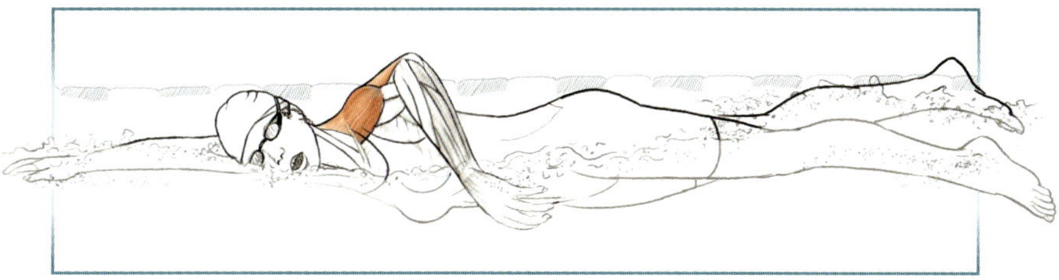

**SICHERHEITSTIPP** **Wegen des Überkopfgeschehens haben junge Schwimmer möglicherweise nicht die Kraft und die Koordination, um diese Bewegung zu kontrollieren. Deshalb sollten sie auf die Übung verzichten. Bei Schulterschmerzen ist bei dieser und anderen Übungen der oberen Extremitäten der 90/90-Regel zu folgen. Laut dieser Regel muss man es vermeiden, die Schultern unter 90 Grad an Abduktion oder Beugung fallen zu lassen, und ebenso dürfen die Ellbogen nicht mehr als 90 Grad gebeugt werden.**

# Fliegende Bewegungen, reverse

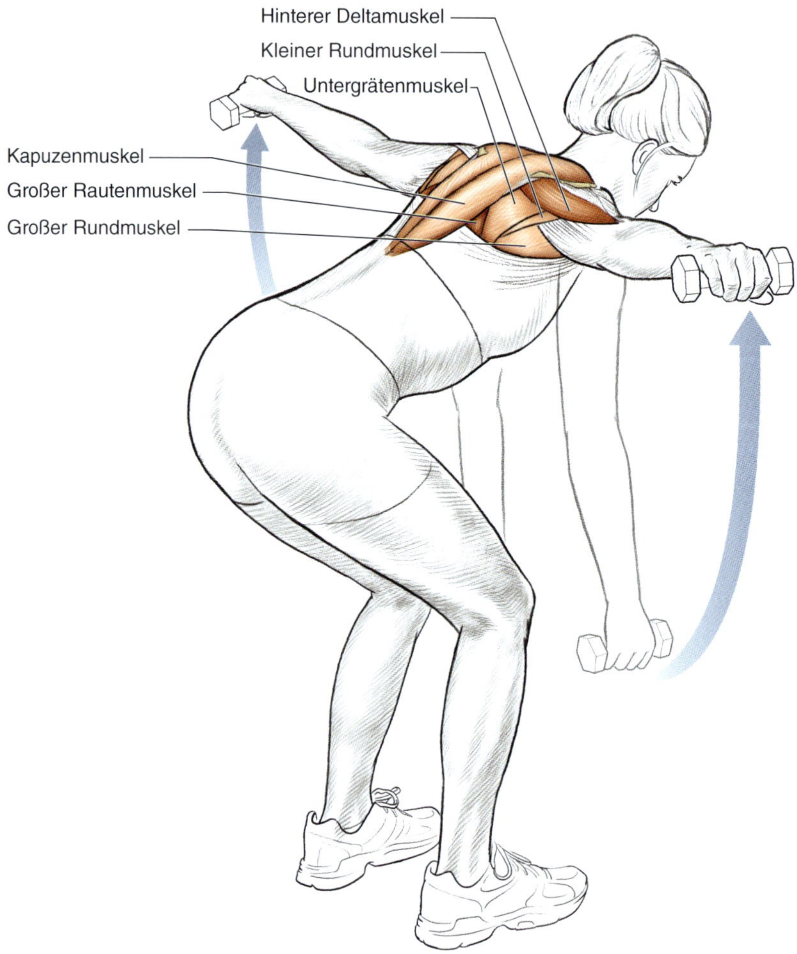


## Ausführung

1. An der Hüfte vornübergebeugt aufstellen, bis der gerade Rücken nahezu parallel zum Boden ist.
2. Mit hängenden Armen die Kurzhanteln so halten, dass die Handflächen nach innen zeigen.
3. Mit durchgestreckten Armen die Hanteln in einer Bogenbewegung heben, bis die Ellbogen die Schulterhöhe erreichen.
4. Gegen die Schwerkraft langsam zur Ausgangsposition zurückkehren.

## Beteiligte Muskeln

**Primär:** Großer Rautenmuskel, Kleiner Rautenmuskel, Hinterer Deltamuskel

**Sekundär:** Kapuzenmuskel, Untergrätenmuskel, Großer Rundmuskel, Kleiner Rundmuskel

## Beim Schwimmen

Das Hantelgewicht definiert hier den Akzent. Bei leichteren Gewichten kann man sich besser darauf konzentrieren, die Schulterblätter am Ende der Übung zusammenzupressen, wodurch man den Großen und den Kleinen Rautenmuskel beansprucht. Dies ist eine wirksame Methode zur Betonung der Rautenmuskeln, um deren Rolle als dynamische Stabilisatoren der Schulterblätter zu verbessern. Denn so wird die Grundlagenstärke der Schulterblätter erhöht und das Verletzungsrisiko reduziert. Bei größerem Gewicht verlagert sich die Aufmerksamkeit von den Rautenmuskeln auf den Hinteren Deltamuskel entlang der Hinterseite der Schulter. Die Beanspruchung dieser Muskelgruppen sorgt für eine Stärkung der Rückholphase bei Brustschwimmen und Schmetterling, wie auch für eine Stärkung des ersten Teils der Rückholphase beim Freistil.

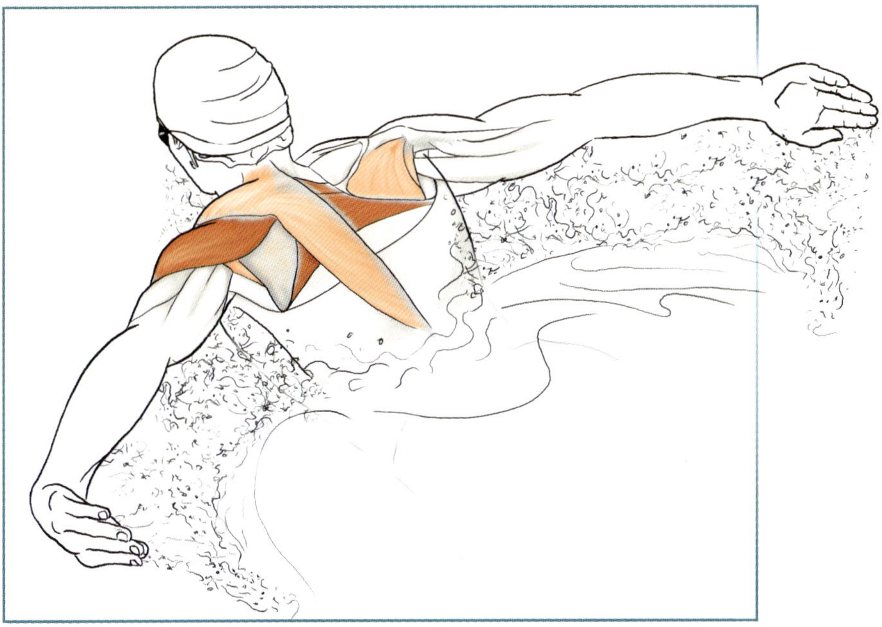

**SICHERHEITSTIPP** **Das Anheben des Kopfes führt zum Hohlkreuz, das Senken des Kopfes verursacht einen runden Oberrücken. Beide Abweichungen bedeuten unnötigen Stress für den unteren und mittleren Rücken.**

# T, Y, A in Bauchlage

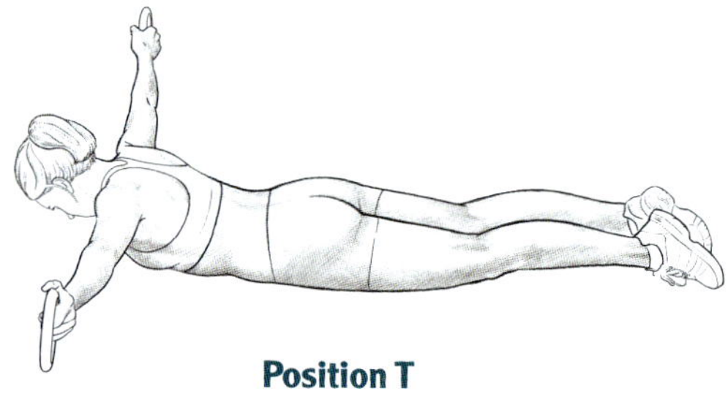

Position T

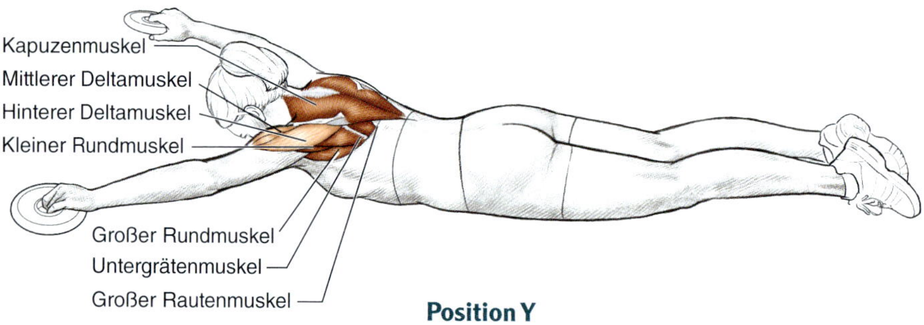


Position Y

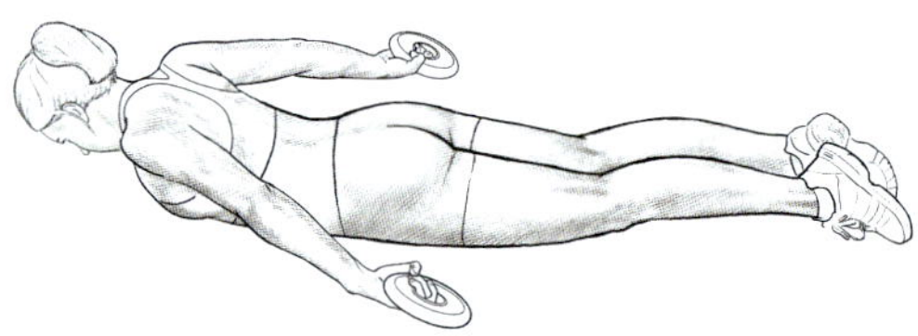

Position A

## Ausführung

1. In Bauchlage den oberen Rücken leicht nach oben wölben und dabei die Schultern vom Boden abheben.
2. In der Position T zeigen die Daumen zur Decke. 30 Sekunden die Hände auf und ab bewegen.
3. Zur Position Y mit den Handflächen nach unten wechseln. 30 Sekunden die Hände auf und ab bewegen.
4. Die Hände an die Seiten nehmen, sodass ein A gebildet wird. Die Handflächen nach oben drehen. 30 Sekunden die Hände auf und ab bewegen.

## Beteiligte Muskeln

**Primär:** Großer und Kleiner Rautenmuskel, Untergrätenmuskel, Großer und Kleiner Rundmuskel, Obergrätenmuskel, Kapuzenmuskel

**Sekundär:** Vorderer, Mittlerer und Hinterer Deltamuskel

## Beim Schwimmen

Aufgrund der verschiedenen Schulterpositionen richtet sich diese Übung an die meisten der Schulterblattstabilisatoren. Die Übung verbessert die Stabilität der Schulterblätter und trägt dazu bei, beim Schwimmen die von den Armen erzeugten Kräfte auf den übrigen Körper zu übertragen und Schulterverletzungen zu vermeiden. Wichtig ist hier, die Schulterblätter zusammenzupressen und kleine, schnelle Auf-und-ab-Bewegungen mit den Armen zu machen. Schafft man es, mit perfekter Technik die drei Positionen jeweils 60 Sekunden zu halten, kann man zur Erhöhung der Schwierigkeit auch Gewichte hinzunehmen. Da diese Muskeln klein sind, müssen die Gewichte sehr leicht sein (zu Anfang 500 g bis 1 kg). Die Gewichte werden dann in kleinen Schritten erhöht.

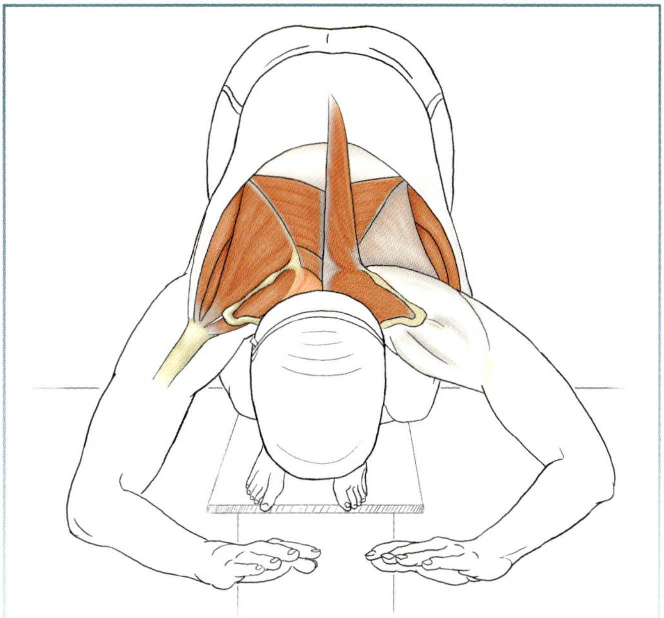

VARIANTE

### T, Y, A auf dem Gymnastikball

Ein Gymnastikball macht die Übung zwar wesentlich schwieriger, kommt aber den Bedürfnissen beim Schwimmen erheblich näher. Wie im Wasser ist es auch hier wichtig, den Körper von Kopf bis Fuß in einer geraden Linie zu halten.

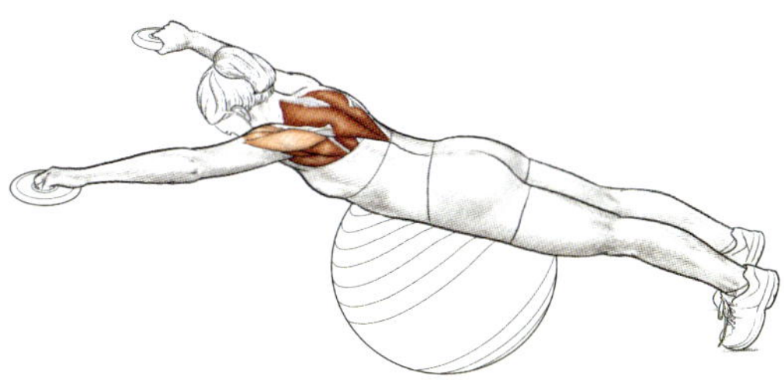

# Frontstütz auf den Unterarmen

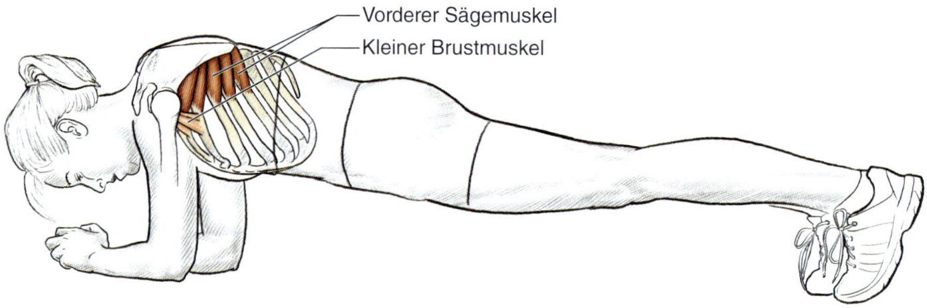


## Ausführung

1. Mit dem Gesicht nach unten das Körpergewicht auf Zehen und Unterarme stützen.
2. Den Körper in einer geraden Linie halten. Die Brust bei konstanter Schulterposition senken. Die Schulterblätter zusammenziehen.
3. Den Oberkörper durch Rollen der Schultern (Protraktion) nach oben drücken.

## Beteiligte Muskeln

**Primär:** Vorderer Sägemuskel

**Sekundär:** Kleiner Brustmuskel

## Beim Schwimmen

Diese Übung zielt einzig und allein auf den Vorderen Sägemuskel, der die Schulterblätter dicht am Rücken hält. Eine Schwäche dieses Muskels führt zum Abstehen des Schulterblatts, ein Zeichen, dass das Schulterblatt nicht richtig kontrolliert wird. Damit wächst die Gefahr einer Schulterverletzung. Der Vordere Sägemuskel ist auch für die Drehung des Schulterblatts nach oben wichtig, wenn Bewegungen über Kopf ausgeführt werden. Im Wasser hilft dies bei der Streckung des Armzugs. Der Zweck der Ausführung dieser Übung auf den Unterarmen statt auf den Händen ist die Isolation der Bewegungen der Schulterregion.

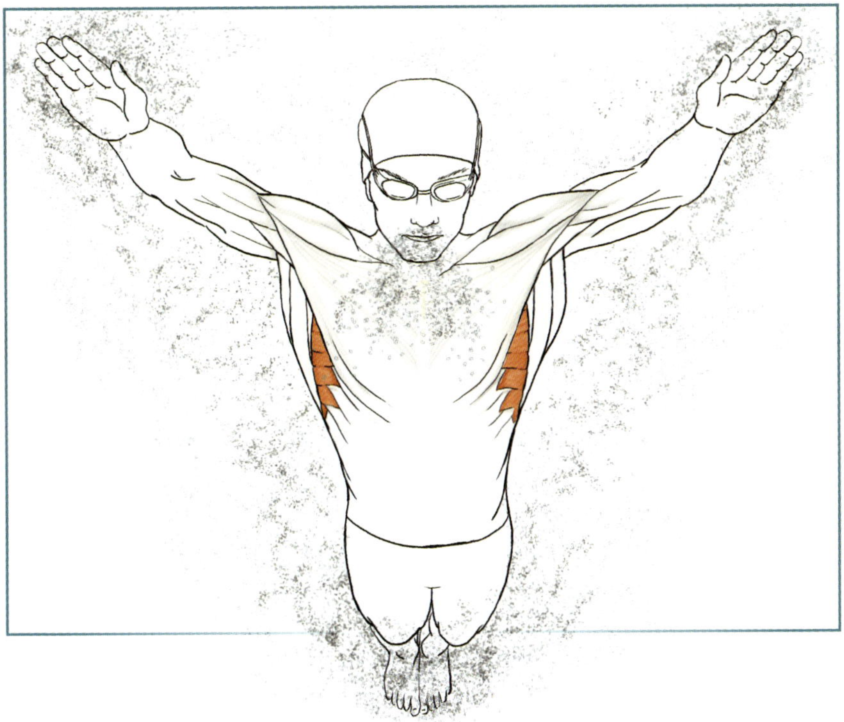

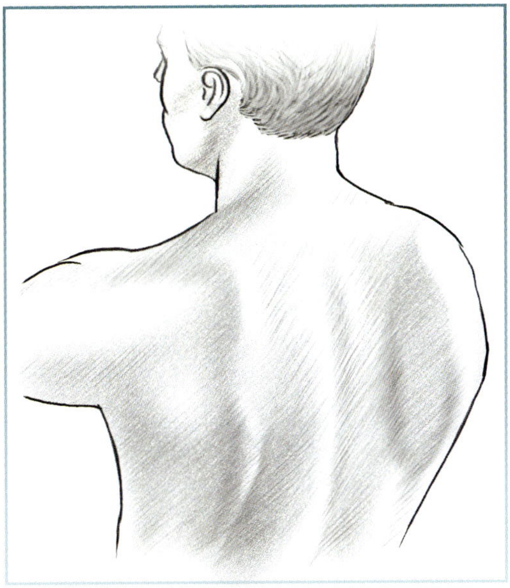

Abstehen des Schulterblatts

# Dip auf den Unterarmen

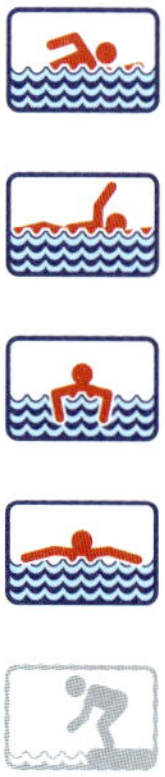

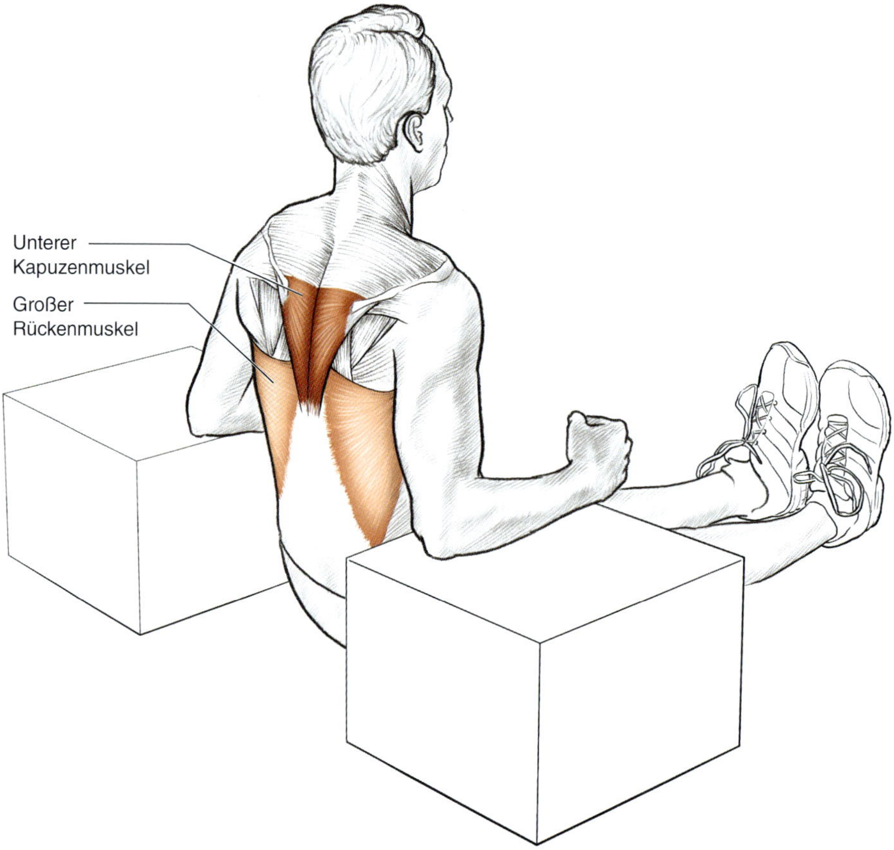


## Ausführung

1. Aufrecht zwischen zwei Kästen setzen. Die Hände befinden sich auf einer Linie mit dem Rumpf. Die Ellbogen sind im rechten Winkel angewinkelt, sodass die Unterarme auf den Kästen liegen.
2. Durch Druck nach unten das Gesäß vom Boden heben. Die Bewegung entspricht einem umgekehrten Schulterzucken.
3. Bis kurz vor Bodenberührung herunterlassen und den Vorgang wiederholen.

## Beteiligte Muskeln

**Primär:** Unterer Kapuzenmuskel

**Sekundär:** Großer und Kleiner Brustmuskel, Großer Rückenmuskel

## Beim Schwimmen

Diese Übung stärkt die Stabilität des Schultergelenks und korrigiert Haltungsprobleme, die häufig bei Schwimmern festzustellen sind. Sie zielt besonders auf die unteren Fasern des Kapuzenmuskels – eine Schwäche in diesem Bereich kann zu Schulterverletzungen führen. Die Stärkung der unteren Fasern des Kapuzenmuskels hilft außerdem dabei, die nach vorn gerundete Schulterhaltung vieler Schwimmer zu korrigieren.

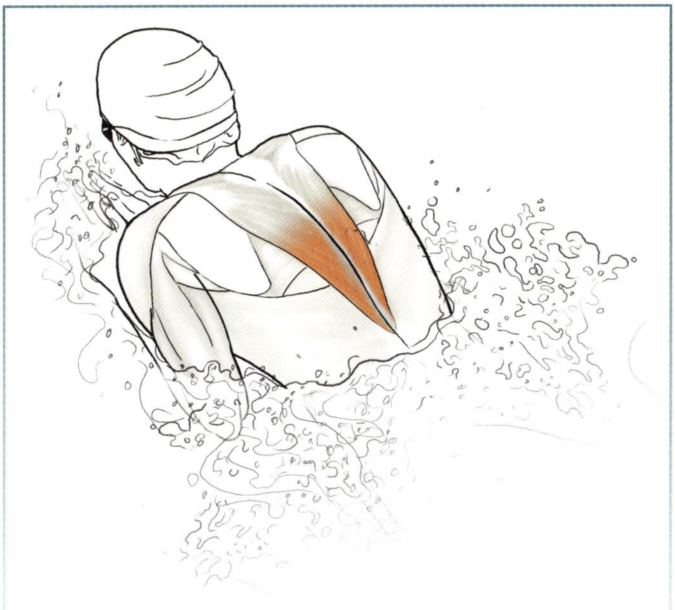

# Interne Rotation mit dem Gymnastikband

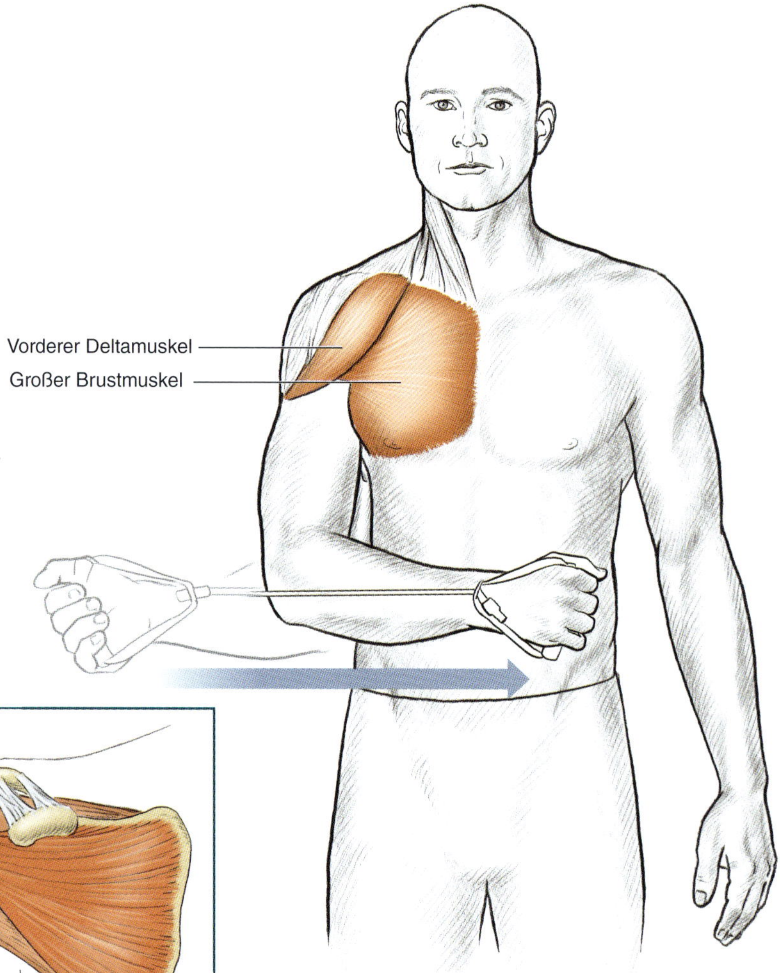


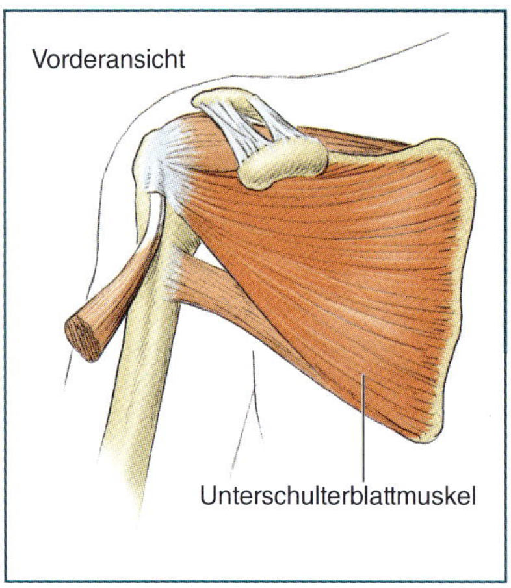


## Ausführung

1. Etwa 1,20 m seitlich eines Pfostens aufstellen. Das Band ist auf Ellbogenhöhe am Pfosten befestigt. Das Ende des Bandes mit der Hand greifen, die dem Pfosten näher ist. Den Ellbogen im rechten Winkel anwinkeln.
2. Die Hand zum Körper schwingen, bis sie den Rumpf berührt. Den Unterarm während der gesamten Bewegung parallel zum Boden halten.
3. Langsam in die Startposition zurückkehren.

## Beteiligte Muskeln

**Primär:** Unterschulterblattmuskel

**Sekundär:** Großer Brustmuskel, Großer Rückenmuskel, Vorderer Deltamuskel

## Beim Schwimmen

Der Unterschulterblattmuskel ist einer der vier Muskeln der Rotatorenmanschette. Diese Muskelgruppe ist wichtig zur Stabilisierung des Schultergelenks bei wiederholungsreichen Übungen der oberen Extremität. Deshalb spielen Übungen zur Stärkung des Unterschulterblattmuskels eine entscheidende Rolle bei der Prävention von Verletzungen. Da die Muskeln der Rotatorenmanschette alle vom Schulterblatt kommen, muss dieses durch Anspannung nach unten und hinten stabilisiert werden. Diese Anspannung muss während der gesamten Übung aufrechterhalten werden. Wenn Sie ein Handtuch zwischen Ellbogen und Rippen platzieren, mindert das die Spannung auf einige Schlüsselmuskeln und dient als Erinnerung, den Ellbogen dicht am Körper zu halten, während der Arm geschwungen wird.

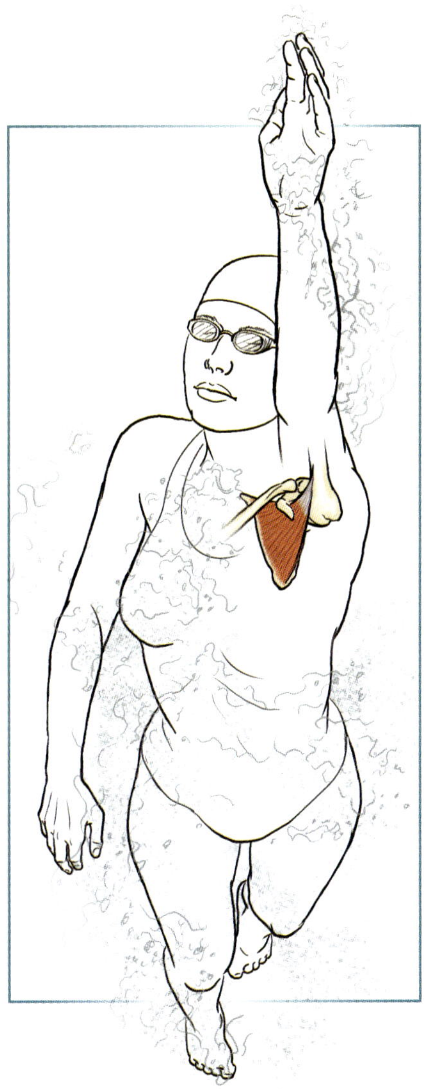

# Externe Rotation mit dem Gymnastikband

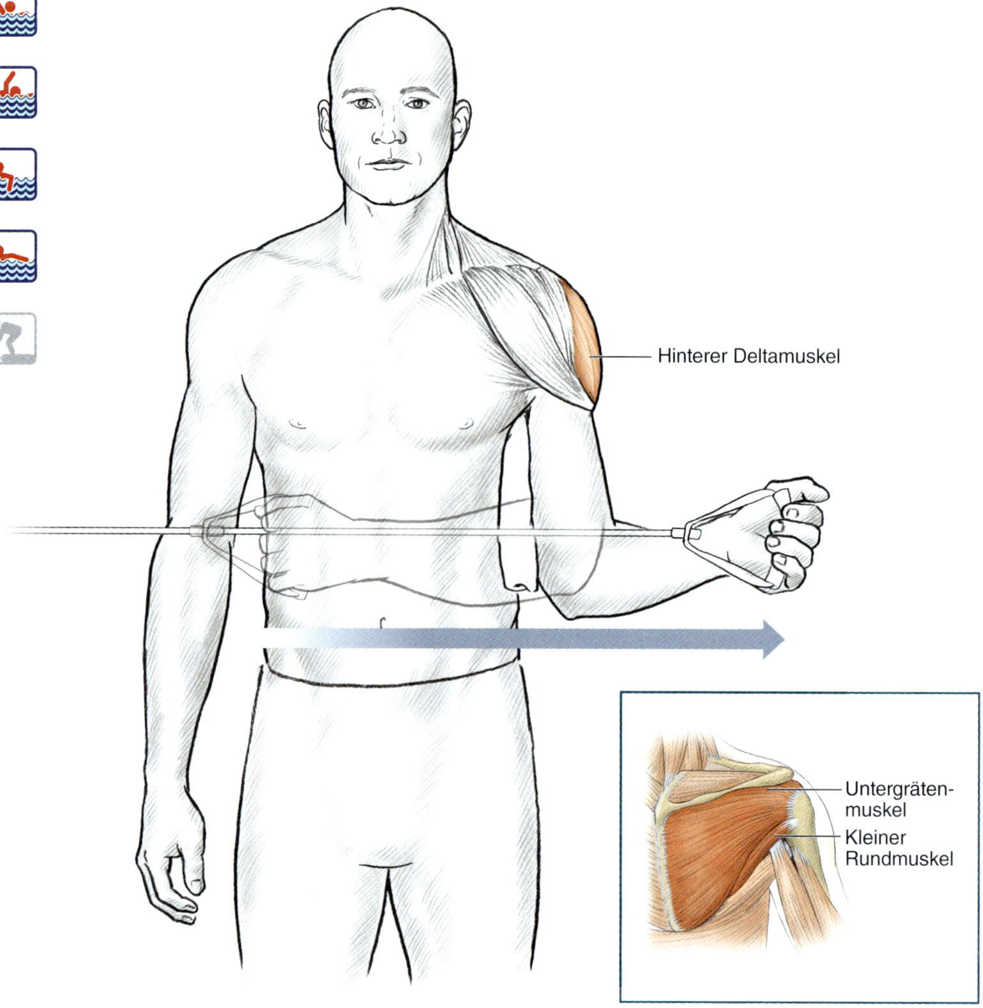


## Ausführung

1. Etwa 1,20 m seitlich eines Pfostens aufstellen. Das Gymnastikband ist auf Ellbogenhöhe am Pfosten befestigt. Das Ende des Bandes mit der Hand halten, die vom Pfosten weiter entfernt ist. Den Ellbogen im rechten Winkel anwinkeln.
2. Die Hand vom Körper wegschwingen, bis ein 90-Grad-Bogen beschrieben wurde. Den Unterarm währenddessen parallel zum Boden halten.
3. Langsam in die Startposition zurückkehren.

## Beteiligte Muskeln

**Primär:** Untergrätenmuskel, Kleiner Rundmuskel

**Sekundär:** Hinterer Deltamuskel

## Beim Schwimmen

Die externe Rotation isoliert den Untergrätenmuskel und den Kleinen Rundmuskel, zwei Komponenten der Rotatorenmanschette. Diese Muskelgruppe ist wichtig zur Stabilisierung des Schultergelenks bei wiederholungsreichen Übungen der oberen Extremitäten. Da alle Schwimmarten außer Rückenschwimmen die internen Rotationsbewegungen an der Schulter betonen, ist diese Übung zur Vermeidung von Dysbalancen notwendig. Da die Muskeln der Rotatorenmanschette alle vom Schulterblatt kommen, muss dieses durch Anspannung nach unten und hinten stabilisiert werden. Diese Anspannung muss während der gesamten Übung aufrechterhalten werden. Ein Handtuch zwischen Ellbogen und Rippen platziert, mindert auch hier die Spannung auf einige Schlüsselmuskeln und erinnert daran, den Ellbogen dicht am Körper zu halten, während der Arm geschwungen wird.

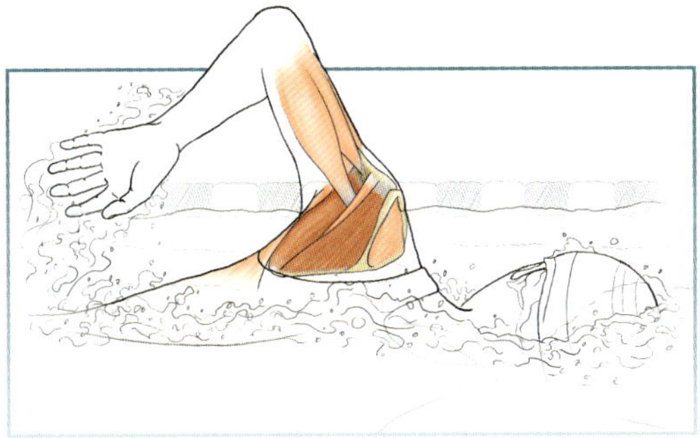

VARIANTEN

### Externe Rotation mit Kurzhantel

In Seitenlage ist der Ellbogen im rechten Winkel angewinkelt. Der Arm wird auf eine Weise geschwungen, dass sich die Hantel vom Bauch in einem Bogen Richtung Decke bewegt. Es sollte dabei ein Drehen des Oberkörpers vermieden werden, weil sonst die Isolation des Schultergelenks aufgehoben wird. Hanteln sind als Widerstand konsistenter als das Gymnastikband.

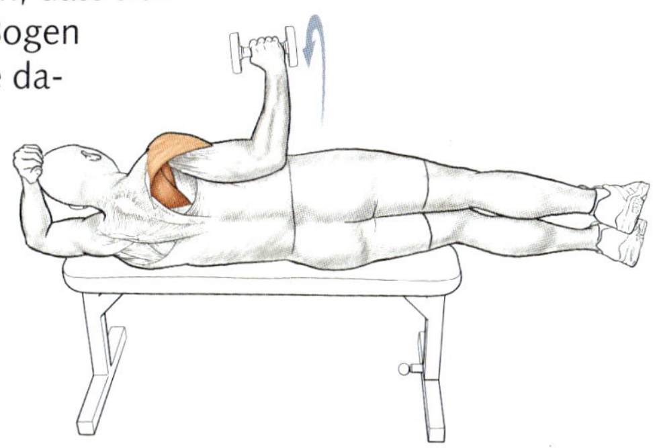

### Externe Rotation, beidarmig

Bei dieser Variante werden beide Arme in der Startposition für die externe Rotation mit dem Gymnastikband gehalten. In jeder Hand befindet sich ein Ende des Bandes. Es sollte hierbei ein wenig Spannung auf dem Band bestehen. Nun beide Arme 45 Grad nach außen schwingen, gleichzeitig die Schulterblätter zusammenpressen. Drei bis vier Sekunden in dieser Position verweilen, dann in die Startposition zurückkehren.

# Krebsgang

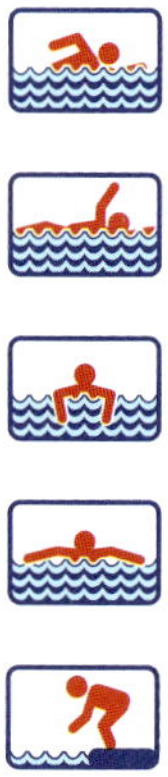

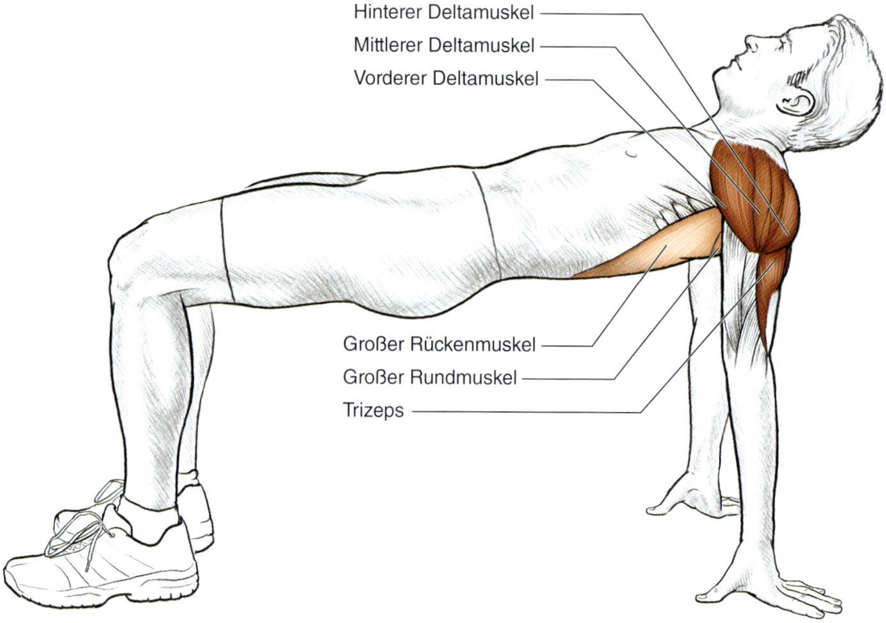


## Ausführung

1. Mit dem Gesicht nach oben Hände und Füße flach auf den Boden platzieren.
2. Die Gesäßmuskeln anspannen und dabei das Gesäß vom Boden heben.
3. Beim „Gehen" werden zuerst die Hände bewegt, dann die Füße.
4. Eine übermäßige Schulterbelastung vermeiden und daher die Hände nie mehr als 15 bis 20 cm bewegen.

## Beteiligte Muskeln

**Primär:** Vorderer, Mittlerer und Hinterer Deltamuskel, Rotatorenmanschette (Obergrätenmuskel, Untergrätenmuskel, Kleiner Rundmuskel, Unterschulterblattmuskel), Trizeps

**Sekundär:** Großer Rückenmuskel, Großer Rundmuskel

## Beim Schwimmen

Diese ausgezeichnete Allround-Übung trainiert die Deltamuskeln, die Rotatorenmanschette und den Trizeps. Alle diese Muskeln leisten bei sämtlichen Schwimmarten ihren Beitrag. Durch das Ansprechen des Deltamuskels wird eine Verbesserung der Rückholphase bei allen Schwimmarten erreicht. Zusätzlich sorgt die Stärkung der Rotatorenmanschette eine größere Stabilität in der Schulter. Der Trizeps wiederum trägt auf verschiedene Weise zur Antriebsphase aller Schwimmstile bei. Außerdem sorgt die Rückwärtsbewegung dafür, dass Sie besser einschätzen können, wo sich die Hand im Verhältnis zum Körper befindet; dadurch verbessert sich die Bewegungsmechanik beim Schwimmen.

Ein anderer Vorteil besteht darin, dass diese Übung die Schulter in eine „closed-chain"-Position platziert. Solche Übungen sorgen für das Ansprechen von Stabilisierungsmuskeln im Umfeld des Schultergelenks. Der Ausdruck „closed chain" bedeutet, dass der Ankerpunkt der Übung, in diesem Fall die Hand, Kontakt zum Boden hat.

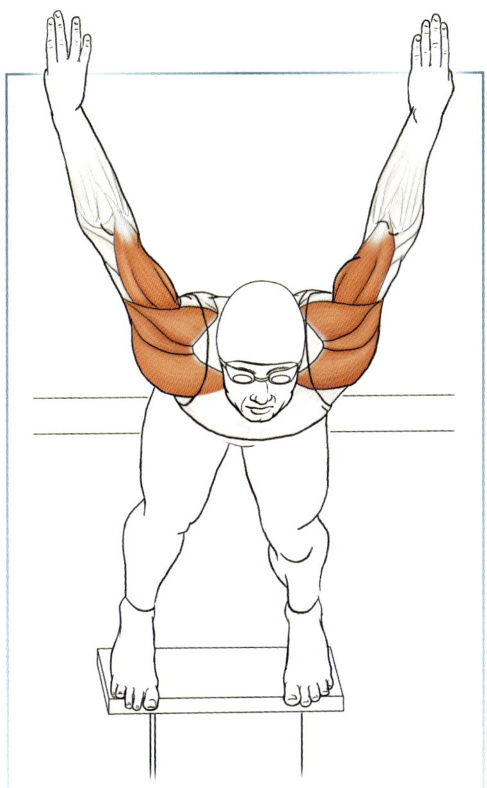

# Einarmiges Ballwerfen über Kopf

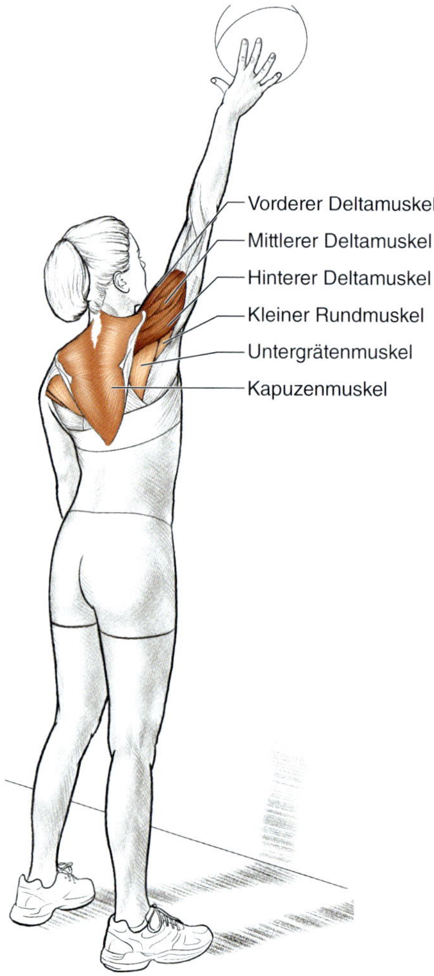


## Ausführung

1. Etwa 30 cm vor einer Wand aufstellen. Zunächst einen luftgefüllten Ball (z.B. einen Fußball) auf der Handfläche halten, wie ein Kellner, der ein Tablett über dem Kopf trägt.
2. Die Wurfbewegung mit einer Bewegung des ganzen Armes beginnen. Das Ziel an der Wand ist entweder der Elf-Uhr-Punkt (linker Arm) oder der Ein-Uhr-Punkt (rechter Arm).
3. Kurze, schnelle Würfe machen.

## Beteiligte Muskeln

**Primär:** Vorderer, Mittlerer und Hinterer Deltamuskel

**Sekundär:** Kapuzenmuskel, Rotatorenmanschette (Obergrätenmuskel, Untergrätenmuskel, Kleiner Rundmuskel, Unterschulterblattmuskel)

## Beim Schwimmen

Diese Übung ist nützlich zum Kraftaufbau, wenn sich der Arm in einer gestreckten Position über dem Kopf befindet. Die Handposition bei dieser Übung entspricht derjenigen bei Freistil und Schmetterling. Mit dieser Übung wird der schnelle Übergang von der Wasserholphase zur Zugphase bei beiden Schwimmarten entwickelt.

Unbedingt kurze, schnelle Würfe ausführen, um den Deltamuskel und die Rotatorenmanschette anzusprechen. Die Übung schafft Ausdauer bei den Schulterblattstabilisatoren und bei den Muskeln der Rotatorenmanschette und hilft so, Verletzungen zu vermeiden. Bei größeren Bewegungen würde es auch zu einer Inanspruchnahme des Großen Brustmuskels und des Großen Rückenmuskels kommen; das ist aber nicht Ziel dieser Übung.

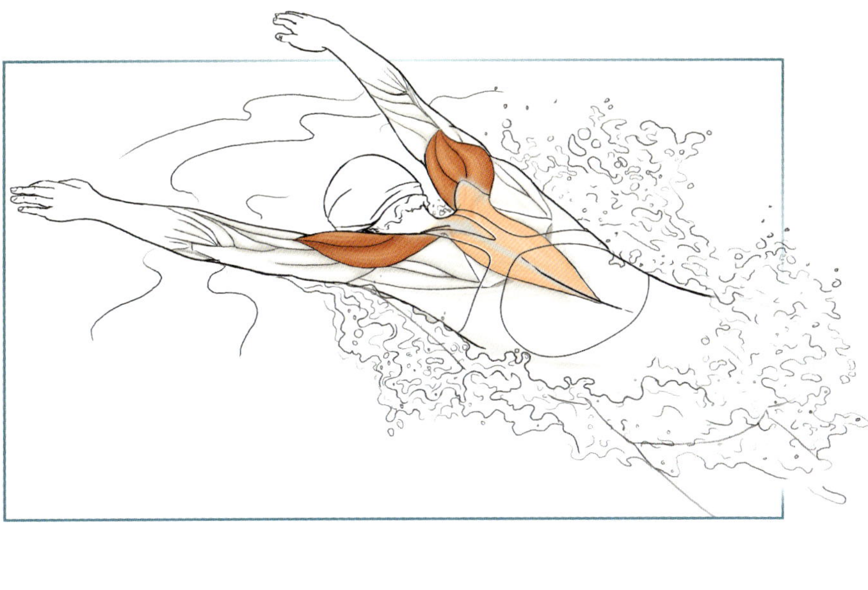

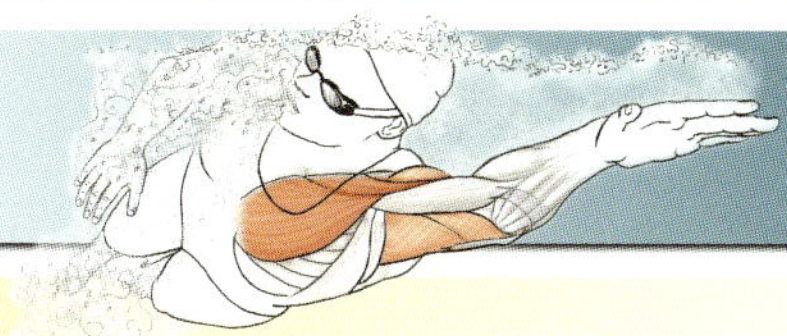

# KAPITEL 4 BRUST

Der Hauptmuskel der Brust, der Große Brustmuskel, ist einer der beiden Antriebsmuskeln am Oberarm und erzeugt einen großen Teil derjenigen Kräfte, die einen Schwimmer im Wasser vorwärtsbewegen. Mithilfe des Schultergürtels sowie des Schultergelenks (beschrieben in Kapitel 3) und der Armmuskeln (beschrieben in Kapitel 2) werden die vom Großen Brustmuskel erzeugten Kräfte auf Oberarm, Unterarm und Hand übertragen. Sie sind die Hauptkraftinstrumente, mit denen ein Schwimmer seinen Körper durch das Wasser befördert. Andere Muskeln in der Brustregion sind der Kleine Brustmuskel und der Vordere Sägemuskel.

Der Große Brustmuskel (Abbildung 4.1 auf Seite 62) hat drei Anteile: den (oberen) Schlüsselbein-, den (mittleren) Brustbeinrippen-und den (unteren) Bauchanteil. Der Schlüsselbeinteil umfasst den oberen Bereich des Großen Brustmuskels und hat seinen Ursprung an der vorderen Oberfläche der inneren Hälfte des Schlüsselbeins. Der Brustbeinrippenteil bildet den mittleren Bereich des Großen Brustmuskels und kommt von der vorderen Oberfläche des Brustbeins und dem Knorpelgewebe der ersten sechs Rippen. Der unterste Teil entspringt am obersten Bereich der Bindegewebshülle des Geraden Bauchmuskels. Alle Teile treffen an ihrem Ansatz am Oberarm unterhalb des Oberarmkopfs zusammen. Wenn sich der Große Brustmuskel zusammenzieht und am Oberarmknochen zieht, können die folgenden Bewegungen am Schultergelenk ausgeführt werden: Anteversion, Streckung, Adduktion und Innenrotation (Einwärtsdrehung). Die Anteversion bringt den Arm von der Seite des Körpers nach vorn. Die Streckung bringt den Arm aus der vorderen Position an die Körperseite zurück. Bei der Adduktion wird der Arm zur Mittellinie des Körpers gezogen, wenn er seitlich erhoben war; diese Bewegung kann sowohl horizontal als auch vertikal verlaufen. Die Innenrotation dreht die Hand vor dem Körper, sodass die Handfläche auf dem Bauch zu liegen kommt. Eine detaillierte Beschreibung des Kleinen Brustmuskels und des Vorderen Sägemuskels finden Sie in der Einführung zu Kapitel 3. Für dieses Kapitel ist es besser, sich diese Muskeln als Hilfe bei der Stabilisierung der Schulter und damit des Schultergelenks vorzustellen, wenn der Große Brustmuskel den Oberarmknochen bewegt. Diverse andere Muskeln werden bei den Übungen in diesem Kapitel ebenfalls aktiviert. Der Vordere Deltamuskel unterstützt den Großen Brustmuskel oft bei der Schulterbeugung. Der Große Rückenmuskel hilft bei der Schulterstreckung, und der Trizeps streckt das Ellbogengelenk bei den vielen Drückübungen für den Großen Brustmuskel.

Wie gesagt, der Große Brustmuskel ist einer der beiden Hauptkrafterzeuger bei der Aufgabe, den Schwimmer durch das Wasser zu bewegen. Da bei Freistil und Schmetterling die Hand zuerst ins Wasser taucht und der Körper sich in einer lang gestreckten Position befindet, beginnt der Große Brustmuskel die Zugphase bei beiden Stilen. In diesem Augenblick leistet der obere Teil des Großen Brustmuskels den Hauptbeitrag zur Bewegung. Während sich die Hand zu ihrem Ankerpunkt bewegt, kommen der untere Teil des Großen Brustmuskels und der Große Rückenmuskel hinzu und tragen dazu dabei, den Schwimmer effektiv im Wasser voranzutreiben.

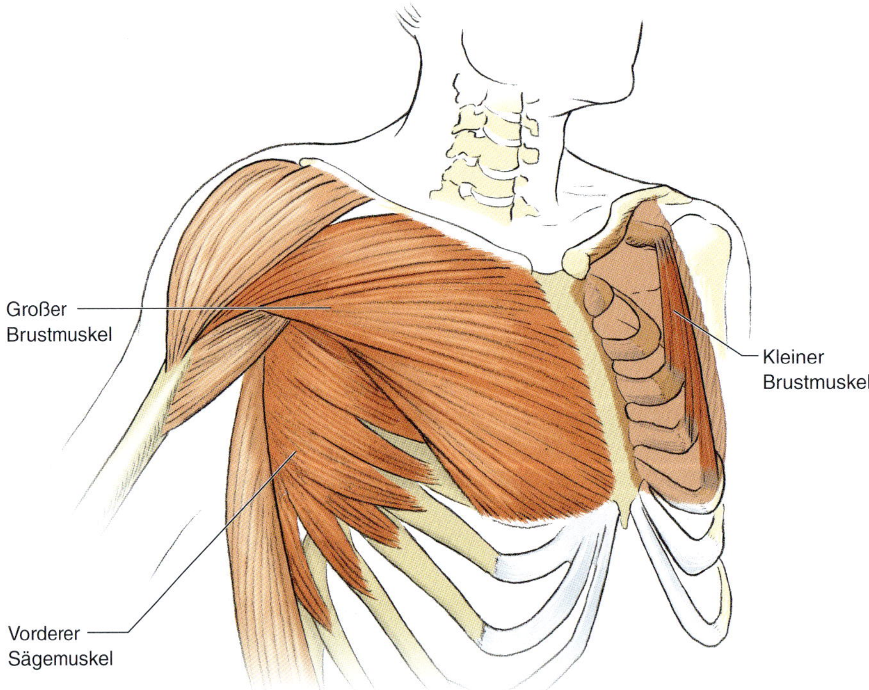


**Abbildung 4.1** Brustmuskeln.

Nachdem die Hand am Schultergelenk vorbeigezogen ist, nimmt der Beitrag des Oberteils des Großen Brustmuskels ab, und der Unterteil übernimmt die Verantwortung für die Vollendung der Antriebsphase. Wie bei Schmetterling und Freistil ist der obere Teil des Großen Brustmuskels auch beim Brustschwimmen wichtig, denn er leitet die Antriebsphase des gesamten Ablaufs mit dem Anfang der Auswärtsbewegung der Hände ein. Im Verlauf dieser Auswärtsbewegung leistet auch der Große Brustmuskel weiterhin seinen Beitrag.

Beim Übergang von der Antriebsphase in die Rückholphase ist der Große Brustmuskel aktiv, wenn die Hände auf der Mittellinie des Körpers zusammengebracht werden. Beim Rückenschwimmen hängt der Beitrag des Großen Brustmuskels zu Beginn des Armzugs von der Technik des Schwimmers ab. Schwimmer, die tief „Wasser holen", hängen weniger vom Großen Brustmuskel ab, sondern stützen sich bei der Krafterzeugung verstärkt auf den Großen Rückenmuskel. Bei flacherem Wasserholen spielt der Große Brustmuskel dagegen eine entscheidendere Rolle. In beiden Fällen wird der Beitrag des Großen Brustmuskels von seinem oberen Teil geleistet.

Im weiteren Verlauf der Zugbewegung übernimmt der andere Teil die Hauptverantwortung für den Rest der Zugphase. Bei der Aufstellung eines Programms mit Trockenübungen und der Auswahl von Übungen aus diesem Kapitel muss bedacht werden, dass der Große Brustmuskel bei Schwimmern normalerweise keine Schwächezone ist, denn die Schwimmbewegung aktiviert ihn in großem Maße. Obwohl die Brustmuskulatur trainiert werden sollte, darf man deshalb nicht vergessen, dass es zu den Hauptzielen der Übungen gehört, Dysbalancen der Muskeln zu bekämpfen, nicht jedoch, sie weiter zu vertiefen. Um eine Überbetonung der Brust zu vermeiden, trainieren Sie am besten im Verhältnis 2 : 1 die Zugübungen zur Stärkung des Großen Rückenmuskels gegenüber den Drückübungen zur Stärkung des Großen Brustmuskels.

# Liegestütz

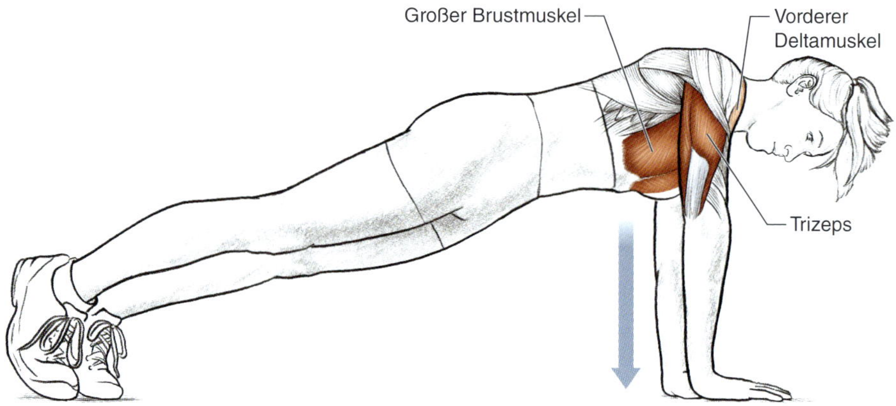


## Ausführung

1. Die Hände auf Schulterhöhe und etwa schulterbreit auseinander auf dem Boden platzieren. Den Unterkörper mit den Zehen stützen.
2. Der Körper bildet von Kopf bis Fuß eine gerade Linie. Den Oberkörper nach oben drücken, bis die Ellbogen nahezu durchgestreckt sind.
3. Den Körper senken, bis sich die Brust 3 cm über dem Boden befindet.

## Beteiligte Muskeln

**Primär:** Großer Brustmuskel, Trizeps

**Sekundär:** Vorderer Deltamuskel

## Beim Schwimmen

Liegestütze sind eine nützliche Bereicherung für jedes Trainingsprogramm, denn sie können praktisch überall ohne Ausrüstung durchgeführt werden. Für den Schwimmer sind sie sowohl zum Kraftaufbau als auch zur Stabilisierung von Vorteil. Beim Kraftaufbau betonen Liegestütze in erster Linie den Trizeps und den Großen Brustmuskel, also zwei Muskelgruppen, die während der Antriebsphase aller vier Wettkampf-Schwimmarten zum Einsatz kommen. Außerdem trainieren sie die Schultergelenkstabilisatoren (Rotatorenmanschette und Schulterblattstabilisatoren). Bei dieser Übung ist unbedingt auf die korrekte Ausführung zu achten. Ein typischer Fehler besteht darin, den Körper nicht in gerader Linie vom Fußknöchel bis zum Scheitel zu halten. Die Gründe dafür sind falsche Kopfhaltung und Schwäche der Rumpf- und Hüftstabilisatoren. In beiden Fällen hängt das

Kreuz entweder durch oder ist zu sehr gewölbt, wodurch die Wirbelsäule unnötig belastet wird. Wenn es mit der korrekten Ausführung noch hapert, sollte die Übung auf den Knien statt auf den Zehen begonnen werden.

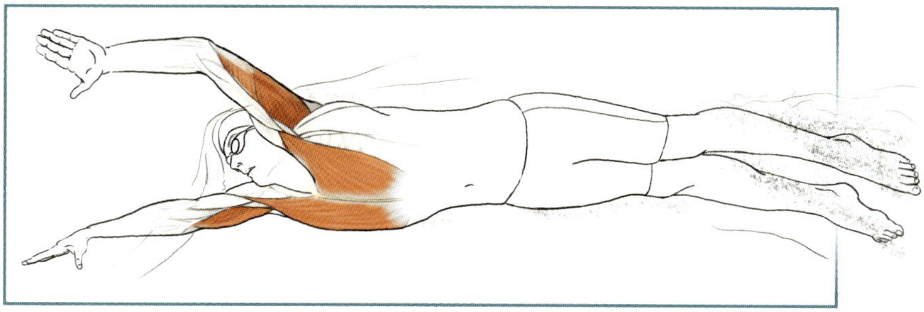

**SICHERHEITSTIPP** **Zu starkes Absenken der Brust bedeutet zusätzlichen Stress für den vorderen Teil der Schulter. Bei Schulterproblemen sollte diese Bewegung auf jeden Fall vermieden werden.**

VARIANTEN

## Plyometrischer Liegestütz

Plyometrische Liegestütze trainieren die explosive Muskelkontraktion, im Gegensatz zu regulären Liegestützen, die langsame, kontrollierte Bewegungen betonen. Die schnelle Bewegung konditioniert Schwimmer, explosive Wenden an der Beckenwand durchzuführen. Bei dieser Übung wird der Oberkörper explosiv nach oben gedrückt, und man klatscht in die Hände. Vorsicht ist bei jüngeren Schwimmern angebracht, da sie vielleicht noch nicht über die Koordination verfügen, sich am Ende der Übung abzufangen.

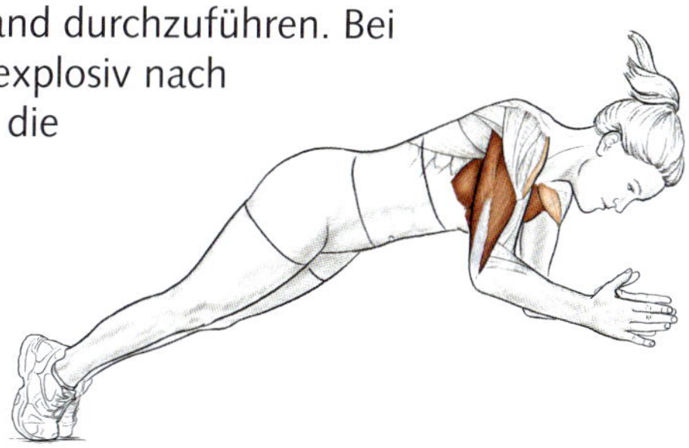

## Kniender Liegestütz

Der kniende Liegestütz ist eine gute Übergangsvariante für Schwimmer, die gerade die allerersten Liegestütze machen, oder für diejenigen, die nicht über die nötige Kraft im Oberkörper oder in der Körpermitte verfügen, um den traditionellen Liegestütz korrekt auszuführen.

# Liegestütz mit hochgelegten Füßen

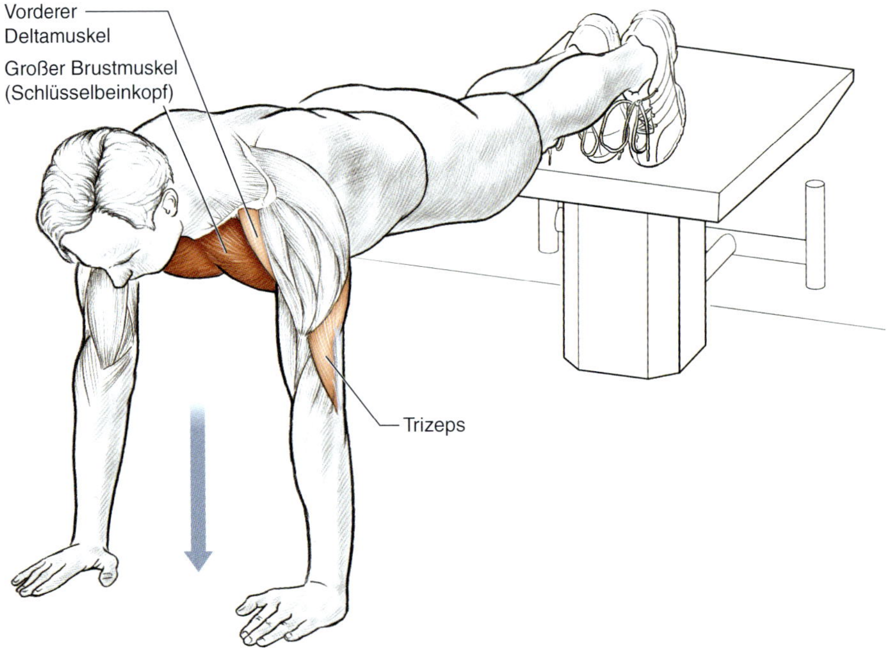


## Ausführung

1. Die Hände auf dem Boden platzieren, auf Schulterhöhe und etwas über Schulterbreite auseinander.
2. Die Füße ruhen auf einer erhöhten Stütze. Der Körper bildet von Kopf bis Fuß eine gerade Linie. Den Oberkörper nach oben drücken, bis die Ellbogen nahezu durchgestreckt sind.
3. Den Körper senken, bis sich die Brust 3 cm über dem Boden befindet.

## Beteiligte Muskeln

**Primär:** Großer Brustmuskel (Schlüsselbeinkopf)

**Sekundär:** Vorderer Deltamuskel, Trizeps

**SICHERHEITSTIPP Aufgrund des höheren Krafteinsatzes und der größeren Komplexität sollten jüngere Schwimmer auf diese Übung verzichten.**

## Beim Schwimmen

Die veränderte Körperhaltung betont den oberen Teil des Großen Brustmuskels und den Vorderen Deltamuskel. Je höher die Füße gelegt werden, desto größer ist der Unterschied im Ansatz. Dieser veränderte Ansatz betont den Teil des Großen Brustmuskels, der bei der vorderen Hälfte der Zugphase von Schmetterling, Freistil und Brustschwimmen angesprochen wird. Die modifizierte Haltung hat eine wesentlich schwierigere Übung zur Folge. Auf das Schultergelenk wird erheblich mehr Stress ausgeübt. Deshalb sollten sich nur diejenigen an diese Übung wagen, die normale Liegestütze sauber ausführen können. Man kann sich heranarbeiten, indem man die Höhe der Füße langsam steigert.

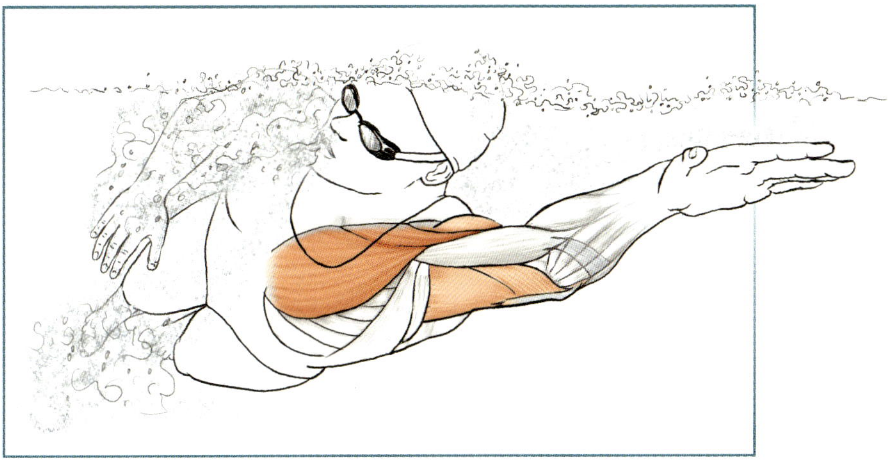

VARIANTE

### Liegestütz mit den Füßen auf einem Gymnastikball

Die Variante mit dem Gymnastikball trainiert die gleiche Muskelgruppe, ist aber noch schwieriger aufgrund der wenig stabilen Auflage. Wer es gern noch schwieriger möchte, kann den Ball praller aufpumpen oder statt der Füße nur die Zehen aufstützen.

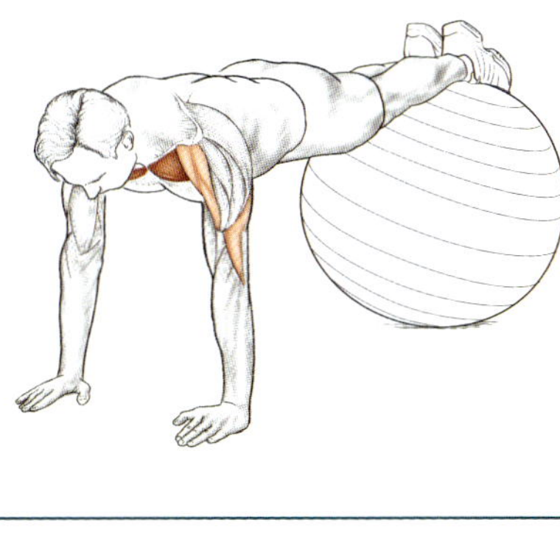

# Liegestütz mit Medizinball

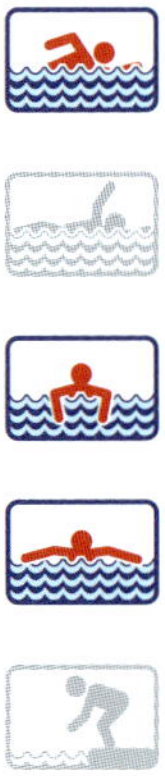

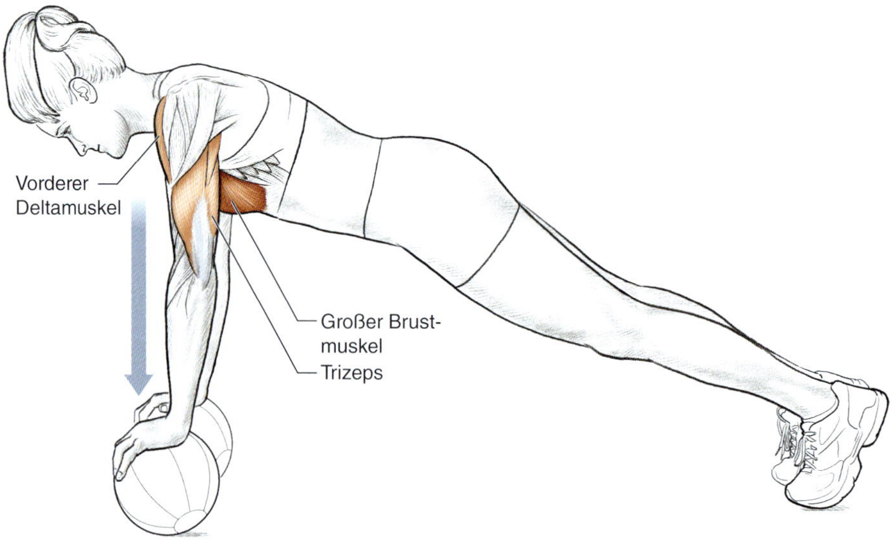


## Ausführung

1. Zwei Medizinbälle schulterbreit auseinander platzieren. Eine Hand auf jeden Ball legen. Den Unterkörper mit den Zehen stützen.
2. Der Körper bildet von Kopf bis Fuß eine gerade Linie. Den Oberkörper nach oben drücken, bis die Ellbogen nahezu durchgestreckt sind.
3. Den Körper absenken, bis sich die Brust 3 cm über den Medizinbällen befindet.

## Beteiligte Muskeln

**Primär:** Großer Brustmuskel

**Sekundär:** Vorderer Deltamuskel, Trizeps

**SICHERHEITSTIPP** **Zu starkes Absenken der Brust bedeutet zusätzlichen Stress für den vorderen Teil der Schulter. Bei Schulterproblemen sollte man diese Bewegung auf jeden Fall vermeiden.**

## Beim Schwimmen

Die Integration von Medizinbällen ist eine wirksame Methode, um Liegestütze schwieriger zu gestalten. Sinnvoll ist das allerdings nur für diejenigen Sportler, die konstant perfekte normale Liegestütze schaffen. Die mangelnde Stabilität der Medizinbälle erhöht die Beanspruchung der Schulter und der Rumpf- und Hüftstabilisatoren, die darauf reagieren müssen, dass die Hände auf einer wackeligen Oberfläche liegen. Außerdem ermöglicht diese Position einen größeren Bewegungsspielraum, wodurch die Muskeln in größerem Umfang gestärkt werden.

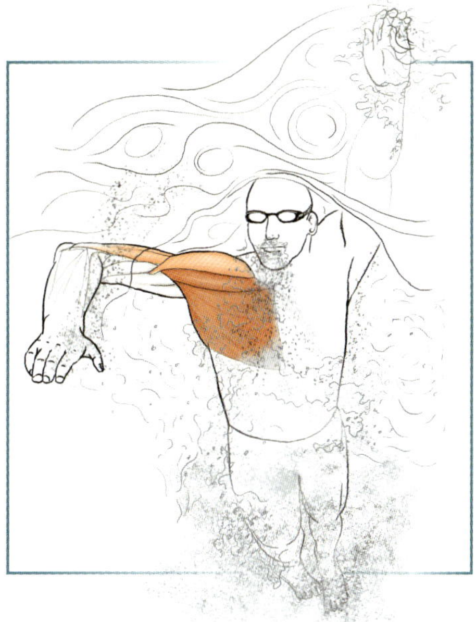

VARIANTE

### Liegestütz mit Medizinball, variable Handposition

Diese Übung ist eine besondere Herausforderung, da sich die Hände in unterschiedlichen Positionen befinden (eine Hand auf einem Medizinball, die andere Hand auf dem Boden). Die veränderte Handposition stärkt besonders die Hand auf dem Medizinball. Außerdem erhöht die zusätzliche Drehung des Rumpfes die Anforderungen, die an die Bauchmuskulatur gestellt werden.

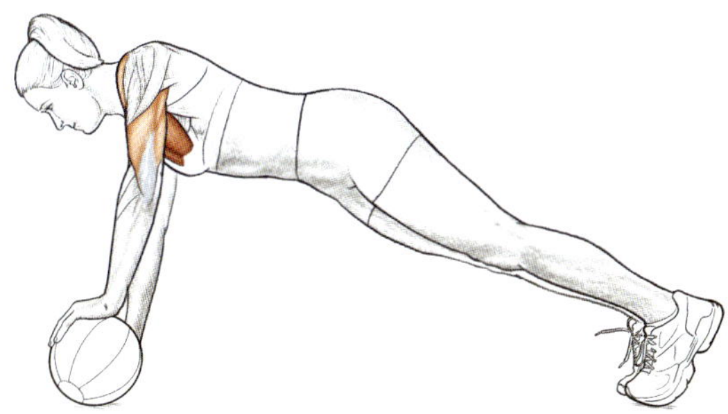

# Langhantel-Bankdrücken

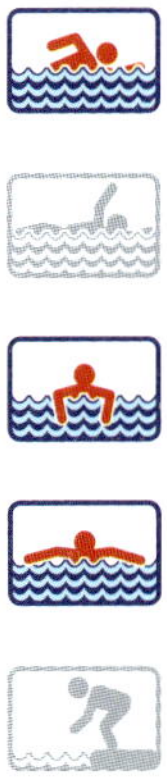

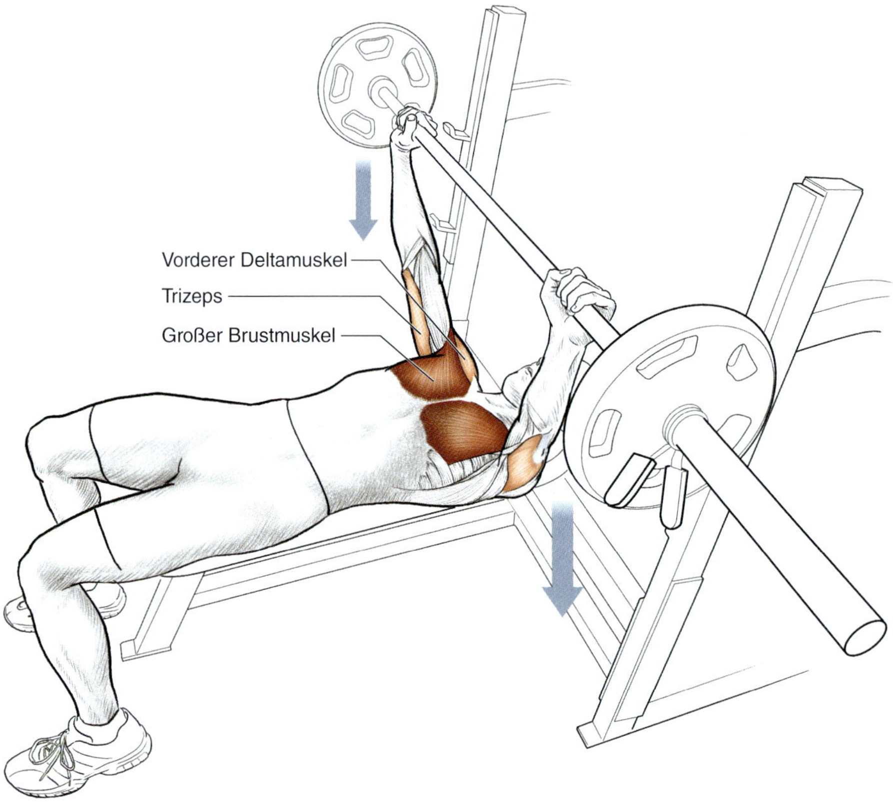


## Ausführung

1. In Rückenlage flach auf die Bank legen. Die Füße stehen etwas mehr als schulterbreit auseinander auf dem Boden.
2. Die Langhantel mit Obergriff in Schulterbreite umfassen. Dabei sind die Arme ausgestreckt.
3. Die Langhantel absenken, bis sie die Brust berührt.
4. Die Langhantel nach oben drücken, bis die Ellbogen durchgestreckt sind.

## Beteiligte Muskeln

**Primär:** Großer Brustmuskel

**Sekundär:** Vorderer Deltamuskel, Trizeps

## Beim Schwimmen

Bankdrücken ist für fast alle Sportler die Hauptübung zur Stärkung des Großen Brustmuskels. Die Übung ermöglicht eine Stärkung durch eine Vielzahl von Bewegungen – Sie werden das anhand einer verbesserten Zugphase bei Freistil, Schmetterling und Brustschwimmen merken. Zwar werden die gleichen Muskeln angesprochen wie bei Liegestützen, doch beim Bankdrücken kann der Widerstand verändert werden. Wichtig ist dabei, die Langhantel auf die Mitte der Brust (Linie der Brustwarzen) abzusenken – so werden die Ellbogen entlang der Körperseiten hinuntergeführt. Bei einem Absenken weiter oben (z. B. auf Höhe des Schlüsselbeins) bleiben die Ellbogen hochgestellt, wodurch der vordere Schulterbereich zusätzlich belastet wird.

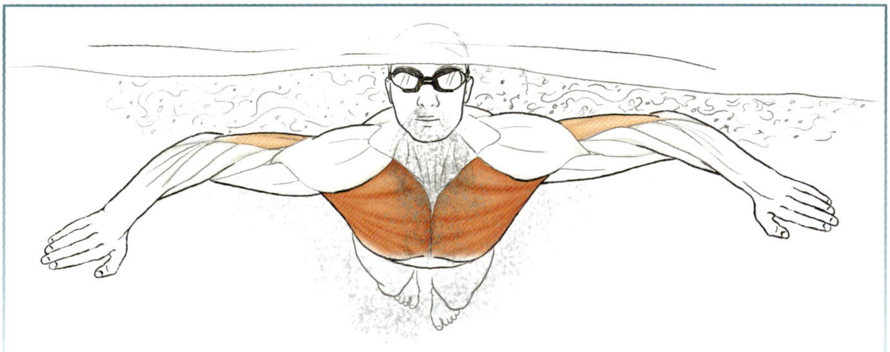

VARIANTE

### Kurzhantel-Bankdrücken

Mit Kurzhanteln können sich die Hände unabhängig voneinander bewegen, was in höherem Maße den unabhängigen Anforderungen beim Schwimmen entspricht. Außerdem können bei der Verwendung von Kurzhanteln die Arme isoliert trainiert werden, was verhindert, dass der stärkere Arm die Leistung des schwächeren Arms kompensiert.

# Kurzhanteldrücken auf dem Gymnastikball

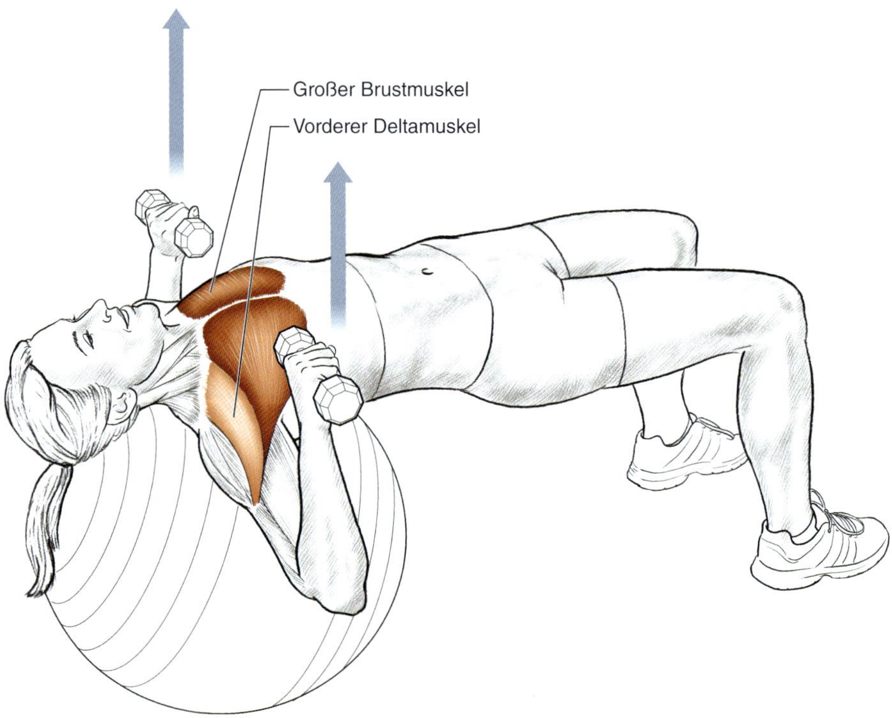


## Ausführung

1. Auf den Gymnastikball setzen und in jede Hand eine Kurzhantel nehmen.
2. In eine Brückenposition rutschen, bei der Nacken und Schultern auf dem Ball balancieren.
3. Mit gerader Hüfte die Hanteln bis zur Brust absenken.
4. Die Hanteln nach oben drücken, bis die Ellbogen fast gestreckt sind.

## Beteiligte Muskeln

**Primär:** Großer Brustmuskel

**Sekundär:** Vorderer Deltamuskel, Trizeps

## Beim Schwimmen

Diese Übung hat die gleichen Vorteile wie das Bankdrücken mit Kurzhanteln. Hinzu kommt, dass weitere Muskelgruppen aktiviert werden müssen, um die Körperhaltung zu bewahren. Wenn nur die Füße und die Schultern den Körper stützen, sind die Stabilisatoren von Rumpf und Hüfte besonders gefragt. Dank der Instabilität des Gymnastikballs ist dies eine konstante Herausforderung.

Bei dieser Übung muss man auf die gerade Linie von den Knien bis zum Scheitel Wert legen. Diese Haltung entspricht den Anforderungen einer Stromlinienposition. Wie bei anderen Übungen erhöht ein leichtes Hohlkreuz auch hier die Verletzungsgefahr.

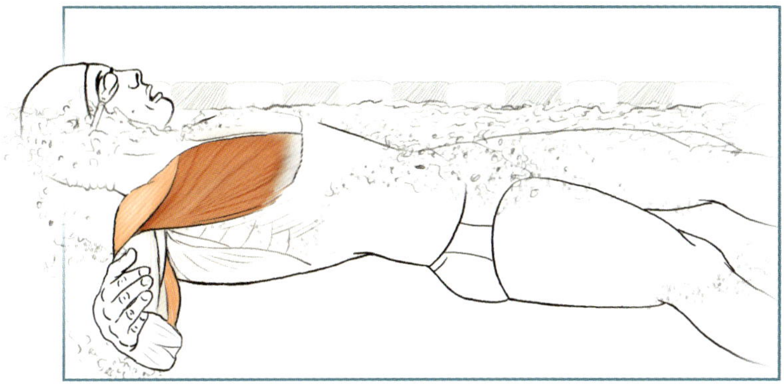

**SICHERHEITSTIPP** **Junge Schwimmer sollten sich erst dann an diese Übung begeben, wenn sie die korrekte Technik auf einer stabilen Bank beherrschen.**

# Langhanteldrücken auf der Schrägbank

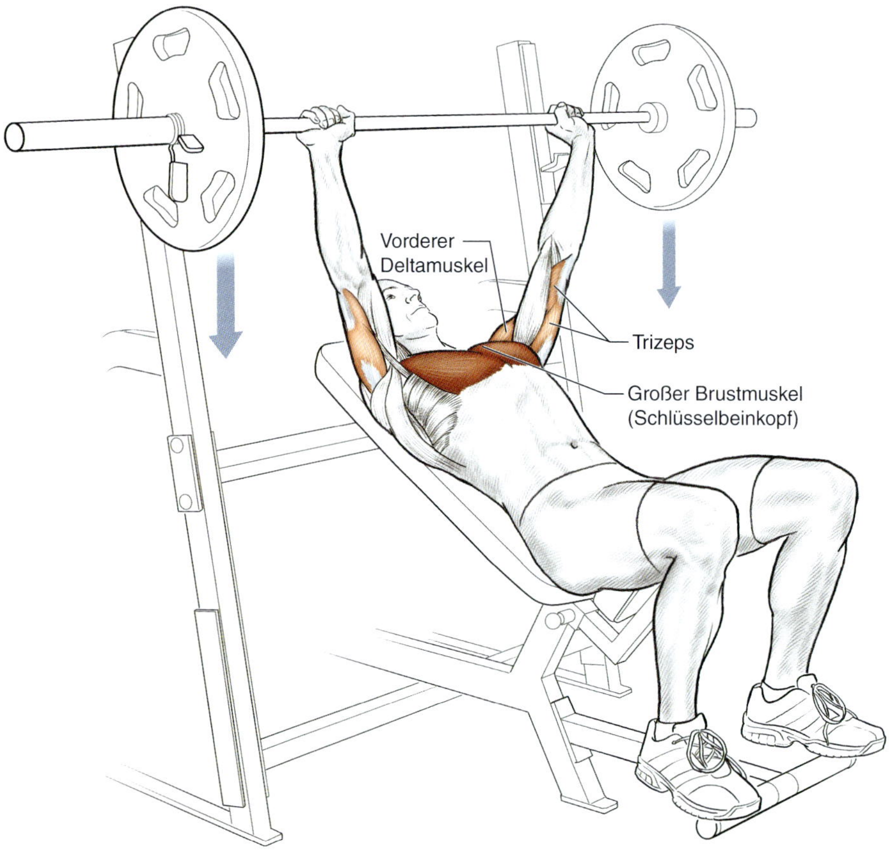


## Ausführung

1. Auf die Schrägbank (mit einem Winkel von 45 bis 60 Grad) setzen; die Füße stehen schulterbreit auseinander.
2. Die Stange im Obergriff greifen und dabei die Hände schulterbreit über der Brust platzieren.
3. Die Stange langsam herunterlassen, bis sie die obere Brust berührt.
4. Die Stange nach oben drücken, bis die Ellbogen durchgestreckt sind.

## Beteiligte Muskeln

**Primär:** Großer Brustmuskel (Schlüsselbeinkopf)

**Sekundär:** Vorderer und Mittlerer Deltamuskel, Trizeps

## Beim Schwimmen

Durch die erhöhte Position des Oberkörpers liegt der Schwerpunkt dieser Übung auf dem oberen Teil des Großen Brustmuskels, ebenso wie auf den Vorderen und Mittleren Deltamuskeln. Diese Isolation ist sinnvoll, da dieser Muskelteil zu Beginn der Zugphase bei Freistil, Schmetterling und Brustschwimmen aktiv ist. Eine gezielte Muskelstärkung erhöht nicht nur die Kraft zu Beginn des Armzugs, sondern auch Ihr Bewusstsein für die Streckung bei der Schwimmbewegung.

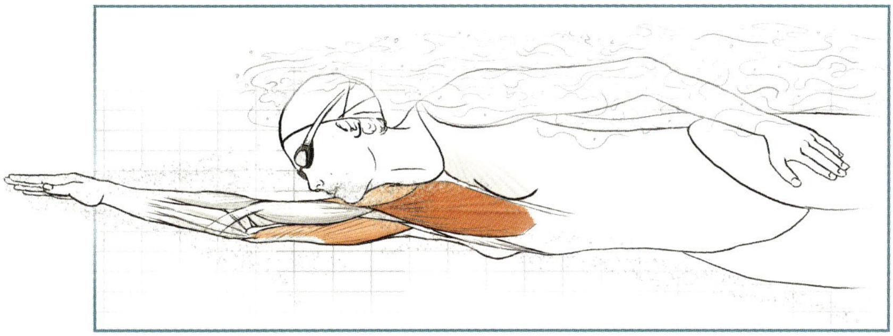

**SICHERHEITSTIPP** **Zum Schutz des Schultergelenks und zur Verhinderung von Verletzungen sollte man die Stange auf Linie der Brustwarzen absenken und beim Aufwärtsdrücken verhindern, dass Hände und Stange hinter die Schultern geraten.**

VARIANTE

### Kurzhanteldrücken auf der Schrägbank

Mit Kurzhanteln können sich die Hände unabhängig voneinander bewegen, was in höherem Maße den unabhängigen Anforderungen beim Schwimmen entspricht. Außerdem können bei Kurzhanteln die Arme isoliert trainiert werden, was verhindert, dass der stärkere Arm die Leistung des schwächeren Armes kompensiert.

# Dip am Holm

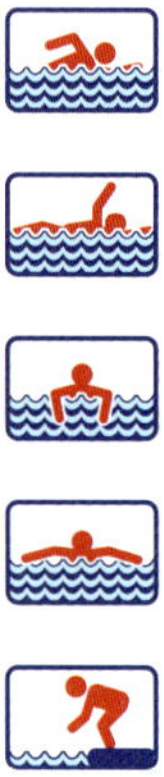

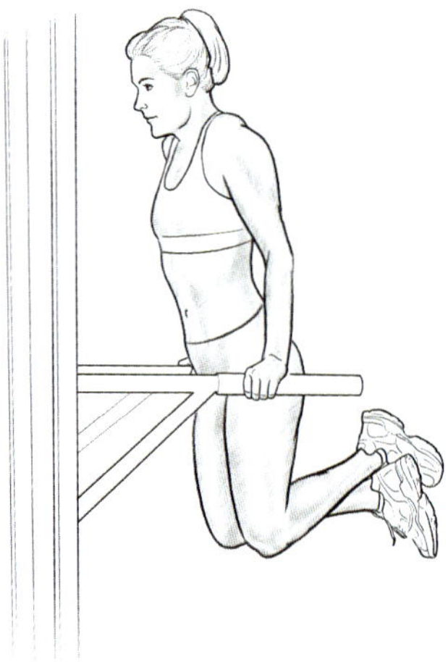

Startposition

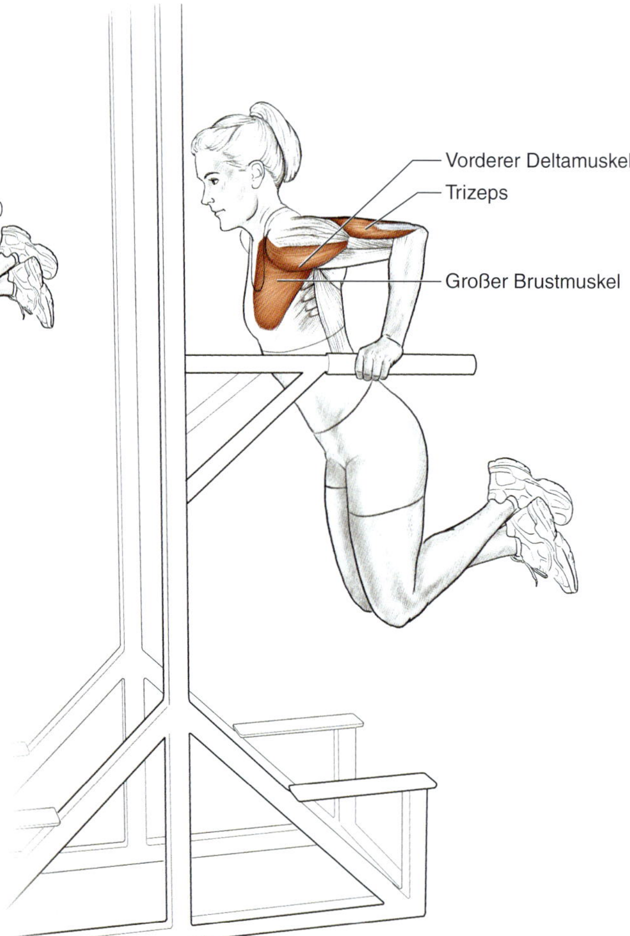


Endposition

## Ausführung

1. Die Dipstangen greifen. Das Körpergewicht mit nahezu gestreckten Ellbogen stützen.
2. Den Oberkörper nach vorn lehnen, während die Brust gesenkt wird.
3. Sich absenken, bis sich die Oberarme parallel zum Boden befinden oder bis man ein Dehnen im Vorderteil der Schultern spürt.
4. Anschließend wieder hochstemmen, bis die Ellbogen nahezu durchgedrückt sind.

## Beteiligte Muskeln

**Primär:** Großer Brustmuskel, Trizeps, Vorderer Deltamuskel

**Sekundär:** Keine

## Beim Schwimmen

Mit dieser Übung trainiert man den Großen Brustmuskel und den Trizeps. Davon profitieren alle vier Schwimmarten, insbesondere in der Zugphase. Die Übung nützt vor allem den Brustschwimmern, weil sie dem letzten Teil des Unterwasserzugs nach dem Start und nach jeder Wende entspricht. Je nach Rumpfwinkel kann der Schwerpunkt von einem Muskel auf den anderen verlagert werden. Wenn man sich nach vorn lehnt, betont man den Großen Brustmuskel, wenn die Brust aufrecht bleibt, betont man den Trizeps.

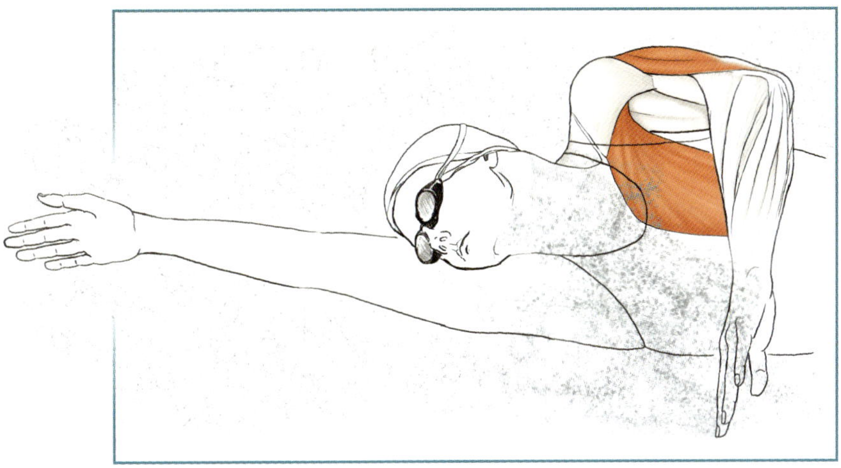

**SICHERHEITSTIPP** **Bei dieser Übung die Schultern nicht unter Ellbogenhöhe sinken lassen. Den Körper nur senken, bis man ein Dehnen vorn in den Schultern spürt. Diese Übung ist ideal für den Saisonbeginn, wenn weniger geschwommen wird und die Schultern die zusätzliche Belastung besser vertragen können. Für junge Schwimmer ist die Übung nicht geeignet.**

# Medizinballwurf, beidarmig, stehend

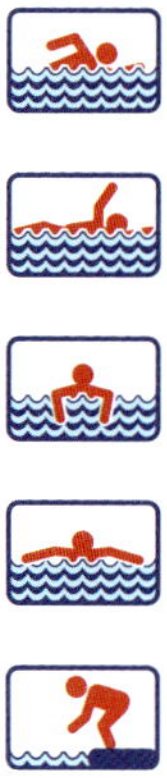

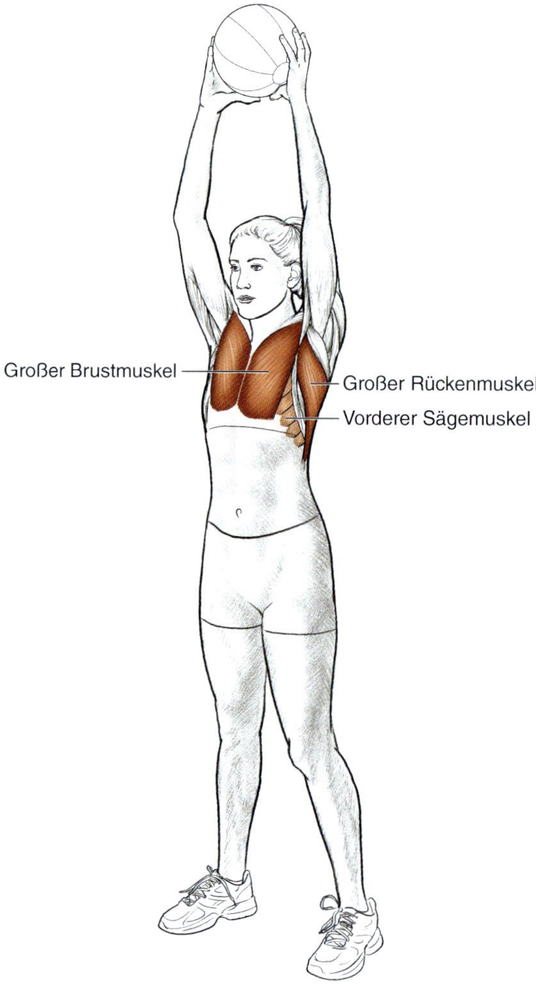


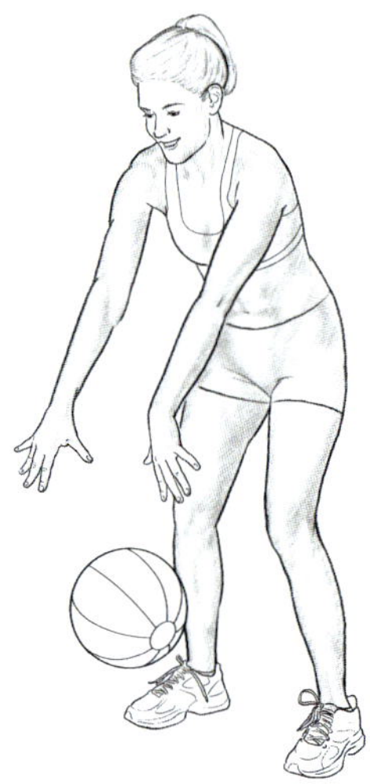

Endposition

## Ausführung

1. Den Medizinball mit beiden Händen über den Kopf heben.
2. Den Ball mit aller Kraft nach unten auf einen Punkt 30 cm vor den Füßen werfen.
3. Den Ball fangen, wenn er wieder hochspringt.

## Beteiligte Muskeln

**Primär:** Großer Brustmuskel, Großer Rückenmuskel

**Sekundär:** Vorderer Sägemuskel

## Beim Schwimmen

Diese Übung gehört zu den wenigen, die den Großen Brustmuskel und den Großen Rückenmuskel explosiv trainieren. Damit wird der Anfang der Zugphase bei allen vier Schwimmarten gestärkt und der schnelle Übergang vom Eintauchen der Hand zur Position mit erhobenem Ellbogen erleichtert. Brustschwimmer profitieren besonders von der Übung, da der Ablauf starke Ähnlichkeit aufweist mit dem Unterwasserzug, der bei Start und Wende durchgeführt wird.

Zur maximalen Nutzung muss der Wurf mit den Armen in einer lang gestreckten Position begonnen werden. So wird die aufrechte Haltung garantiert. Außerdem muss man einen explosiven, doch gleichzeitig kontrollierten Wurf machen, wobei man den Ball auf Hüfthöhe loslässt.

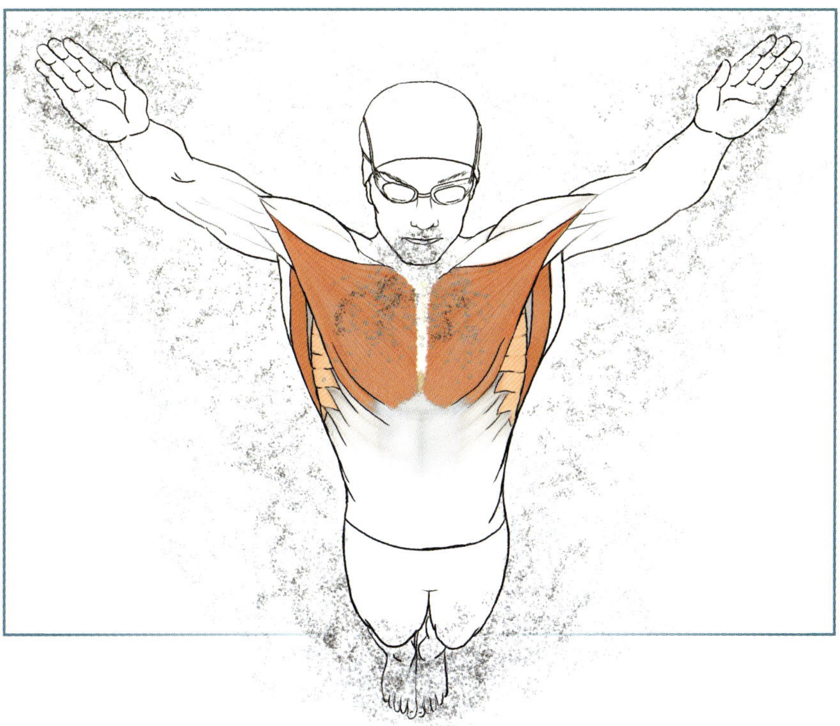

# Partnerübung mit Medizinball „Pass und Fang"

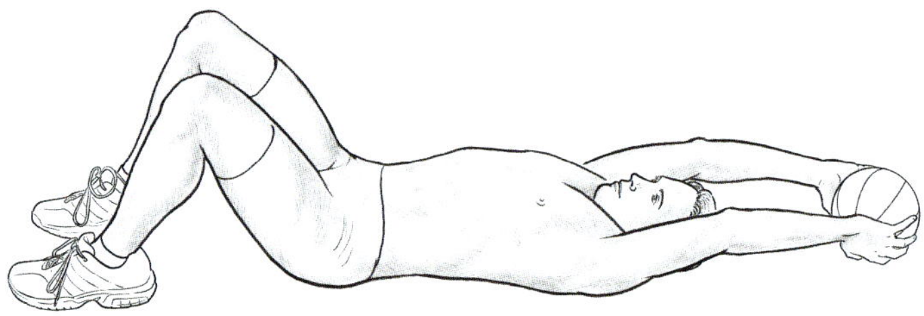

Startposition

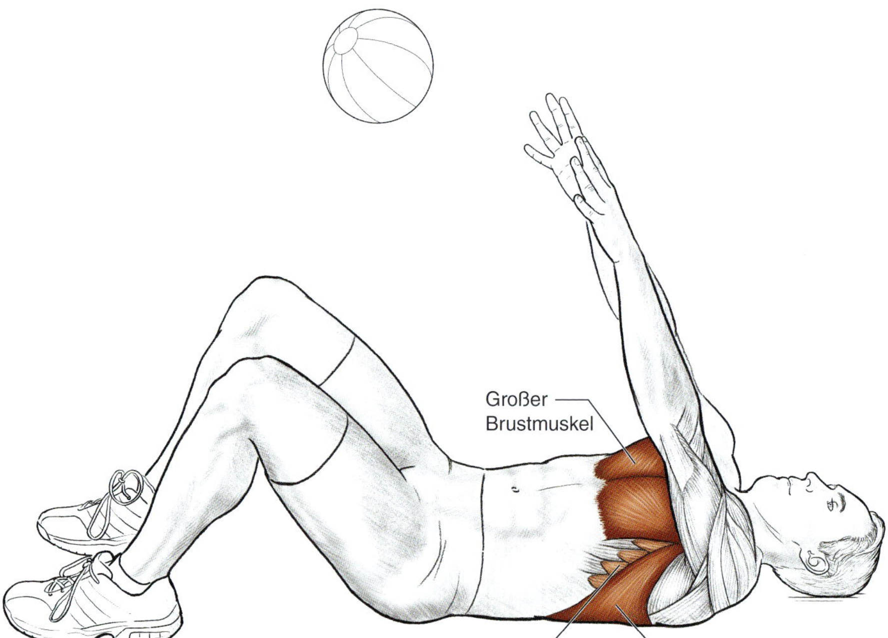


## Ausführung

1. In Rückenlage auf den Boden legen. Die Knie sind angewinkelt, die Fußsohlen stehen auf dem Boden.
2. Der Partner steht etwa 1,5 m von den Füßen entfernt.
3. Den Ball über dem Kopf halten. Aus dieser Position mit aller Kraft zum Partner werfen. Den Ball loslassen, wenn die Hände auf Schulterhöhe sind.
4. Die Hände ausschwingen lassen, bis sie sich an der Körperseite befinden.

## Beteiligte Muskeln

**Primär:** Großer Brustmuskel, Großer Rückenmuskel

**Sekundär:** Vorderer Sägemuskel

## Beim Schwimmen

Wie beim Wurf aus dem Stand werden auch hier der Große Brust- und der Große Rückenmuskel explosiv trainiert. Der Hauptunterschied tritt an dem Punkt zutage, in dem der Medizinball losgelassen wird. Bei dieser Übung geschieht das, wenn die Hände die Schultern passieren. Gestärkt werden hier also die beiden Muskeln in einer Überkopfposition. Das erhöht die Kraft zu Anfang der Zugphase bei allen vier Schwimmarten. Entscheidend bei dieser Übung ist das komplette Strecken der Arme zu Beginn des Wurfes. Zur weiteren Intensivierung der Übung fängt man den vom Partner zurückgeworfenen Ball, bremst ihn ab und wirft ihn dann schnell wieder zurück. Mit der Richtungsumkehrung beginnt man dabei erneut mit der Wurfbewegung.

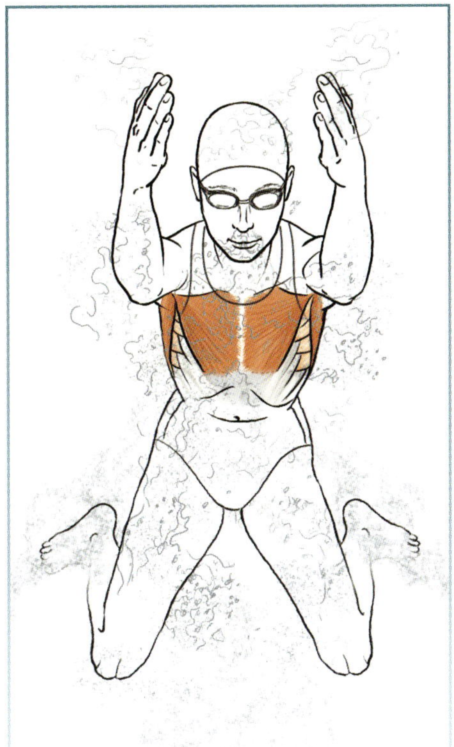

# Schubkarre

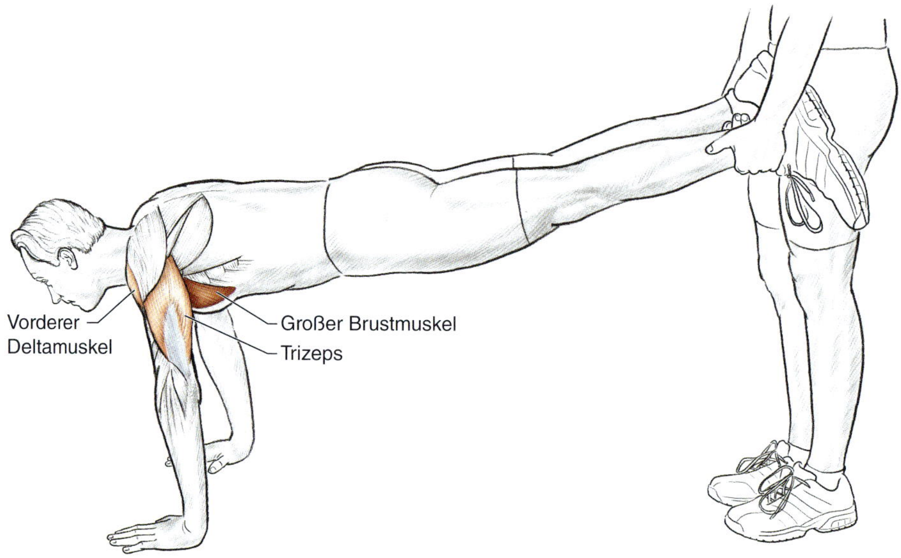


## Ausführung

1. Die Liegestützposition einnehmen. Der Partner greift nun beide Füße und hebt sie auf Bauchhöhe an.
2. Den Körper in einer geraden Linie halten.
3. Mit den Händen nach vorn laufen.

## Beteiligte Muskeln

**Primär:** Großer Brustmuskel

**Sekundär:** Vorderer Deltamuskel, Trizeps

**SICHERHEITSTIPP** **Die Hände mit Handschuhen schützen, wenn die Übung am Beckenrand durchgeführt wird.**

## Beim Schwimmen

Von der Schubkarre profitiert der Schwimmer auf verschiedene Weise. Der Große Brustmuskel und der Trizeps, die entscheidend zur Zugphase aller vier Schwimmstile beitragen, werden gestärkt. Gleichzeitig werden Stabilisatoren der Schulter, des Rumpfes und der Hüfte aktiviert, was zur Vermeidung von Verletzungen und zur Perfektionierung der Stromlinienposition im Wasser beiträgt.

Wichtig bei der Ausführung ist die gerade Linie von Kopf bis Fuß. Manchmal ist der Kopf nicht in einer Geraden mit dem übrigen Körper ausgerichtet oder der Rücken zu sehr gekrümmt. In beiden Fällen besteht erhöhte Verletzungsgefahr. Beim Erlernen der Übung verweilt man zunächst in der Schubkarrenposition, ohne die Hände zu bewegen. Sobald man diese Position eine Minute lang perfekt einhält, kann man mit der Gehbewegung der Hände beginnen.

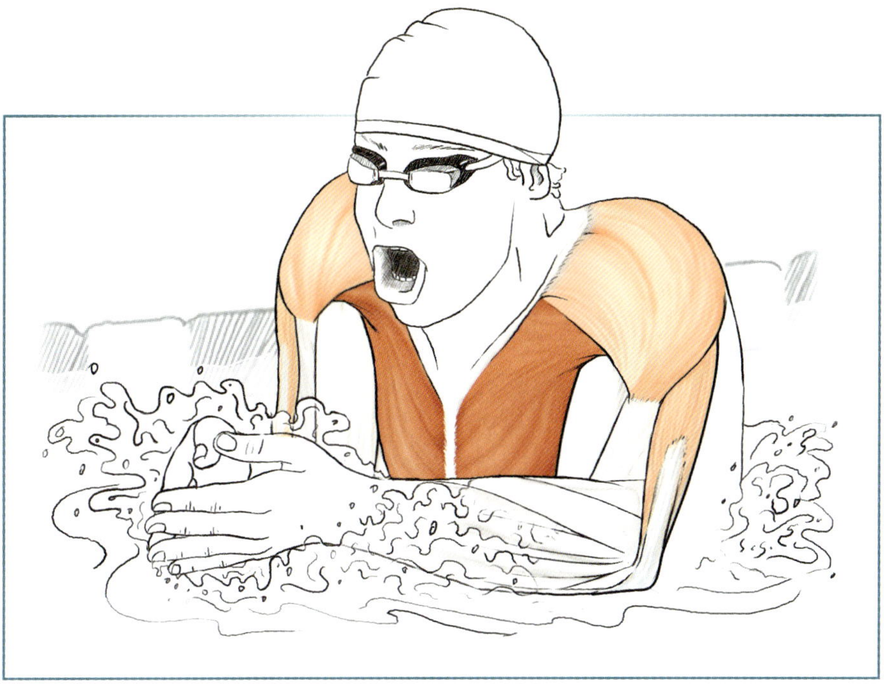

# KAPITEL 5

# BAUCH

Für eine effiziente Bewegung des Körpers durch das Wasser müssen Arme und Beine gemeinsam aktiv werden. Entscheidend ist dabei eine starke Körpermitte. Zu deren wichtigsten Komponenten gehören die Muskeln der Bauchwand. Sie verbinden nicht nur die Bewegung von Ober- und Unterkörper, sondern unterstützen auch die Rollbewegungen des Körpers beim Freistil- und Rückenschwimmen. Außerdem sind sie verantwortlich für die Wellenbewegungen des Rumpfes bei Schmetterling, Brustschwimmen und dem Unterwasserdelfinschlag.

Die Bauchwand besteht aus vier Muskelpaaren, die sich vom Brustkorb zum Becken ausdehnen. Die Muskeln lassen sich in zwei Gruppen einteilen – eine vordere Gruppe und zwei seitliche Gruppen, die einander widerspiegeln. Die vordere Gruppe besteht aus dem Geraden Bauchmuskel, der von der Mittellinie des Körpers in eine rechte und eine linke Hälfte geteilt wird. Die beiden seitlichen Gruppen entsprechen den anderen drei Muskelpaaren – dem Äußeren schrägen Bauchmuskel, dem Inneren schrägen Bauchmuskel und dem Queren Bauchmuskel (Abbildung 5.1). Im Bewegungsapparat des Menschen und auch im Sport haben die Bauchmuskeln zwei Hauptfunktionen: (1) Bewegung, besonders die Beugung des Rumpfes nach vorn und zur Seite, wie auch seine Drehung; (2) Stabilisierung des unteren Rückens und des Rumpfes. Die zuvor erwähnten Bewegungen sind ein Resultat der koordinierten Aktivierung verschiedener Muskelgruppen oder einer einzigen Muskelgruppe.

Der Gerade Bauchmuskel (der „Sixpack") hat seinen Ursprung oberhalb des Brustbeins und des umgebenden Knorpelgewebes der Rippen 5 bis 7. Dann verlaufen die Fasern senk-

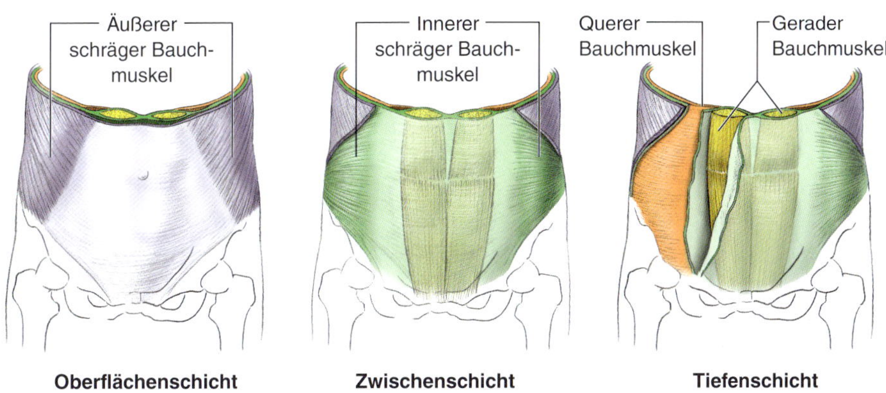


**Abbildung 5.1** Aufbau der Bauchmuskeln.

recht nach unten und setzen am Schambeinkamm an. Der Gerade Bauchmuskel hat seine besondere Erscheinung, weil er von einer Bindegewebshülle geteilt und umgeben wird. Die sichtbare Mittellinie des Körpers markiert gleichzeitig die Teilung des Muskels in zwei Hälften. Bei Kontraktion der oberen Fasern des Geraden Bauchmuskels wird der obere Rumpf nach unten gezogen, bei Kontraktion der unteren Fasern wird das Becken Richtung Brust gezogen. Das gemeinsame Zusammenziehen der oberen und der unteren Fasern krümmt den Rumpf wie eine Kugel zusammen.

Die Muskeln der beiden seitlichen Gruppen sind in drei Schichten angeordnet. Dabei bildet der Äußere schräge Bauchmuskel die oberste Schicht. Von seinem Ursprung an der äußeren Oberfläche der Rippen 5 bis 12 verlaufen seine Fasern diagonal zur Mitte des Körpers und setzen an der Mittellinie und am Becken an. Bildlich gesehen, entspricht der Verlauf der Fasern dieses Muskels dem Verlauf Ihrer Finger, wenn Sie die Hände in die vorderen Hosentaschen stecken. Eine einseitige Kontraktion des Muskels führt zu einer Rumpfdrehung jeweils zur anderen Seite. Das heißt, das Zusammenziehen des rechten Äußeren schrägen Bauchmuskels dreht den Rumpf nach links. Beidseitige Kontraktion führt zur Rumpfbeugung.

Die nächste Schicht wird vom Inneren schrägen Bauchmuskel gebildet. Die Ausrichtung seiner Fasern verläuft rechtwinklig zu den Fasern des Äußeren schrägen Bauchmuskels. Dieser Muskel kommt vom oberen Teil des Beckens und der Bindegewebshülle im Lendenbereich. Von seinen Ursprüngen verläuft der Innere schräge Bauchmuskel nach vorn zur Vorderseite des Bauches und setzt an der Mittellinie und an den unteren Rändern der letzten drei Rippen an. Eine einseitige Kontraktion dieses Muskels dreht den Rumpf zur gleichen Seite, die beidseitige Kontraktion verursacht die Beugung des Rumpfes.

Die tiefste Schicht wird vom Queren Bauchmuskel gebildet, der so heißt, weil seine Fasern quer (horizontal) über den Bauch verlaufen. Der Quere Bauchmuskel hat seinen Ursprung an der inneren Oberfläche des Knorpelgewebes der Rippen 5 bis 12, am oberen Beckenteil und an der Bindegewebshülle im Lendenbereich. Der Muskel vereint sich mit dem Inneren schrägen Bauchmuskel und setzt an der Mittellinie der Körpermitte und der Scham an. Das Zusammenziehen des Queren Bauchmuskels führt zwar zu keiner bedeutsamen Rumpfbewegung, aber der Muskel unterstützt die anderen Muskeln der seitlichen Gruppe bei der Stabilisierung der Körpermitte. Man kann sich diese Funktion der seitlichen Muskeln wie ein Korsett vorstellen, das bei Anspannung die Körpermitte in einer stabilen Position hält.

Natürlich werden bei vielen Übungen in diesem Kapitel neben den Bauchmuskeln auch andere Muskeln (wie etwa der Vordere Sägemuskel und die Hüftbeuger) angesprochen. Der Vordere Sägemuskel stabilisiert eigentlich das Schulterblatt (wie in Kapitel 3 beschrieben), aber er tritt auch bei vielen Übungen in Aktion, die auf die Äußeren und Inneren schrägen Bauchmuskeln ausgerichtet sind. Die beiden wichtigsten Hüftbeuger sind der Gerade Schenkelmuskel und der Lenden-Darmbein-Muskel. In Kapitel 7 wird beschrieben, wie diese Muskeln entweder die Hüfte oder den unteren Rumpf beugen, abhängig davon, ob die untere Extremität oder der Rumpf stabilisiert ist.

Die Rolle der Bauchmuskeln beim Schwimmen kann entsprechend ihrer Funktion als Beuger, Dreher oder Stabilisatoren des Rumpfes eingeteilt werden. Aufgrund ihrer Rumpfbeugefähigkeit spielen der Gerade Bauchmuskel, der Äußere schräge Bauchmuskel und der Innere schräge Bauchmuskel eine wichtige Rolle bei den Schwimmbewegungen. Beispielsweise wird die Rumpfbeugung bei Flip-Wenden von den oberen Fasern des Geraden Bauchmuskels begonnen, von den unteren Fasern des Geraden Bauchmuskels fortgesetzt und von den beiden Schrägen Bauchmuskeln beim Abschluss unterstützt. Die Rumpfbeuger leisten außerdem einen wichtigen Beitrag zur wellenförmigen Körperbewegung beim Schmetterlings- und Brustschwimmen sowie beim Unterwasserdelfinschlag. Neben ihrem

Beitrag zur Rumpfbeugung sind die Schrägen Bauchmuskeln verantwortlich für Drehbewegungen des Rumpfes. Starke Schräge Bauchmuskeln sind unerlässlich zur Beschleunigung der offenen Wenden bei Schmetterling und Brustschwimmen. Aktiv werden die Schrägen Bauchmuskeln auch bei den Rollbewegungen des Körpers bei Freistil und Rückenschwimmen. Dabei verbinden sie die Armbewegungen mit den Bewegungen der Hüfte und der Beine. Aufgrund ihrer „Korsetteigenschaften" spielen die Bauchmuskeln bei der Stabilisierung des Rumpfes eine zentrale Rolle. Rumpfstabilität ist die Grundlage für effizientes Fortbewegen im Wasser, weil durch sie eine solide Stützbasis geschaffen wird, auf der Arme und Beine ihre Antriebskräfte erzeugen können.

Bei der Integration von Übungen zur Stärkung der Bauchmuskeln in ein Trainingsprogramm muss man sich über die Bedeutung der korrekten Technik im Klaren sein. Eine korrekte Technik beginnt mit dem bewussten Ansprechen der Bauchmuskeln, indem die Körpermitte angespannt wird (beschrieben im Kasten auf Seite 13 in Kapitel 2). Bei der Anspannung der Körpermitte werden zunächst die Bauchmuskeln eingesetzt, um die Haltung von Becken und Kreuz zu kontrollieren. Das geht besonders gut in Rückenlage, wie auf der Abbildung der Startposition der ersten Übung dieses Kapitels gezeigt wird. In dieser Position rollt die Kontraktion der Bauchmuskeln das Becken nach oben und drückt dabei die Lendenwirbelsäule auf den Boden. Im Gegenzug rollt die Kontraktion der Hüftbeuger das Becken nach unten, wobei ein Hohlkreuz gebildet wird. Hat man sich einmal daran gewöhnt, das Becken nach oben und nach unten zu rollen, müssen nun Kreuz und Becken in einer neutralen, stabilen Position gehalten werden. Hierbei ist es nützlich, alle Bauchmuskeln ganz bewusst zu kontrahieren. Diese Anspannung der Körpermitte sollte vor jeder Bauchmuskelübung stattfinden; während der gesamten Ausführung sollte sie indes im Hintergrund stehen. Wenn diese Anspannung nicht praktiziert wird, kommt es zur Bildung eines Hohlkreuzes. Bei Übungen, die etwa mit dem Gesicht zum Boden absolviert werden, kann es zu einer übertriebenen Streckung des unteren Rückens und zum Anheben vom Becken Richtung Decke kommen. Beide „Kompensationsbewegungen" weisen darauf hin, dass der Sportler sich mehr auf seine stärkeren Hüftbeuger (Gerader Schenkelmuskel und Lenden-Darmbein-Muskel) verlässt als auf seine Bauchmuskulatur.

# Bauchpresse

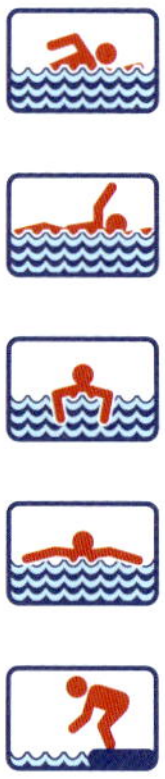

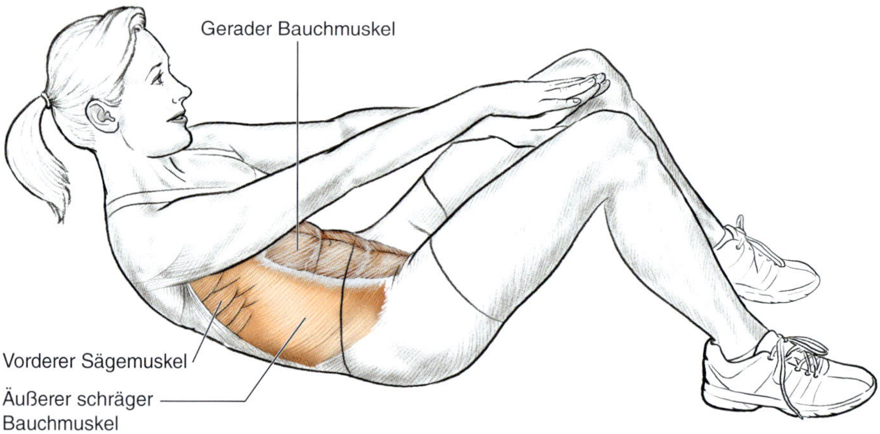


## Ausführung

1. In Rückenlage auf dem Boden mit den Armen an den Seiten die Knie anwinkeln und die Füße auf den Boden stellen.
2. Die Bauchmuskeln anspannen.
3. Die Schultern 15 cm vom Boden heben. Dabei bleibt die Lendenwirbelsäule stabil und am Boden.
4. Beim Schulterheben die Arme Richtung Kniescheiben ausstrecken.
5. In dieser Haltung 60 Sekunden verharren, oder so lange, bis die Lendenwirbelsäule nicht mehr stabil gehalten werden kann.

## Beteiligte Muskeln

**Primär:** Gerader Bauchmuskel (obere Fasern)

**Sekundär:** Äußerer schräger und Innerer schräger Bauchmuskel, Querer Bauchmuskel, Vorderer Sägemuskel

## Beim Schwimmen

Diese Übung ist eine ausgezeichnete Methode, die Bauchmuskulatur beherrschen zu lernen. So wird die Hüfte in die korrekte Haltung gebracht und das Kreuz stabilisiert. In der Startposition kann man ausprobieren, die Bauchmuskeln zu kontrahieren und zu entspannen, um die Hüfte nach vorn und nach hinten zu rollen. Mit diesen Bewegungen bekommt man ein Gefühl für die korrekte Haltung der Hüfte und merkt, ob die Übung korrekt ausgeführt wird. Außerdem kann ein Partner die richtige Technik überprüfen, indem er versucht, eine Hand unter die Lendenwirbel des Sportlers zu schieben. Ist dies möglich, wird die Übung nicht korrekt ausgeführt. Beim Anheben der Schultern vom Boden sollte man an den Armen entlang und über die Knie hinausschauen können, um die Inanspruchnahme der oberen Fasern des Geraden Bauchmuskels zu verstärken.

Durch diese Übung stärkt man die Muskulatur der Körpermitte, was zu einer besseren Stromlinie und zur Reduzierung des Verletzungsrisikos führt. Die gestärkten oberen Fasern des Geraden Bauchmuskels beugen außerdem umso besser den Rumpf bei den Flip-Wenden von Freistil und Rückenschwimmen.

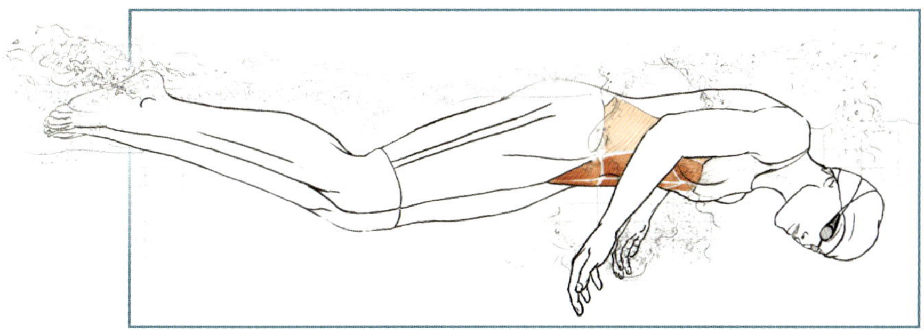

**VARIANTE**

### Bauchpresse mit hochgelegten Füßen

Durch die hochgelegten Füße wird die Übung noch anspruchsvoller. Entscheidend für eine korrekte Technik ist auch hier, die Lendenwirbel am Boden zu halten.

# Front- und Seitstütz auf den Unterarmen

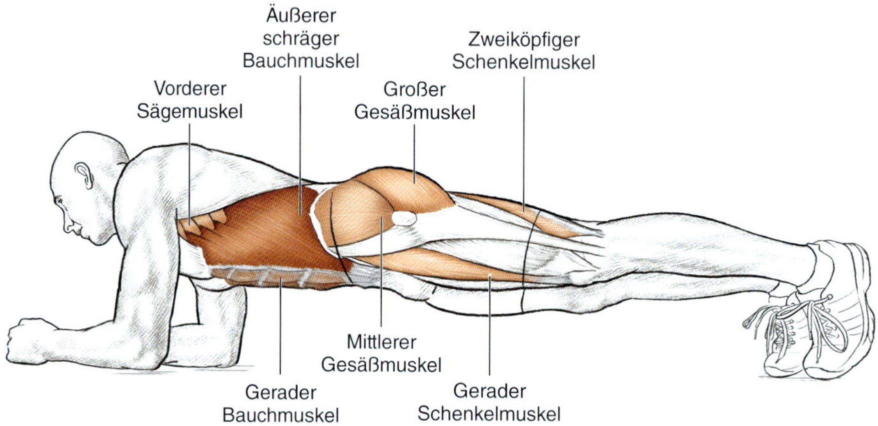


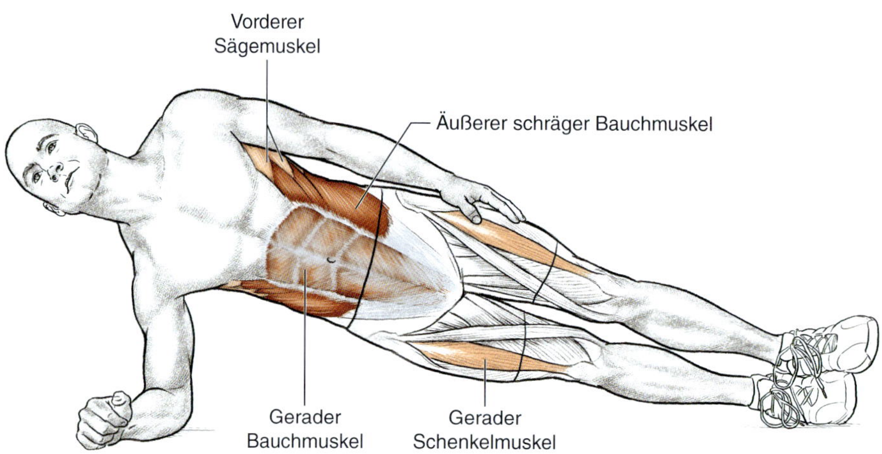


## Ausführung

1. Mit dem Gesicht nach unten das Körpergewicht auf Zehen und Unterarme stützen.
2. Die Startposition 15 Sekunden beibehalten, dann den Körper so drehen, dass er sich im rechten Winkel zum Boden befindet und von einem Arm gestützt wird.
3. Diese Position 15 Sekunden beibehalten, dann zurück in die Startposition drehen.
4. Schließlich den Körper so drehen, dass er sich erneut im rechten Winkel zum Boden befindet, doch nun in die Gegenrichtung zeigt. 15 Sekunden in dieser Position verbleiben.

## Beteiligte Muskeln

**Primär:** Gerader Bauchmuskel, Äußerer schräger und Innerer schräger Bauchmuskel, Querer Bauchmuskel

**Sekundär:** Vorderer Sägemuskel, Gerader Schenkelmuskel, Großer und Mittlerer Gesäßmuskel, Schenkelbeuger, Halbsehnenmuskel, Plattsehnenmuskel

## Beim Schwimmen

Diese Übung ist ein guter Übergang von der Bauchpresse zu einer anspruchsvolleren Übung, wenn in erster Linie die Bauchmuskulatur zur Stabilisierung des Kreuzes angesprochen werden soll. Auch hier ist die korrekte Position der Hüfte und des Kreuzes von größter Wichtigkeit. In der Start- wie auch in der Endposition sollte der Körper von Kopf bis Fuß in einer geraden Linie gehalten werden. Wenn die Hüfte absinkt, muss die Bauchmuskulatur wieder bewusst angespannt werden. Die Kontrolle der Kopfposition ist ebenfalls wichtig, weil dadurch indirekt die Haltung des Kreuzes beeinflusst wird. Ist der Kopf nicht mit dem übrigen Körper auf einer Linie, wird es äußerst schwierig, den Körper korrekt zu halten. Je perfekter man die Übung beherrscht, desto länger sollte man in jeder Position verweilen. Ziel sind Zeiten zwischen 30 und 45 Sekunden.

Diese ausgezeichnete Allround-Übung für die Beherrschung der Bauchmuskulatur wird Ihnen dabei helfen, die korrekte Technik der Hüft- und Rückenhaltung bei allen vier Schwimmstilen und bei der Stromlinienform bei Start und Wende anzuwenden.

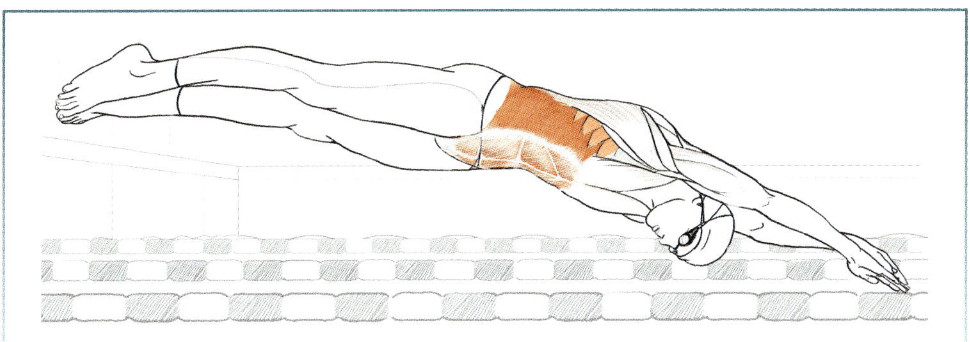

# Klappmesser

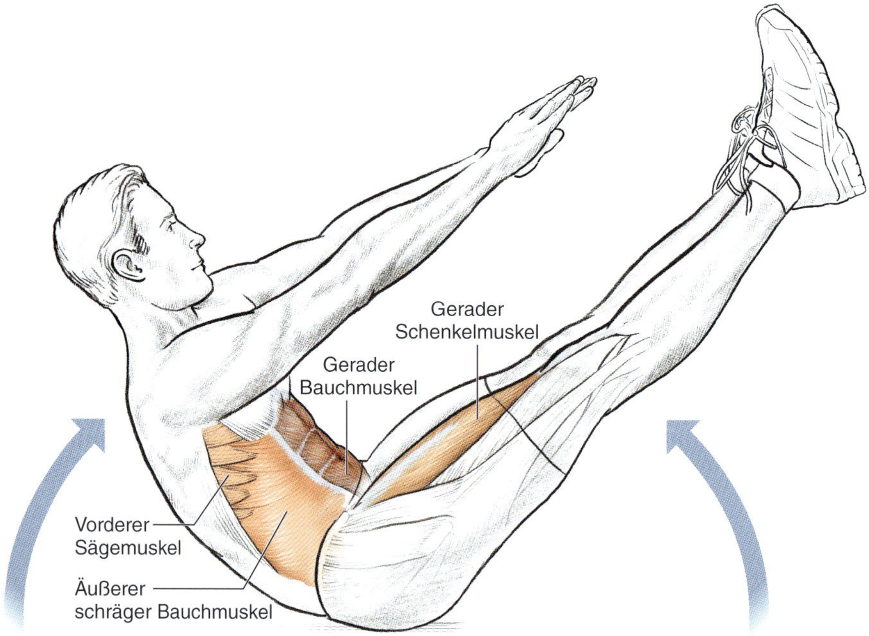


## Ausführung

1. In Rückenlage und Stromlinienposition die Körpermitte durch Anspannen der Bauchmuskulatur stabilisieren.
2. Gleichzeitig Arme und Beine heben, bis die Hände die Füße berühren können.
3. Langsam die Bewegung umkehren und stoppen, wenn Hände und Füße sich knapp über dem Boden befinden. Dann wiederholen.

## Beteiligte Muskeln

**Primär:** Gerader Bauchmuskel (obere und untere Fasern)

**Sekundär:** Äußerer schräger und Innerer schräger Bauchmuskel, Querer Bauchmuskel, Vorderer Sägezahnmuskel, Gerader Schenkelmuskel, Lenden-Darmbein-Muskel

## Beim Schwimmen

Durch eine umfangreiche Folge von Bewegungen wird hier der Gerade Bauchmuskel gestärkt. Damit ist die Übung ideal für Freistil- oder Rückenschwimmer, um die Flip-Wenden noch schneller auszuführen. Die Betonung der Stromlinienposition nach jeder Wiederholung nützt allen Schwimmstilen. Zu Beginn nicht die Hände auf und ab bewegen, um Schwung zu holen. Anspruchsvoller wird die Übung, wenn nach jeder Wiederholung Hände und Füße drei bis vier Sekunden über dem Boden gehalten werden.

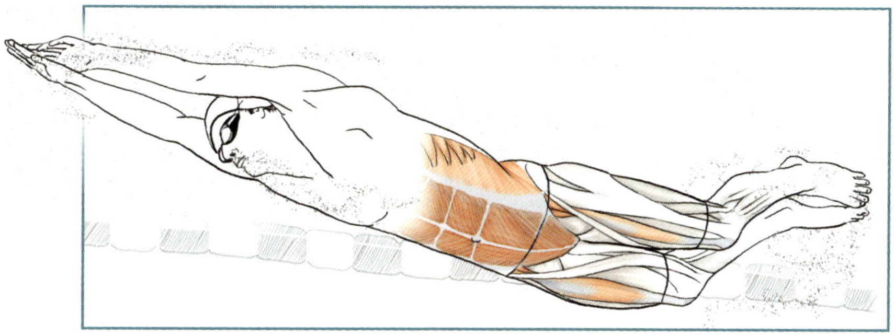

# Beinschere

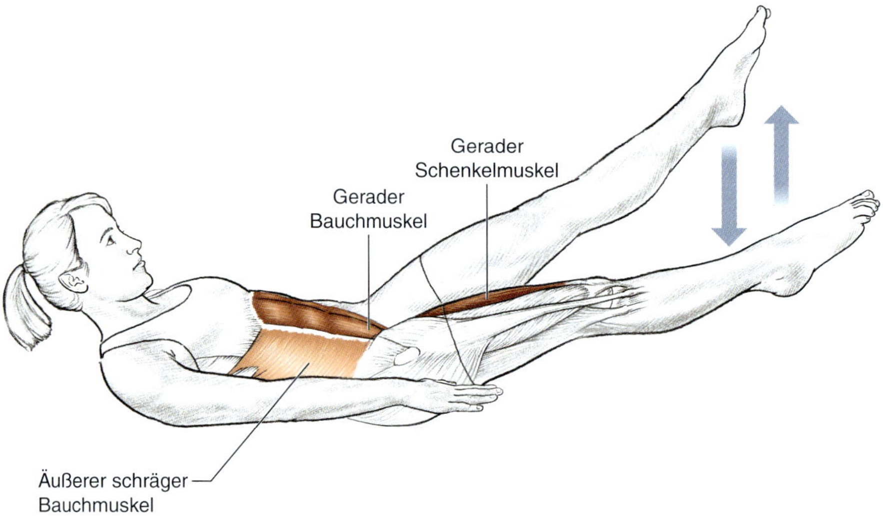


## Ausführung

1. In Rückenlage auf den Boden legen, die Arme seitlich halten und die Bauchmuskulatur anspannen.
2. Die Schultern 10 cm, die Füße 30 cm vom Boden heben. Die Lendenwirbelsäule bleibt fest auf den Boden gepresst.
3. In dieser Position mit den Beinen auf und ab schlagen, entweder 60 Sekunden lang oder bis das Kreuz nicht mehr in der stabilen Position gehalten werden kann.

## Beteiligte Muskeln

**Primär:** Gerader Bauchmuskel (untere Fasern), Gerader Schenkelmuskel

**Sekundär:** Äußerer schräger und Innerer schräger Bauchmuskel, Querer Bauchmuskel, Lenden-Darmbein-Muskel

## Beim Schwimmen

Nach der Bauchpresse ist die Beinschere eine passende Anschlussübung. Wie bei der Bauchpresse ist auch hier besonders darauf zu achten, dass sich das Kreuz in einer stabilen Position befindet. Wenn Sie ins Hohlkreuz fallen, hält die Bauchmuskulatur die Lendenwirbelsäule nicht länger in der stabilen Position und die Hüftbeuger haben das Kommando übernommen. Natürlich ist diese Übung aufgrund der Bewegungen besonders für Freistil- und Rückenschwimmer interessant. Damit die Hände nicht unbeabsichtigt den Oberkörper abstützen, sollten sie ein paar Zentimeter über dem Boden gehalten werden.

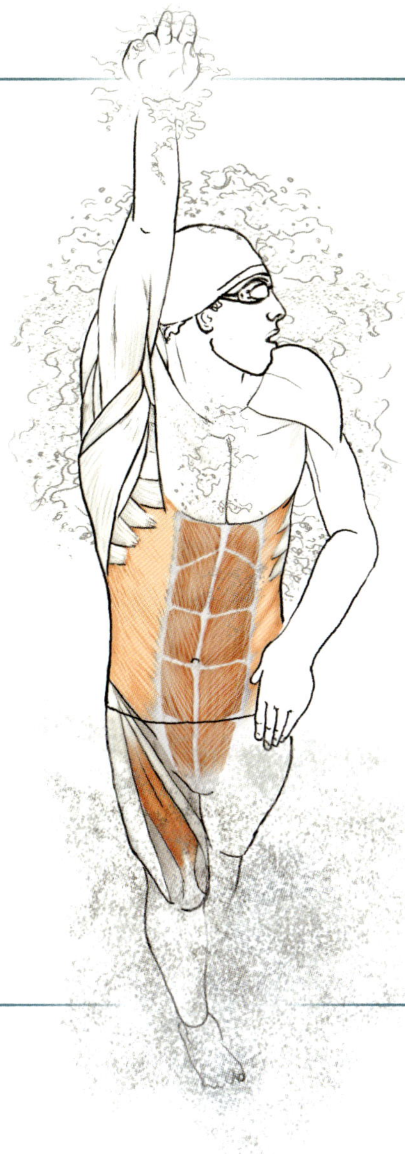

VARIANTE

### Beinschere mit Stromlinienposition

Bei dieser Variante werden die Arme über dem Kopf in Stromlinienposition gehalten. Das erhöht den Schwierigkeitsgrad der Übung und macht sie besonders geeignet für Schwimmer. Wegen der größeren Schwierigkeit muss unbedingt darauf geachtet werden, dass die Körpermitte angespannt und die Lendenwirbelsäule auf den Boden gepresst bleibt.

# Bauchpresse auf dem Gymnastikball

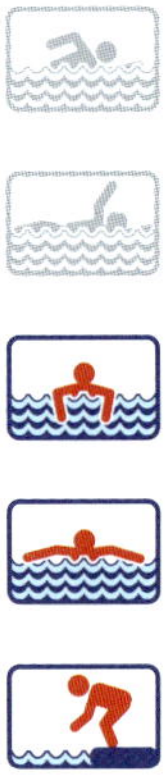

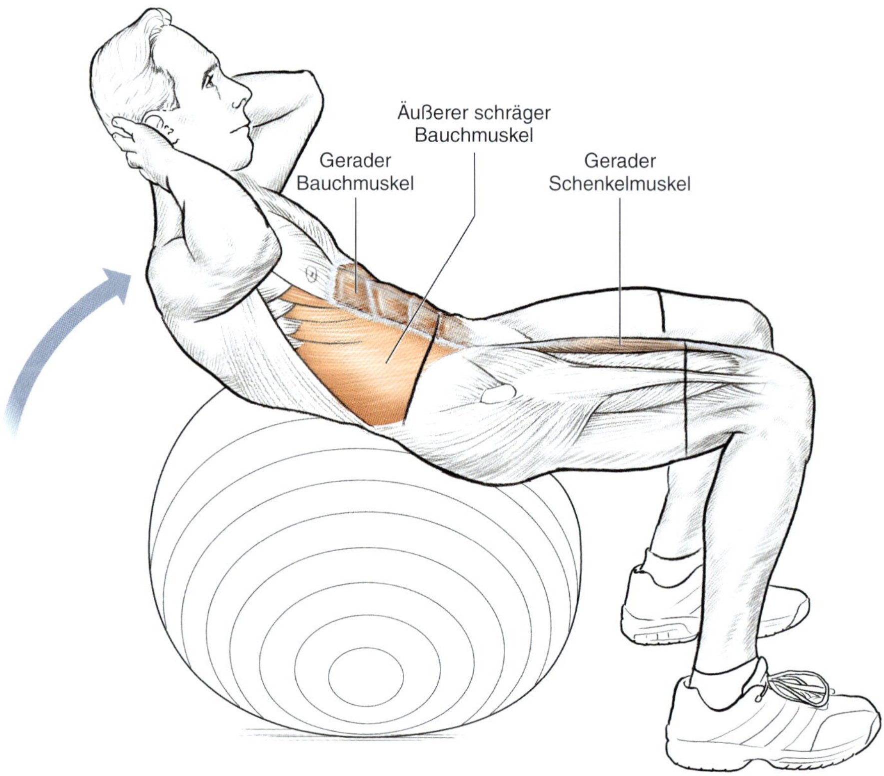


## Ausführung

1. Zu Beginn eine Brückenposition einnehmen, wobei der Ball sich in der Mitte des Rückens befindet. Die Finger auf den Hinterkopf legen.
2. Die Schultern anheben und die Brust in einer Pressbewegung nach vorn bringen.
3 Langsam die Schultern in die Startposition zurücksinken lassen.

## Beteiligte Muskeln

**Primär:** Gerader Bauchmuskel

**Sekundär:** Äußerer schräger und Innerer schräger Bauchmuskel, Querer Bauchmuskel, Gerader Schenkelmuskel

## Beim Schwimmen

Da die Bewegung in einer gestreckten Haltung beginnt, stärkt diese Übung den Geraden Bauchmuskel auf eine Weise, die von keiner anderen Übung in diesem Kapitel angestrebt wird. Wertvoll ist dieses Training besonders für Brust- und Schmetterlingschwimmer, weil hier die wellenförmigen Körperbewegungen dieser Schwimmarten geübt werden.

Die Finger sollten sich übrigens nur leicht berühren, der Kopf darf nicht mit den Händen nach vorn gezogen werden. Außerdem bleibt die Körperhaltung auf dem Gymnastikball während der gesamten Übung konstant. Wenn die Hüfte zurückrollt, heben sich die Schultern, und die Isolation der Bauchmuskeln wird aufgehoben. Deshalb sollte man sich bemühen, die Schenkel parallel zum Boden zu halten.

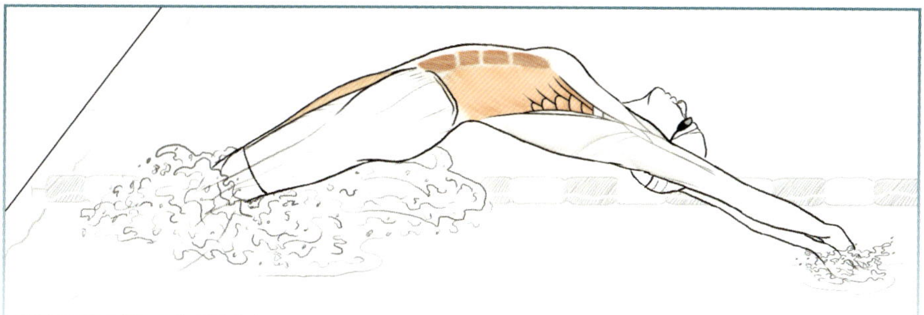

VARIANTE

### Bauchpresse mit Rumpfdrehung

Aufgrund der Drehbewegung spricht das Training nun die Inneren und Äußeren schrägen Bauchmuskeln an. Arm- und Beinbewegungen werden hier wie bei Freistil und Rückenschwimmen miteinander verknüpft.

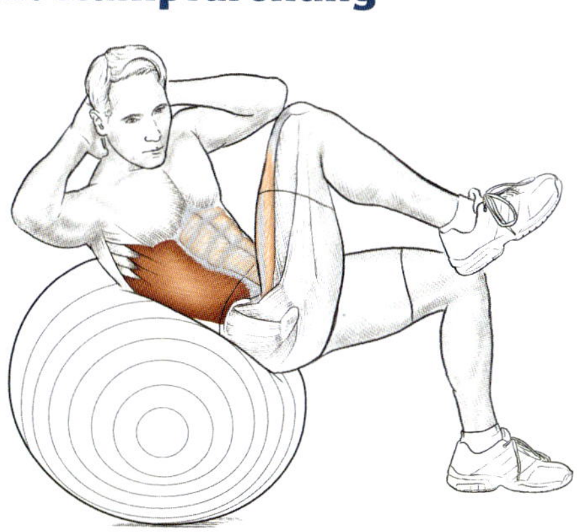

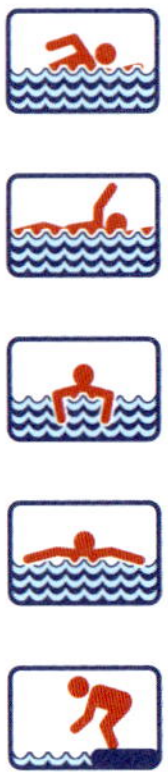

# Bauchpresse am Kabelzug

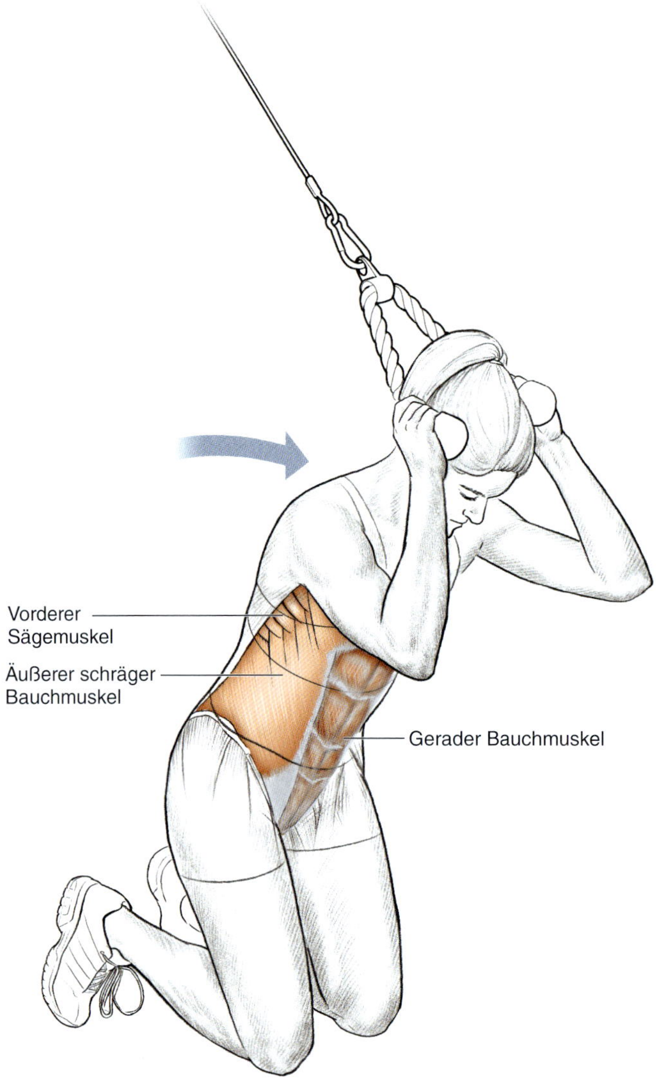


## Ausführung

1. Auf dem Boden vor dem Kabelzug knien. Mit angewinkelten Ellbogen die separaten Enden des Seilhandgriffs hinter dem Kopf halten.
2. Bei unbeweglicher Hüfte am Bauch abwinkeln und den Oberkörper nach unten pressen.
3. Langsam in die Startposition zurückkehren.

## Beteiligte Muskeln

**Primär:** Gerader Bauchmuskel
**Sekundär:** Vorderer Sägemuskel, Innerer schräger und Äußerer schräger Bauchmuskel, Querer Bauchmuskel

## Beim Schwimmen

Am Kabelzug besteht die Möglichkeit, die Übung mit unterschiedlichem Widerstand auszuführen. So kann der Schwerpunkt von Ausdauertraining auf Krafttraining verlagert werden, wobei lediglich das Gewicht und die Zahl der Wiederholungen verändert werden. Der variable Widerstand bietet einen offensichtlichen Vorteil gegenüber den meisten anderen Übungen in diesem Kapitel, die hauptsächlich vom eigenen Körpergewicht abhängen. Der Bewegungsablauf entspricht der Bewegung bei der Flip-Wende, doch wegen der Vielzahl der Bauchmuskelbewegungen und wegen des variablen Widerstands ist diese Übung für alle vier Schwimmarten nützlich.

Beim Ausführen sollte man besonders auf die Pressbewegung achten, vom oberen Rumpf bis hinunter zur Gürtellinie. Auch muss man der Versuchung widerstehen, sich mit den Händen nach unten zu ziehen. Das verlagert nämlich den Schwerpunkt von den Bauchmuskeln weg und strapaziert unnötig die Gelenke und Muskeln am Nacken.

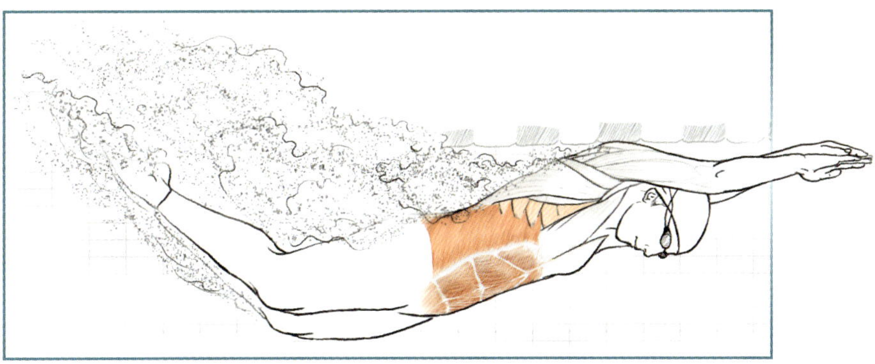

# Bauchtraining auf dem Gymnastikball

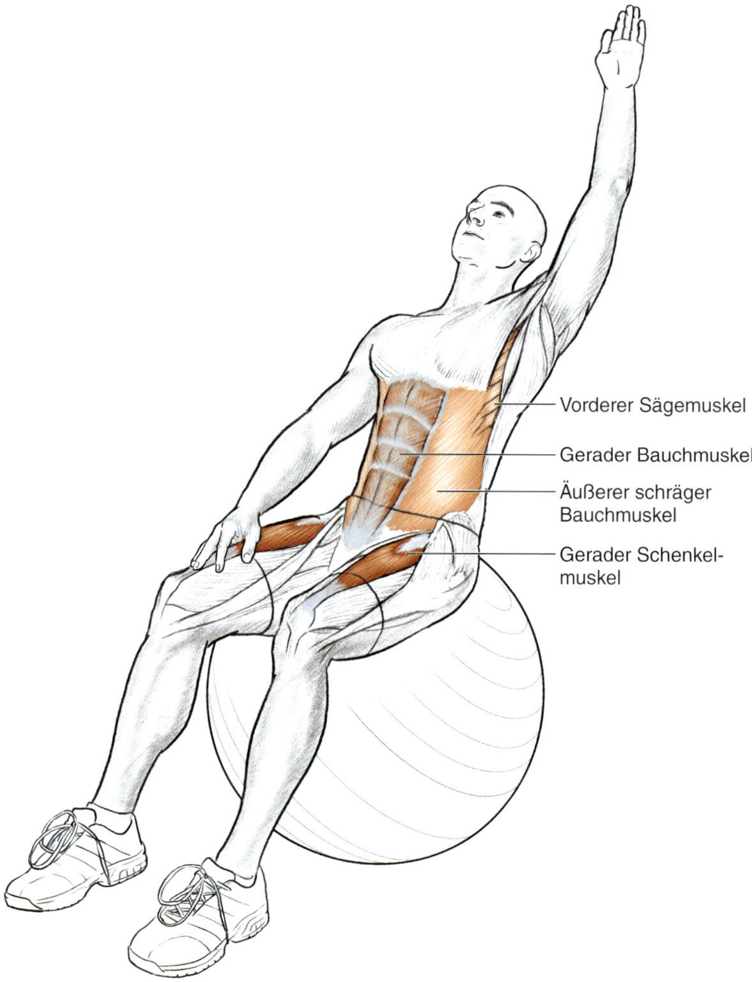


## Ausführung

1. Aufrecht auf den Gymnastikball setzen und die Bauchmuskeln anspannen.
2. Langsam zurücklehnen, bis sich der Oberkörper in einem 45-Grad-Winkel zum Boden befindet.
3. Einen Arm heben, bis er sich in Stromlinienposition befindet.
4. Den Arm senken und die Bewegung mit dem anderen Arm wiederholen.

## Beteiligte Muskeln

**Primär:** Gerader Bauchmuskel, Gerader Schenkelmuskel, Lenden-Darmbein-Muskel
**Sekundär:** Vorderer Sägemuskel, Innerer schräger und Äußerer schräger Bauchmuskel, Querer Bauchmuskel

## Beim Schwimmen

Man kann sich leicht vorstellen, wie diese Übung einen direkten Beitrag zur Stärkung der Rumpf- und Hüftstabilisatoren leistet, speziell für deren Einsatz beim Rückenschwimmen. Die Drehbewegungen des Rumpfes, die auch bei diesem Schwimmstil praktiziert werden, betonen die Inneren und Äußeren schrägen Bauchmuskeln. Werden beide Arme gleichzeitig bewegt und wird dabei eine Stromlinienposition eingehalten, verlagert sich der Schwerpunkt der Übung auf die Stärkung der Muskeln der Körpermitte, die bei Start und Wende für die Stromlinienhaltung sorgen. Man sollte sich bei dieser Übung darauf konzentrieren, die eingenommene Körperposition während der gesamten Ausführung beizubehalten und langsame, kontrollierte Arm- und Rumpfbewegungen zu machen.

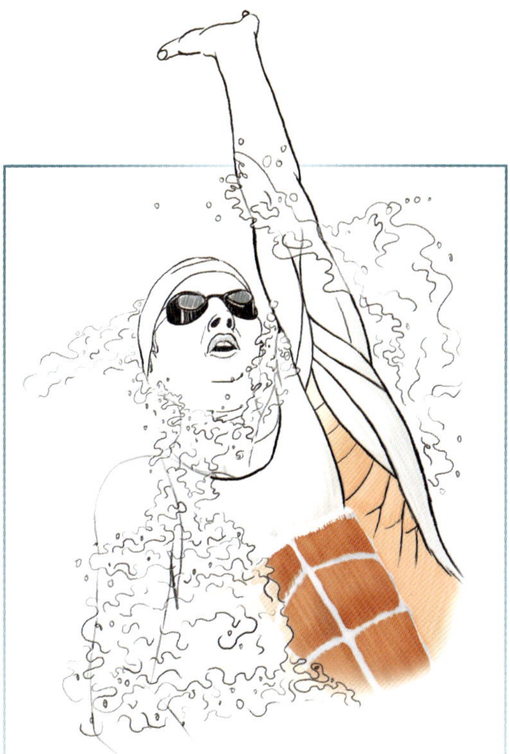

# Russische Drehung

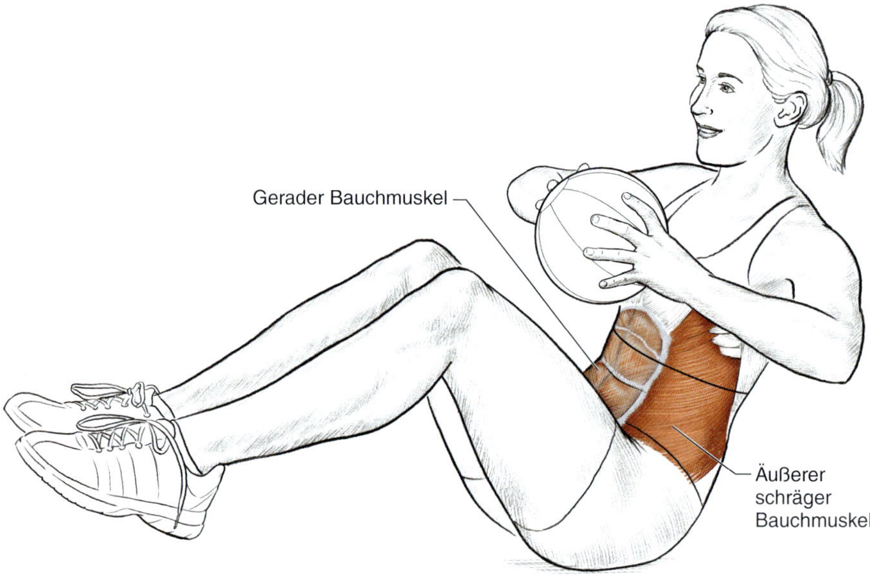


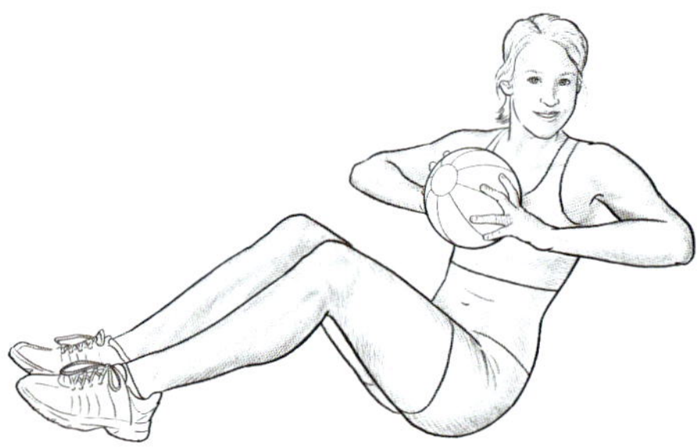

Endposition

## Ausführung

1. Aus der sitzenden Position mit angewinkelten Knien die Bauchmuskeln anspannen, zurücklehnen und die Füße 10 bis 15 cm vom Boden heben. Vor der Brust einen Medizinball halten.
2. Nur mit dem Rumpf zu einer Seite drehen. Schnell die Bewegung umkehren und zur anderen Seite drehen.
3. Einen kompletten Satz von Wiederholungen ausführen.

## Beteiligte Muskeln

**Primär:** Gerader Bauchmuskel, Äußerer schräger und Innerer schräger Bauchmuskel

**Sekundär:** Großer Lendenmuskel

## Beim Schwimmen

Hier dreht sich alles um die Inneren und Äußeren schrägen Bauchmuskeln, die von größter Bedeutung bei der Verknüpfung von Arm- und Beinbewegungen bei Freistil und Rückenschwimmen sind – besonders in der lang gestreckten Position. Die Drehbewegungen des Oberkörpers entsprechen denjenigen der offenen Wenden bei Schmetterling und Brustschwimmen. Deshalb eignet sich die Übung auch zur Verbesserung der Geschwindigkeit bei diesen Wenden.

Der Medizinball muss dicht vor der Brust gehalten werden, sonst kompensiert man und gebraucht die Schultermuskeln anstelle der Bauchmuskeln.

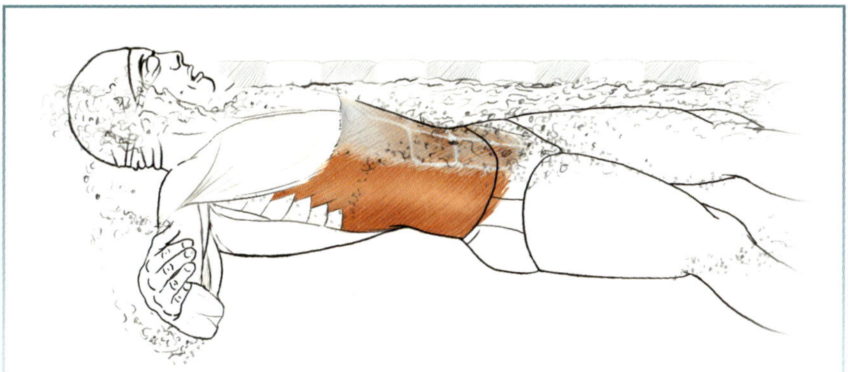

# Holzhacker, kniend

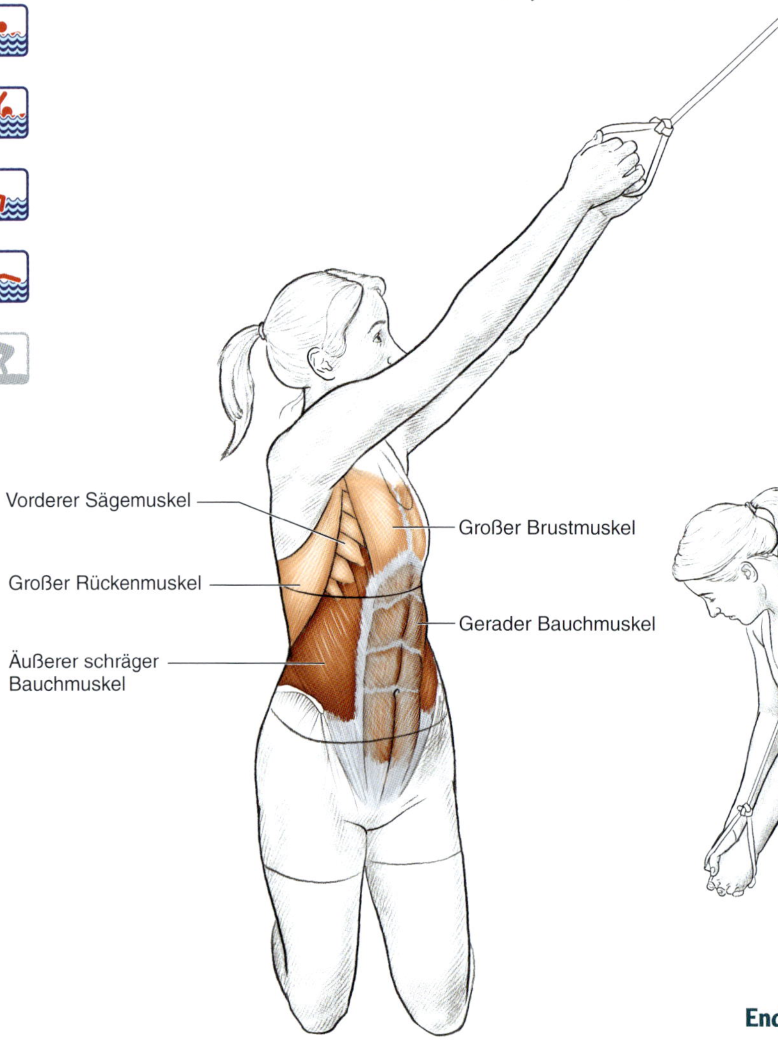


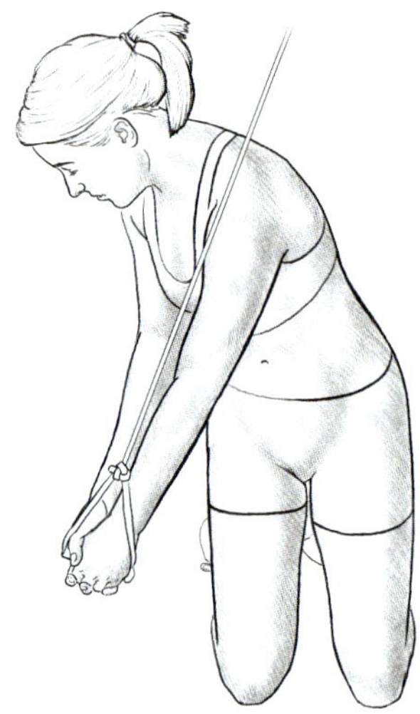

Endposition

## Ausführung

1. Mit dem Rücken zum Kabelzug hinknien. Das Kabel befindet sich oberhalb der Schulter.
2. Nach oben und hinten greifen und den Griff mit beiden Händen umfassen.
3. Die Bewegung mit den Bauchmuskeln beginnen. Die Arme agieren als Verlängerung des Rumpfes.
4. In einer Bogenbewegung den Handgriff zum gegenüberliegenden Knie führen.
5. Die Bewegung umkehren und zur Startposition zurückkehren.

## Beteiligte Muskeln

**Primär:** Gerader Bauchmuskel, Äußerer schräger und Innerer schräger Bauchmuskel

**Sekundär:** Vorderer Sägemuskel, Großer Rückenmuskel, Großer Brustmuskel

## Beim Schwimmen

Da zu Beginn dieser Übung Arme und Rumpf lang gestreckt sind, trainiert der Schwimmer eine Bewegung, die typischerweise auch zu Anfang der Zugphase bei allen vier Schwimmarten auftritt. Zunächst werden der Große Rückenmuskel und der Große Brustmuskel angesprochen und dann mit der Aktivität der beteiligten Bauchmuskeln verknüpft. Durch dieses Zusammenspiel der Muskeln erzeugen Schwimmer mit den Armen mehr Kraft, weil sie mit der Körpermitte verknüpft sind. Der Kopf folgt bei dieser Übung den Bewegungen der Hände. So werden die Armbewegungen mit den Rumpfbewegungen verknüpft, was wiederum die Bauchmuskeln betont. Wenn man diesen Aspekt der Übung ignoriert, läuft man Gefahr, dass die Bewegungen hauptsächlich mit den Armen ausgeführt werden statt mit dem Rumpf, was dem Zweck dieser Übung widerspricht.

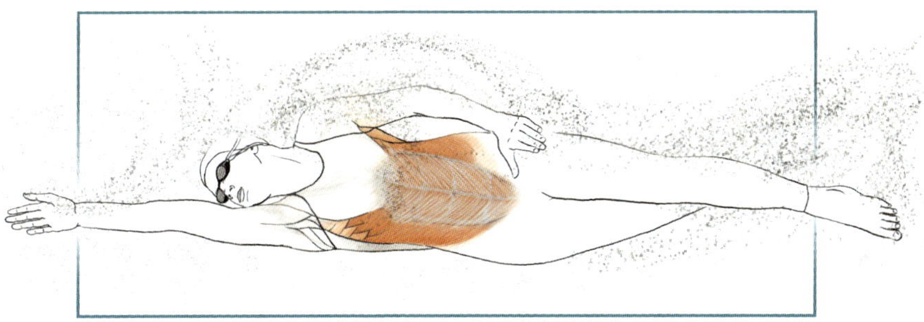

# Gebetsrolle auf dem Gymnastikball

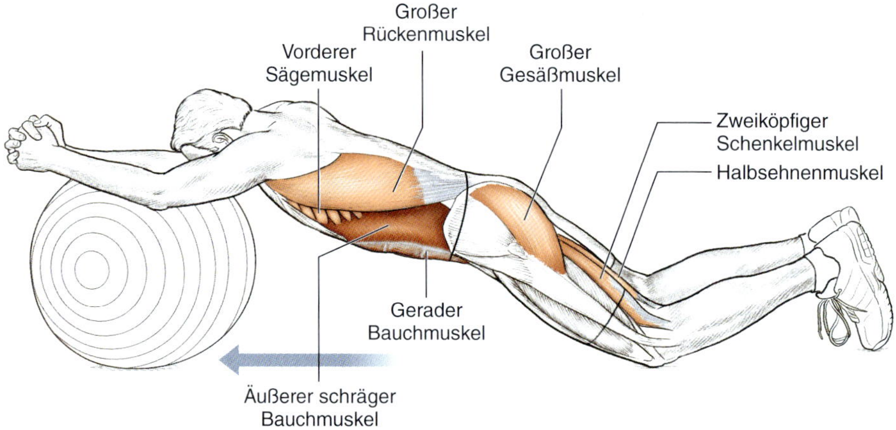


## Ausführung

1. Den Oberkörper mit den Unterarmen auf einen Gymnastikball stützen. Den Unterkörper mit Knien und Zehen stützen.
2. Die Bauchmuskeln anspannen, um die Wirbelsäule in einer geraden Haltung zu stabilisieren.
3. Den Ball langsam nach vorne rollen, wobei die Arme den Ball begleiten und die Knie gestreckt werden.
4. In der Endposition pausieren und dann in die Startposition zurückkehren.

## Beteiligte Muskeln

**Primär:** Gerader Bauchmuskel, Äußerer schräger und Innerer schräger Bauchmuskel, Querer Bauchmuskel

**Sekundär:** Großer Rückenmuskel, Vorderer Sägemuskel, Großer Gesäßmuskel, Schenkelbeuger, Halbsehnenmuskel, Plattsehnenmuskel

## Beim Schwimmen

Diese Übung zur Stärkung der Körpermitte ist besonders nützlich für Brustschwimmer, weil es das Bewusstsein für die Körperstreckung zu Beginn der Zugphase fördert. Außerdem werden die Bauchmuskeln in einer Weise angesprochen, die zur Kräftigung der Wellenbewegungen des Körpers bei Brustschwimmen und Schmetterling beiträgt.

Während der gesamten Übung muss die Wirbelsäule in einer neutralen Haltung stabilisiert werden. Eine hängende Hüfte oder ein Hohlkreuz sind Zeichen dafür, dass keine Kontrolle herrscht. Zur Erhöhung der Schwierigkeit platziert man zu Beginn die Hände und die Unterarme weiter unten auf dem Ball und näher am Boden, sodass man den Ball weiter vom Körper wegrollen kann.

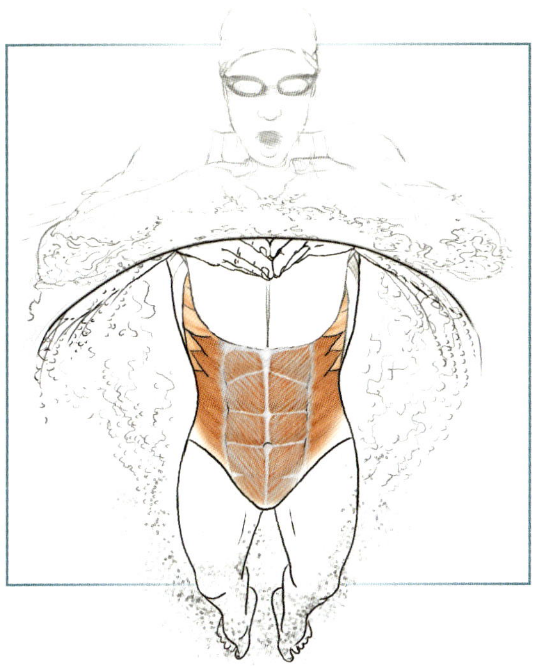

# Oberkörperdrehung auf dem Gymnastikball

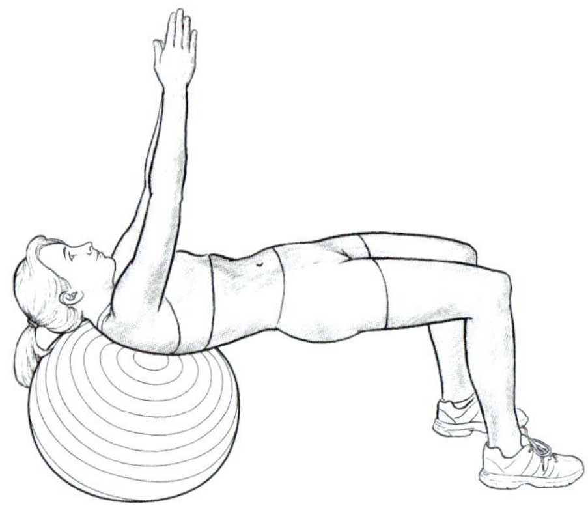

Startposition

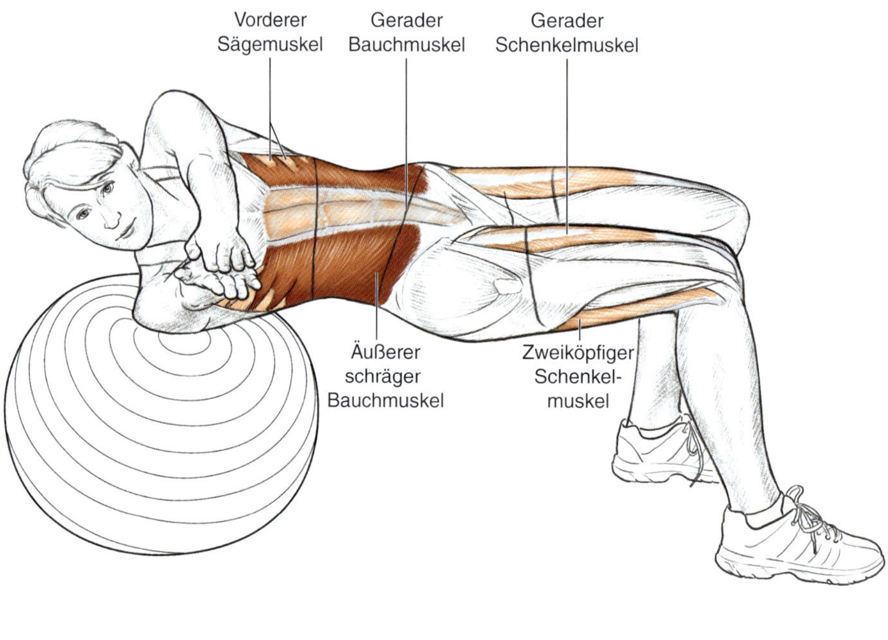


## Ausführung

1. Mit den Schultern und dem oberen Rücken auf den Gymnastikball legen. Der Rest des Körpers bildet eine Brücke. Die Arme zur Decke strecken.
2. Hüfte und Wirbelsäule gerade halten und den Oberkörper mit den ausgestreckten Armen zu einer Seite drehen.
3. Pausieren und dann zur anderen Seite drehen.

## Beteiligte Muskeln

**Primär:** Äußerer schräger und Innerer schräger Bauchmuskel, Querer Bauchmuskel

**Sekundär:** Vorderer Sägemuskel, Gerader Bauchmuskel, Gerader Schenkelmuskel, Großer Gesäßmuskel, Schenkelbeuger, Halbsehnenmuskel, Plattsehnenmuskel

## Beim Schwimmen

Die Drehbewegungen bei dieser Übung fördern die schrägen Bauchmuskeln, wodurch auch die Verknüpfung zwischen Beinen und Armen bei Freistil und Rückenschwimmen gestärkt wird. Gleichzeitig wird der Schwimmer an eine bewusste Hüftkontrolle herangeführt, was etwa für den Rückenschwimmer aufgrund der angehobenen Position der Hüfte entscheidend ist.

Der Grad der Drehung bei dieser Übung hängt von der Fähigkeit ab, die Hüfte gerade zu halten. Die Schultern sollten gedreht werden, bis die Hüftposition nicht länger kontrolliert werden kann.

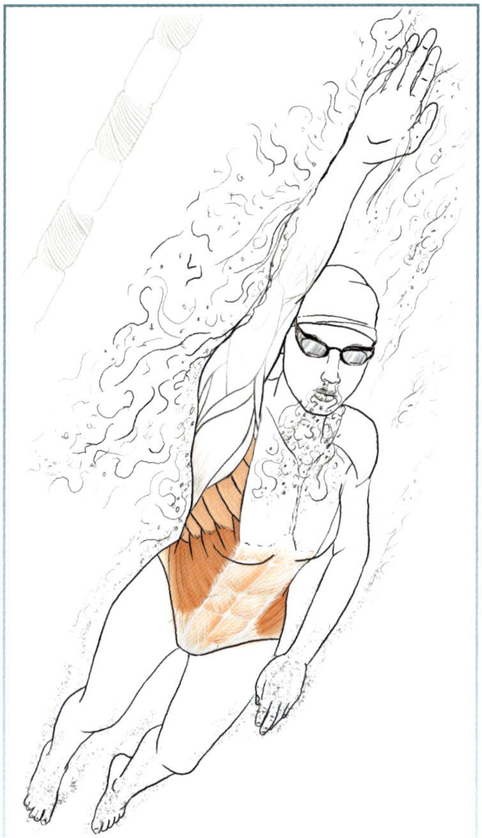

Wer diese Übung gerade erlernt oder nur über eine schwache Rumpf- und Hüftmuskulatur verfügt, sollte kleine Drehbewegungen machen und sich zunächst darauf konzentrieren, die Brückenposition ungefähr 60 Sekunden einzuhalten. Bei besserer Beherrschung können die Drehbewegungen des Oberkörpers verstärkt werden. Dann kann auch eine gewisse Zahl von Wiederholungen ausgeführt werden.

# Klappmesser mit Gymnastikball

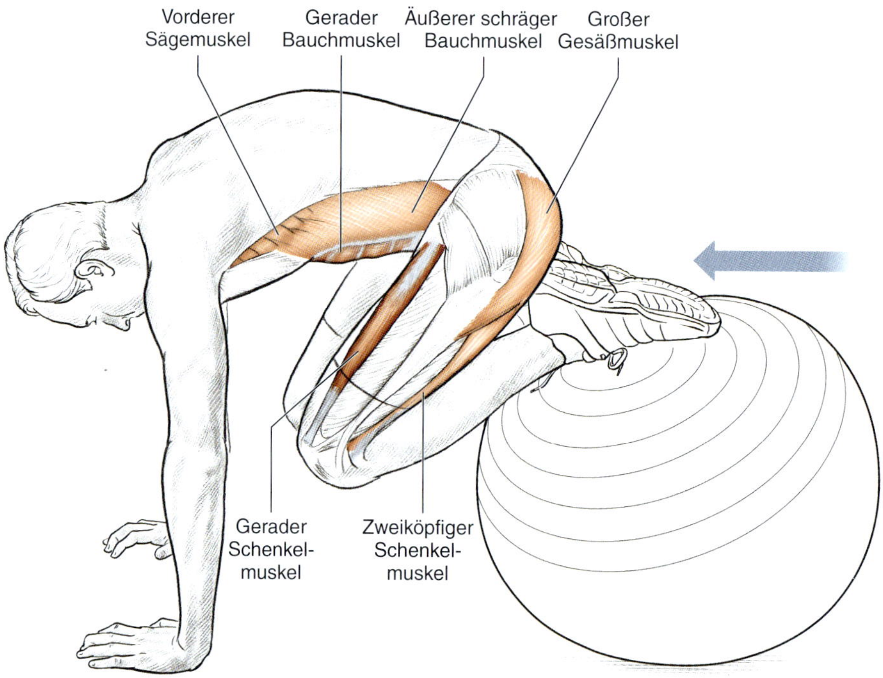


## Ausführung

1. Die Füße auf den Gymnastikball legen und mit den Händen vorwärtslaufen, bis die gestreckte Startposition erreicht ist.
2. Beim Start auf Bein- und Körperhaltung konzentrieren, sodass sich der Körper von Kopf bis Fuß in einer geraden Linie befindet.
3. Jetzt die Bauchmuskeln zusammenziehen und die Knie zur Brust ziehen.
4. In der Endposition pausieren und dann die Beinbewegung umkehren.

## Beteiligte Muskeln

**Primär:** Gerader Bauchmuskel, Gerader Schenkelmuskel, Lenden-Darmbein-Muskel

**Sekundär:** Vorderer Sägemuskel, Äußerer schräger und Innerer schräger Bauchmuskel, Großer Gesäßmuskel, Schenkelbeuger, Halbsehnenmuskel, Plattsehnenmuskel

## Beim Schwimmen

Für viele Schwimmer wird es bereits eine Herausforderung sein, die Startposition bei dieser Übung einzunehmen. Anfänglich sollte Wert darauf gelegt werden, den Körper 60 Sekunden in einer geraden Linie zu halten. Die Beherrschung dieser Position hat eine deutliche Verbesserung der Fähigkeit zur Folge, die korrekte Stromlinienhaltung im Wasser einzunehmen. Die Kombination der Rumpfbewegung mit der Hüftbeugung verlagert den Schwerpunkt von einer allgemeinen Stabilisierungsübung zu einer Übung, die den Geraden Bauchmuskel und die Hüftbeuger (den Geraden Schenkelmuskel und den Lenden-Darmbein-Muskel) betonen. Als Resultat dieser Kombination stärkt diese Übung die Beziehung zwischen der Muskulatur der Körpermitte und den Hüftbeugern, was wiederum für die Hüftrollbewegungen bei Brustschwimmen und Schmetterling vorteilhaft ist.

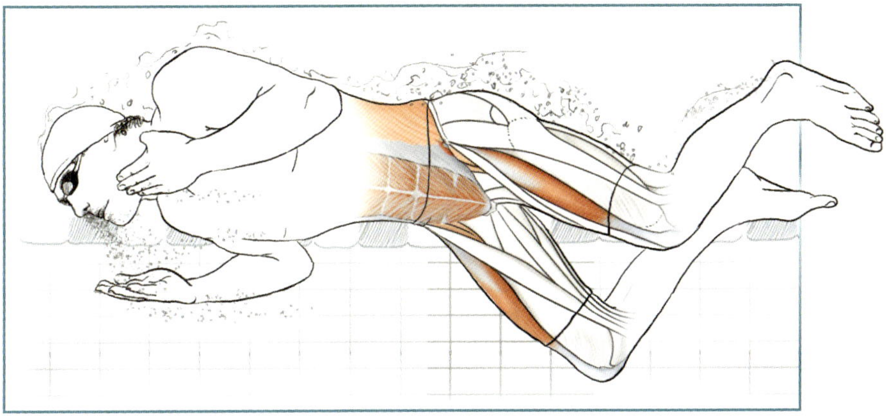

VARIANTE

### Klappmesser mit Gymnastikball und Drehung

Der Zusatz der Drehbewegung verlagert den Schwerpunkt vom Geraden Bauchmuskel auf die Inneren und Äußeren schrägen Bauchmuskeln. So wird der Zielbereich erweitert, und die Übung wird auch für Freistil- und Rückenschwimmer interessant.

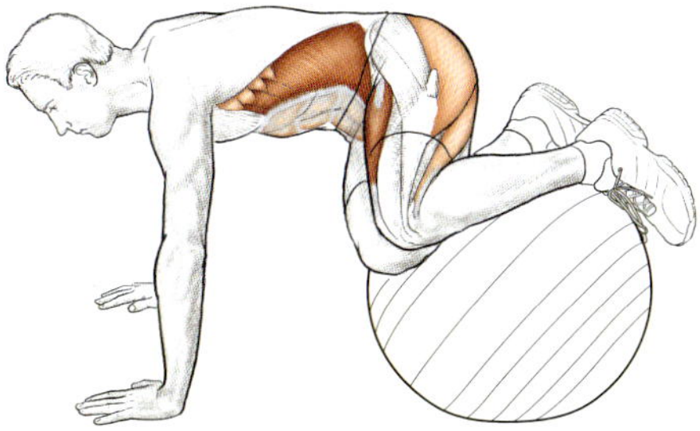

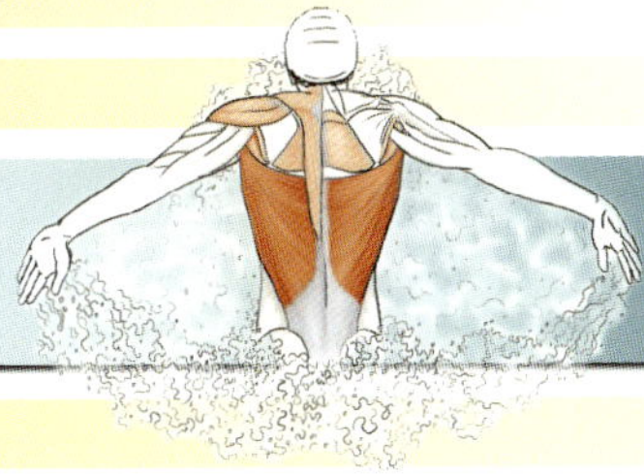

KAPITEL 6

# RÜCKEN

Der Große Rückenmuskel und der Rückenstrecker stehen im Fokus dieses Kapitels (Abbildung 6.1 auf Seite 114). Der Große Rückenmuskel als Beweger der Oberarme ist das wichtigste „Arbeitspferd" der oberen Extremitäten, verantwortlich für einen großen Teil der Kräfte, die den Schwimmer im Wasser vorantreiben. Er arbeitet zusammen mit dem Schultergelenk (Kapitel 3) und den Armmuskeln (Kapitel 2), um Kräfte auf den Arm zu übertragen, damit der Schwimmer mit jeder Schwimmbewegung den Körper durch das Wasser gleiten lassen kann. Der Rückenstrecker streckt die Wirbelsäule, die ihrerseits den Körper aufrecht hält und beim Schwimmen für die korrekte Horizontalhaltung des Körpers sorgt.

Der Große Rückenmuskel ist ein dreieckiger flacher Muskel, der an den unteren Brustwirbeln, an der Bindegewebshülle im Lendenbereich und am hinteren Darmbeinkamm entspringt. In Kapitel 5 wurde bereits darauf hingewiesen, dass verschiedene Muskeln der Körpermitte ebenfalls an der Bindegewebshülle im Lendenbereich ansetzen; so ist etwa der Große Brustmuskel dynamisch mit den Rumpfstabilisatoren verbunden. Von den Ursprüngen, die das Grunddreieck bilden, verläuft der Große Rückenmuskel zu einer Sehne an der Spitze des Dreiecks, die am Oberarmknochen ansetzt. Durch diesen Ansatz erzeugt der Muskel bei Kontraktion die folgenden Bewegungen an der Schulter: Streckung, Adduktion und Einwärtsdrehung. Streckung ist die Bewegung, mit der die Hand und der Arm aus einer nach vorn erhobenen Position nach hinten gebracht werden, oder, wenn sich der Arm bereits an der Körperseite befindet, die Bewegung, mit der die Hand hinter den Körper greift – man denke an einen Staffelläufer, der nach hinten greift, um den Stab zu übernehmen. Durch Adduktion wird der Arm aus einer Position über dem Kopf an die Körperseite gebracht, wie beim Ausführen eines „Hampelmanns". Die Einwärtsdrehung bringt den Arm nach innen zur Mittellinie des Körpers. Wenn Sie die Anleitungen zu den Übungen studieren, werden Sie feststellen, dass diverse Muskeln praktisch immer zusammen mit dem Großen Rückenmuskel aktiviert werden. Die unteren und mittleren Fasern des Kapuzenmuskels sowie der Große und der Kleine Rautenmuskel helfen zum Beispiel beim Zurückziehen des Schulterblatts. Der Große Rundmuskel unterstützt die Schulterstreckung, und der Bizeps und der Armheber beugen das Ellbogengelenk.

Die Streckmuskeln der Wirbelsäule (Rückenstrecker) sind eine in drei Reihen geteilte Gruppe von Muskeln, die senkrecht entlang der Wirbelsäule verlaufen. Der *Iliocostalis* bildet die äußerste Reihe, der *Longissimus* die mittlere Reihe und der *Spinalis* (Dornfortsatzmuskel) die innerste Reihe. Diese drei Reihen haben ein gemeinsames Ursprungsgebiet am hinteren Darmbeinkamm, am hinteren Kreuzbein und an einem Teil der Lendenwirbelsäule. Die Ansätze sind unterschiedlich, je nach Reihe. Wenn die Rückenstrecker auf beiden Seiten der Wirbelsäule gemeinsam kontrahieren, erfolgt eine Streckung des Rumpfes. Wenn nur eine Muskelgruppe kontrahiert, erfolgen seitliche Beugung und Drehung des Rumpfes zur Seite der Muskelgruppe, die gerade kontrahiert. Der Große Gesäßmuskel und die hintere Oberschenkelmuskulatur (Schenkelbeuger, Halbsehnenmuskel und Plattsehnenmuskel) werden normalerweise zusammen mit den Rückenstreckern aktiviert. Sie strecken im Hüft-

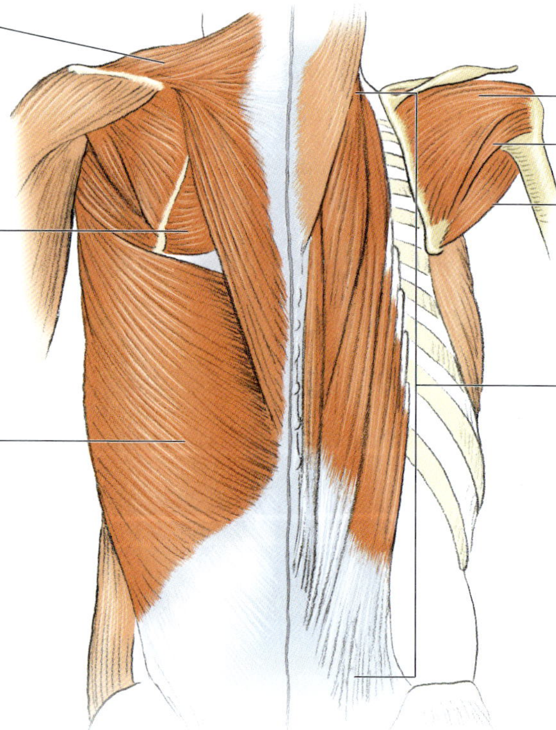


**Abbildung 6.1** Rückenmuskeln.

gelenk. Diese Bewegung findet üblicherweise zusammen mit der Streckung der Wirbelsäule statt; die entsprechende Anatomie wird in Kapitel 7 besprochen.

Zwar werden sowohl der Große Brustmuskel als auch der Große Rückenmuskel als Beweger des Oberarmknochens bezeichnet, die zusammen den Großteil der Antriebskräfte der oberen Extremität produzieren, die den Schwimmer durch das Wasser gleiten lassen. Doch von diesen beiden Muskeln ist der Große Rückenmuskel eindeutig der Hauptbeweger. Bei Freistil, Schmetterling und Brustschwimmen beginnt der Große Rückenmuskel mit seinem Einsatz kurz nach dem Eintauchen der Hand ins Wasser zu Anfang des Antriebteils der Zugphase. Beim Rückenschwimmen ist er von Anfang an dabei. Bei allen vier Schwimmarten ist der Muskel aktiv – von der ersten Inanspruchnahme in der Antriebsphase bis zum Beginn der Rückholphase. Beim Schmetterling leistet er einen Beitrag zur Aufnahme der Rückholphase.

Bei jeder Übung, die sich prinzipiell an den Großen Rückenmuskel richtet, muss ausdrücklich darauf geachtet werden, dass in der Endposition die Schulterblätter zusammengezogen werden. So werden sinnvollerweise auch die Muskeln angesprochen, die für die Stabilisierung der Schulterblätter sorgen. Die Rückenstrecker sind äußerst wichtig für das korrekte horizontale Ausrichten des Körpers im Wasser, insbesondere beim Rückenschwimmen. Hat ein

Schwimmer Schwierigkeiten mit dem Beibehalten der Stromlinie im Wasser oder lässt er sein Becken beim Rückenschwimmen absinken, stehen die Rückenstrecker immer ganz oben auf der Liste der Verdächtigen. Sie sind auch von besonderer Bedeutung während der Wellenbewegungen beim Unterwasserdelfinschlag, beim Schmetterling und beim Brustschwimmen. Außerdem spielen sie eine entscheidende Rolle zu Beginn der Bewegungsabläufe bei allen vier Schwimmstilen. Bei Starts von den Startblöcken ist diese Muskelgruppe verantwortlich für das Einnehmen der Stromlinienkörperposition. Bei den Wasserstarts der Rückenschwimmer führt die Kontraktion der Rückenstrecker zu der charakteristischen Rückenüberstreckung, die dem Schwimmer einen schnellen Start verschafft.

# Klimmzug mit Untergriff

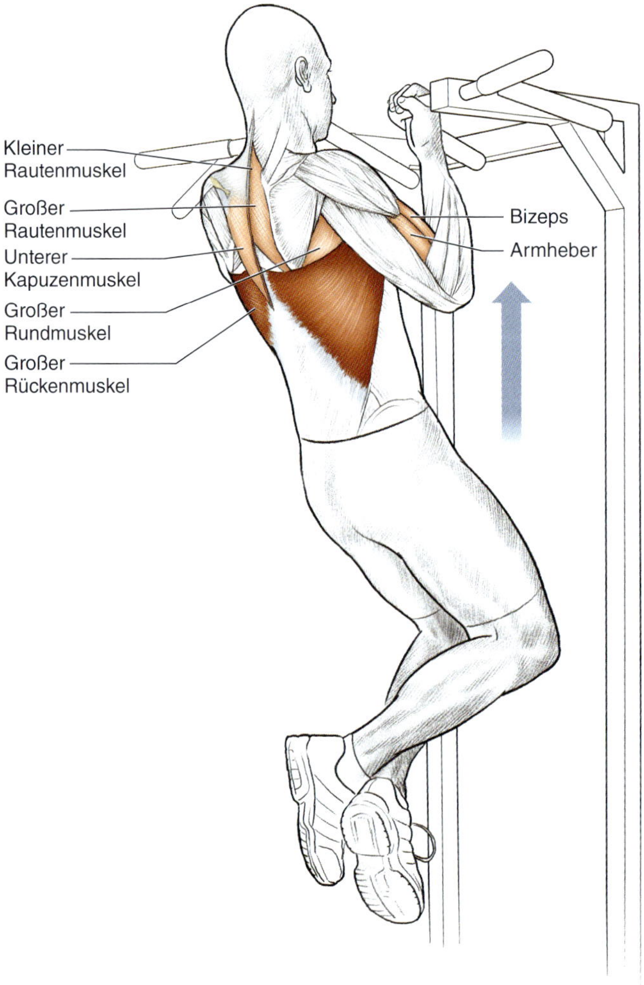


## Ausführung

1. Die Stange im Untergriff umfassen. Die Handflächen zeigen zum Körper, die Hände sind etwas über Schulterbreite platziert. Die Knie sind angewinkelt, und ein Fuß befindet sich über dem anderen.
2. Aus der hängenden Position den Körper hochziehen. Schwerpunkt ist dabei, die Brust an die Stange zu bringen.
3. Am oberen Ende der Bewegung pausieren und langsam in die hängende Position zurückkehren.

## Beteiligte Muskeln

**Primär:** Großer Rückenmuskel

**Sekundär:** Bizeps, Armheber, unterer Kapuzenmuskel, Großer und Kleiner Rautenmuskel, Großer Rundmuskel

## Beim Schwimmen

Klimmzüge sind eine großartige Bereicherung für jedes Trainingsprogramm, denn sie können überall dort durchgeführt werden, wo eine Reckstange zur Verfügung steht. Im Vergleich zur Position der Hände bei anderen Klimmzügen werden hier die Ellbogenbeuger (Bizeps und Armheber) betont. Durch die Konzentration auf den Großen Rückenmuskel und die Ellbogenbeuger nützt diese Übung allen Schwimmern, denn sie stärkt ihre Zugphase. Normalerweise sind Klimmzüge eine echte Herausforderung für die meisten Schwimmer. Deshalb sind sie ideal zum Aufbau der mentalen Entschlossenheit. Zum Erreichen der gewünschten Wiederholungszahl kann ein Partner die Füße stützen. Die Körperbewegungen müssen langsam und kontrolliert sein. Übertriebene Beinbewegungen, um Schwung zu holen, sind eine Form des Mogelns.

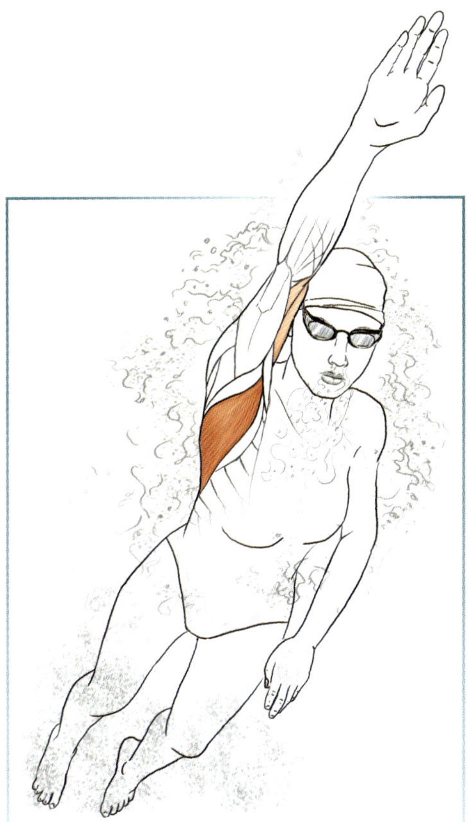

**SICHERHEITSTIPP** **Bei der Rückkehr in die Startposition den Körper kontrolliert absenken, um eine unnötige Belastung der Schultern zu vermeiden. Auch ein zu langes Hängen in der Startposition belastet die Schultern unnötig.**

# Klimmzug mit Obergriff

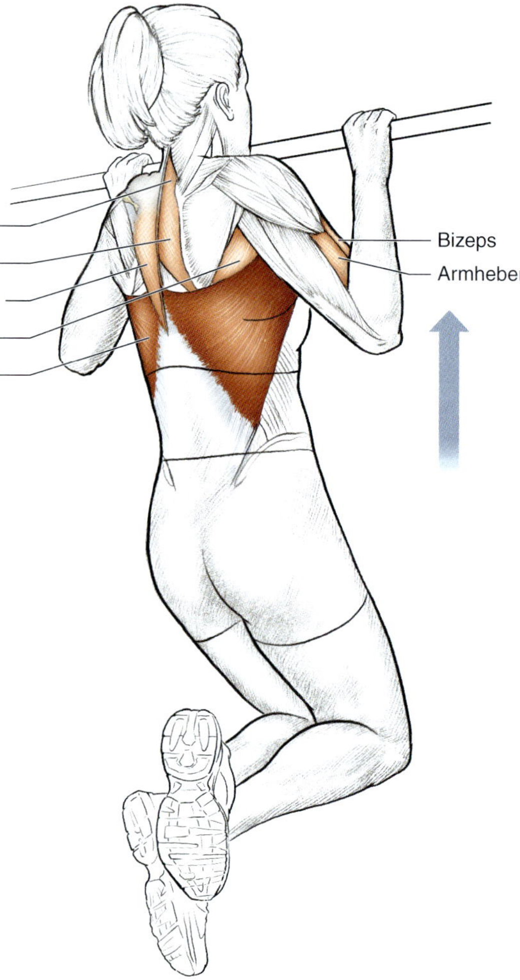


## Ausführung

1. Die Stange im Obergriff umfassen. Die Handflächen zeigen nach vorn. Die Hände etwas über Schulterbreite platzieren. Die Knie sind angewinkelt, und ein Fuß befindet sich über dem anderen.
2. Aus der hängenden Position den Körper hochziehen. Schwerpunkt ist dabei, die Brust an die Stange zu bringen.
3. Am oberen Ende der Bewegung pausieren und langsam in die hängende Position zurückkehren.

## Beteiligte Muskeln

**Primär:** Großer Rückenmuskel

**Sekundär:** Unterer Kapuzenmuskel, Großer und Kleiner Rautenmuskel, Großer Rundmuskel, Bizeps, Armheber

**SICHERHEITSTIPP** **Bei der Rückkehr in die Startposition den Körper kontrolliert absenken, um eine unnötige Belastung der Schultern zu vermeiden. Auch ein zu langes Hängen in der Startposition belastet die Schultern unnötig.**

## Beim Schwimmen

Alle Formen von Klimmzügen lassen sich leicht in ein Trainingsprogramm integrieren, da sie praktisch überall durchgeführt werden können. Der Obergriff vermindert hier die Betonung der Ellbogenbeuger, ist aber der Handposition bei den vier Schwimmarten ähnlicher. Die Übung stärkt die für den Anfang der Zugphase verantwortlichen Muskeln durch Betonung des Großen Rückenmuskels mit den lang gestreckten Armen über dem Kopf. Wie beim Klimmzug mit Untergriff gilt auch hier: Die Körperbewegungen müssen langsam und kontrolliert sein. Übertriebene Beinbewegungen sollten vermieden werden.

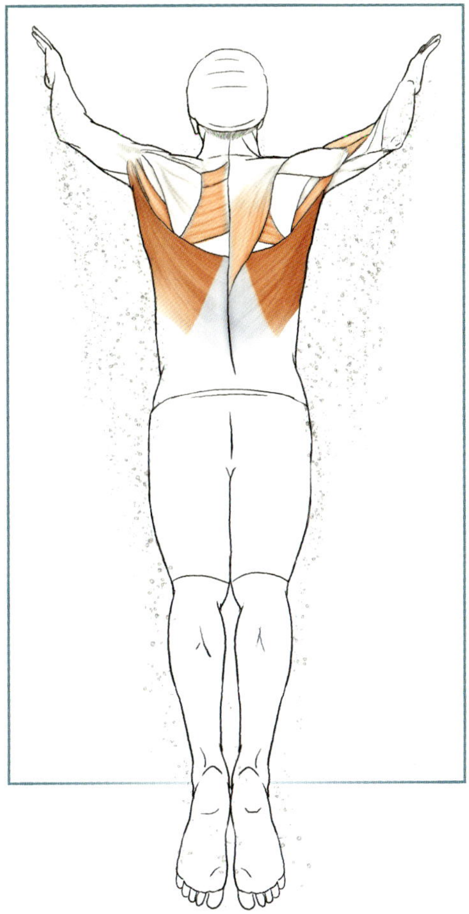

VARIANTE

### Klimmzug mit weitem Obergriff

Ein weiterer Griff macht die Übung hauptsächlich für Brust- und Schmetterlingsschwimmer interessant, die sich darum bemühen, mehr Kraft im mittleren Teil der Zugphase aufzubauen.

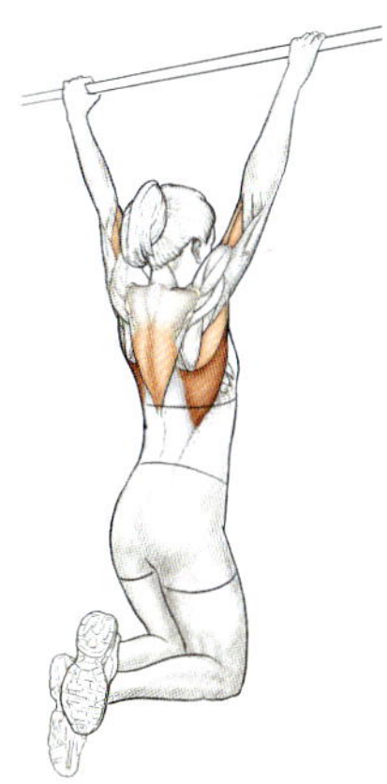

# Latzug

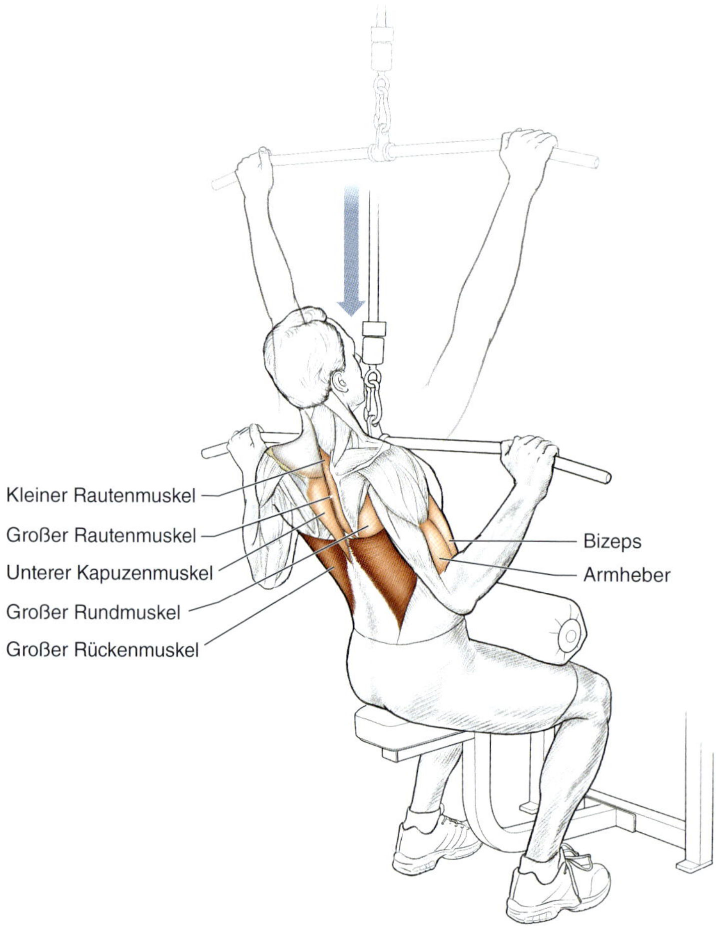


## Ausführung

1. An die Maschine setzen und die Stange mit Obergriff umfassen. Die Hände auf der Stange 15 bis 20 cm über Schulterbreite platzieren.
2. Die Stange zur oberen Brust ziehen und dabei den Rücken leicht krümmen.
3. Den Großen Rückenmuskel anspannen, Schulterblätter zusammenziehen.
4. Langsam in die Startposition zurückkehren.

## Beteiligte Muskeln

**Primär:** Großer Rückenmuskel

**Sekundär:** Unterer Kapuzenmuskel, Großer und Kleiner Rautenmuskel, Großer Rundmuskel, Bizeps, Armheber

## Beim Schwimmen

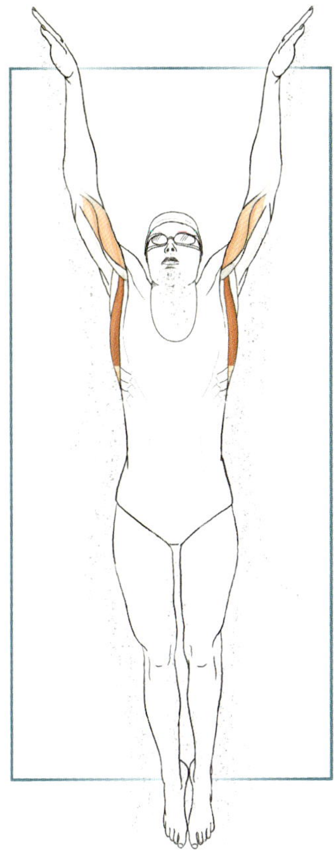

Der Latzug ist eine gute Allround-Übung zur Betonung des Großen Rückenmuskels und hat einen positiven Effekt auf die Zugphase bei allen vier Schwimmarten. Zwar ähneln die Körperbewegungen denjenigen bei Klimmzügen, doch Latzüge haben den Vorteil, dass der Widerstand regulierbar ist und nicht vom Körpergewicht abhängt. Die Ellbogen sollten bei dieser Übung hoch gehalten werden, um dem „Wasserholen" der Zugphase näherzukommen. Beim Herunterziehen der Stange ist eine leichte Krümmung des Rückens akzeptabel. Ein regelrechtes Zurücklehnen und Einsetzen des Körpergewichts statt der Kraft des Großen Rückenmuskels sollte beim Herunterziehen des Gewichts allerdings vermieden werden.

**SICHERHEITSTIPP Die Übung sollte wie auf der Abbildung ausgeführt werden. Der traditionellere Latzug, bei dem die Stange hinter dem Kopf an den Nacken gebracht wird, ist eine unnötige Belastung für die Schultergelenke.**

**VARIANTE**

### Einarmiger Latzug

Wird die Übung mit einem Arm ausgeführt, kann eine Rumpfdrehbewegung hinzugefügt werden, die den Schwimmbewegungen näherkommt. Die Isolation der einzelnen Arme ermöglicht auch eine besondere Betonung der Retraktion der Schulterblätter.

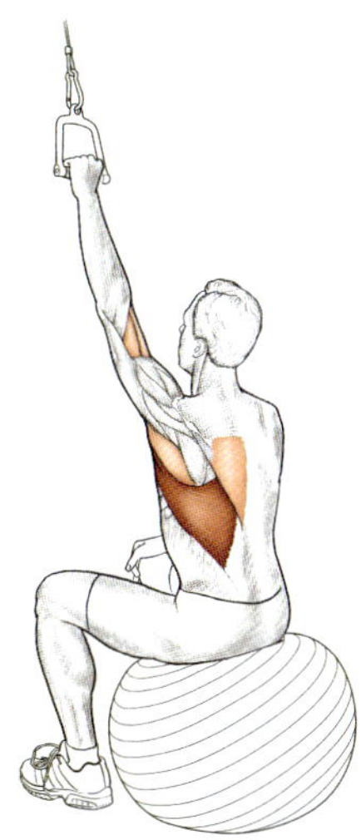

# Latzug, stehend

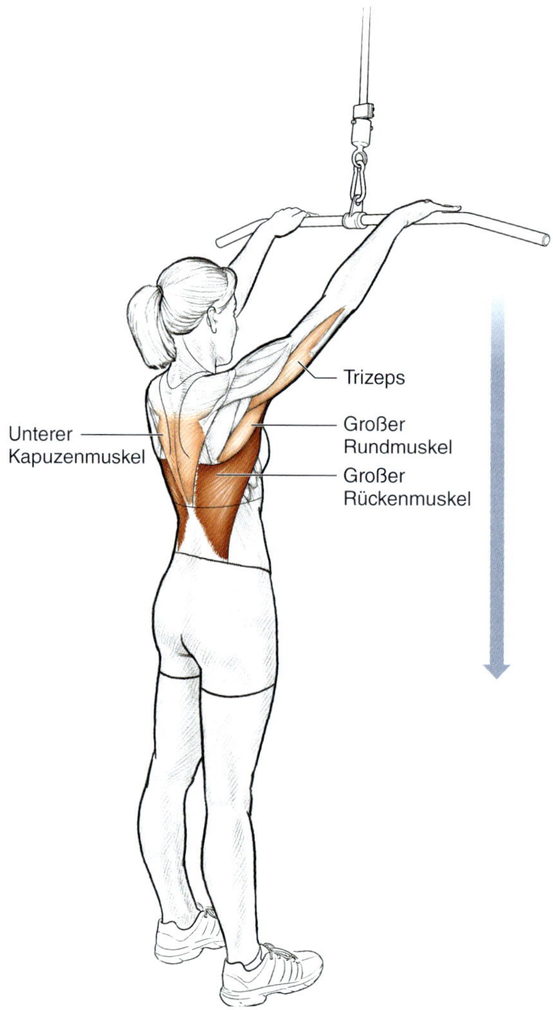


## Ausführung

1. Vor dem hohen Block des Kabelzugs stehen und die Stange etwas mehr als schulterbreit im Obergriff umfassen.
2. Mit leicht angewinkelten Ellbogen die Stange in einem Bogen zu den Schenkeln hinunterziehen.
3. Die Stange soll die Oberschenkel fast berühren. Dann langsam in die Ausgangsposition zurückkehren.

## Beteiligte Muskeln

**Primär:** Großer Rückenmuskel, Großer Brustmuskel

**Sekundär:** Unterer Kapuzenmuskel, Großer Rundmuskel, Trizeps

## Beim Schwimmen

Ähnlich wie der Latzug im Sitzen ist auch der Latzug im Stehen nützlich für Schwimmer, denn zu Beginn der Übung wird der Große Rückenmuskel in einer gestreckten Überkopfhaltung angesprochen, wodurch der Anfang der Zugphase gestärkt wird. Ein weiterer Vorteil bei dieser Übung besteht darin, dass die Arme hierbei ein wesentlich größeres Bewegungsspektrum durchlaufen als bei den diversen Klimmzügen und bei den normalen Latzügen. Durch die Stärkung der Muskeln im gesamten Verlauf der Zugbewegung geht die Übung deutlich mehr auf die Bedürfnisse der Schwimmer ein.

Entscheidend für die Isolation des Großen Rückenmuskels ist die hohe, fixierte Ellbogenposition während des gesamten Bewegungsablaufs. Eine Änderung dieser Haltung verlagert den Schwerpunkt der Übung vom Großen Rückenmuskel auf den Trizeps. Der Rumpf muss ebenfalls still gehalten werden – ein Wippen mit dem Oberkörper schmälert den Nutzen.

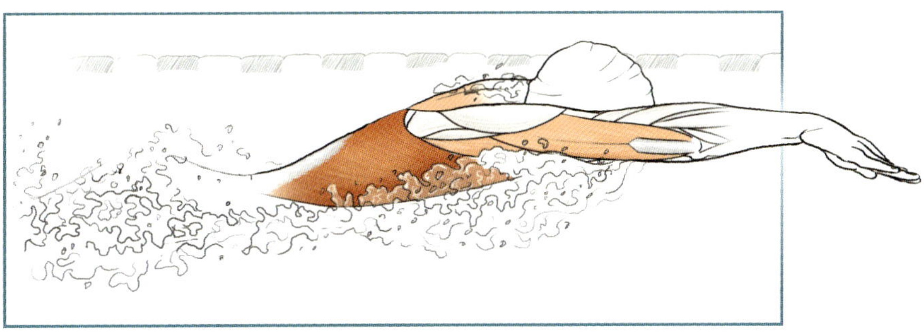

# Beidarmiges Rudern, sitzend

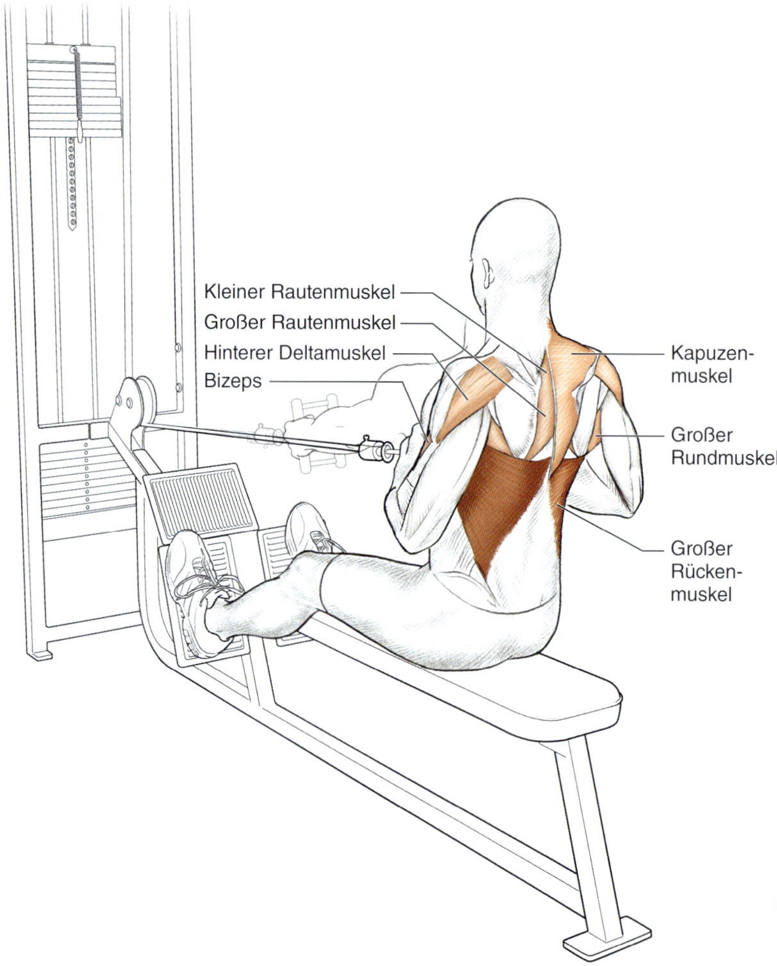


## Ausführung

1. Mit dem Gesicht zur Kabelzugmaschine sitzen und die Griffe so in die Hände nehmen, dass die Handflächen aufeinander zeigen.
2. Mit aufrechtem Rücken die Handgriffe zur unteren Brust ziehen.
3. Die Schulterblätter zusammenziehen und in der Endposition pausieren.
4. Langsam das Gewicht zurückführen, bis die Startposition erreicht ist.

## Beteiligte Muskeln

**Primär:** Großer Rückenmuskel

**Sekundär:** Kapuzenmuskel, Großer und Kleiner Rautenmuskel, Großer Rundmuskel, Hinterer Deltamuskel, Bizeps

## Beim Schwimmen

Diese Übung ist besonders nützlich für Brustschwimmer, die den letzten Abschnitt der Zugphase stärken wollen, bei dem die Hände auf der Mittellinie des Körpers zusammengebracht werden. Durch die Betonung der Sekundärmuskeln stärkt diese Übung nicht nur die Schulterblattretraktion am Ende der Zugphase beim Brustschwimmen, sie sorgt auch für eine effiziente Rückholphase beim Schmetterling. Eine Stärkung der Schulterblattstabilisatoren schafft gleichzeitig eine kräftigere Stützbasis für den gesamten Schultergürtel.

Je nach Gewicht wird der Schwerpunkt auf unterschiedliche Muskeln verlagert. Leichtere Gewichte ermöglichen einen höheren Grad an Schulterblattretraktion, wodurch der Große und Kleine Rautenmuskel sowie der Kapuzenmuskel stärker betont werden. Dagegen erzeugen schwerere Gewichte eine stärkere Beanspruchung des Großen Rückenmuskels bei einer geringeren Schulterblattretraktion. Zur Isolation der Muskeln des Schultergürtels und der Arme sollte das Zurücklehnen bei dieser Übung vermieden werden.

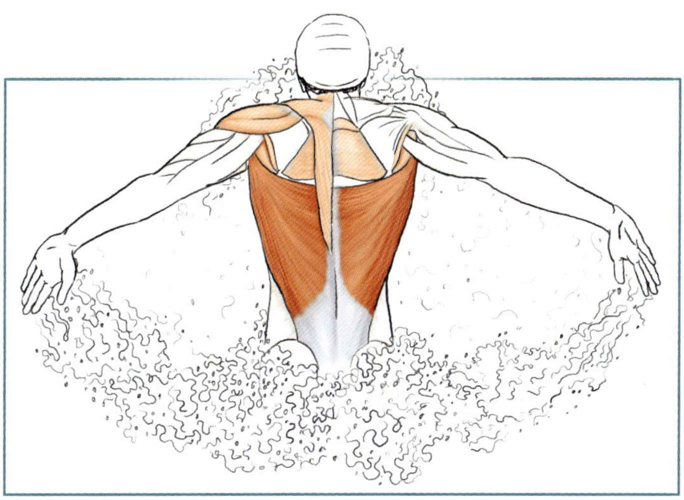

# Einarmiges Rudern, vorgebeugt

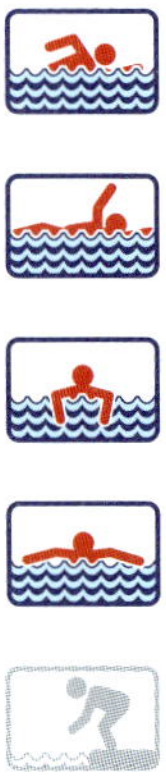

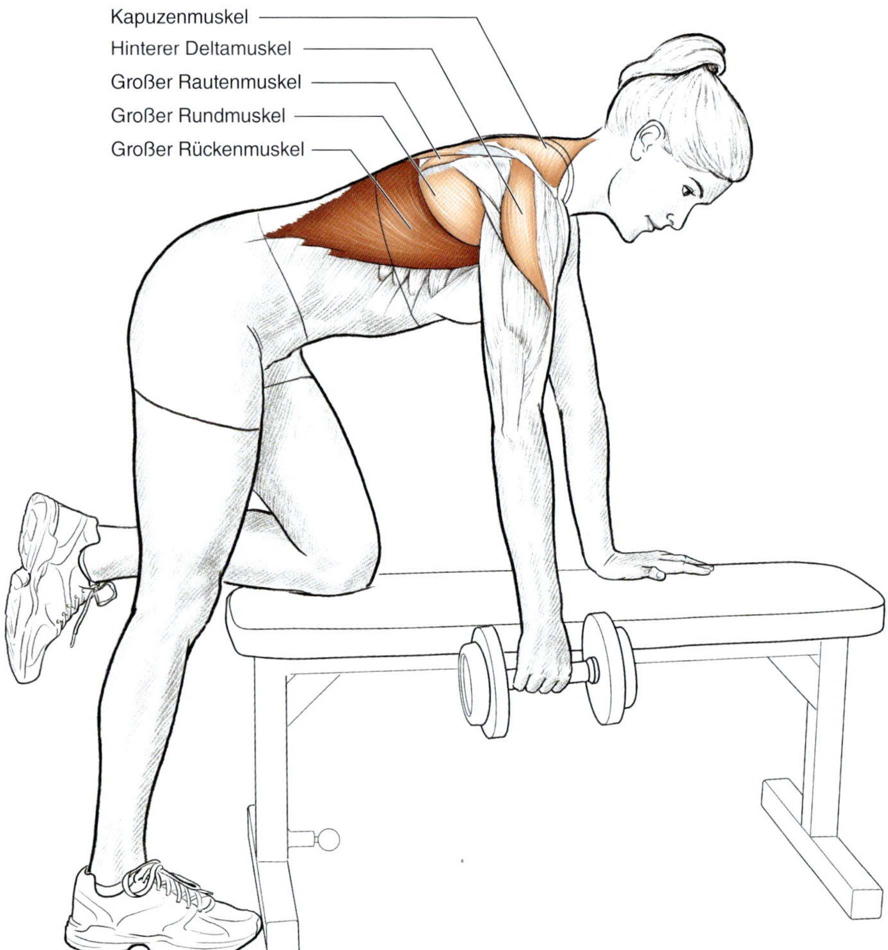


## Ausführung

1. Den Oberkörper mit Hand und Knie auf einer Bank stützen. Die freie Hand mit Kurzhantel herunterhängen lassen.
2. Mit gerader Wirbelsäule die Hantel nach oben zum Oberkörper ziehen.
3. Den Ellbogen so hoch wie möglich heben, das Schulterblatt zurückziehen.
4. Langsam das Gewicht in die Startposition absenken.

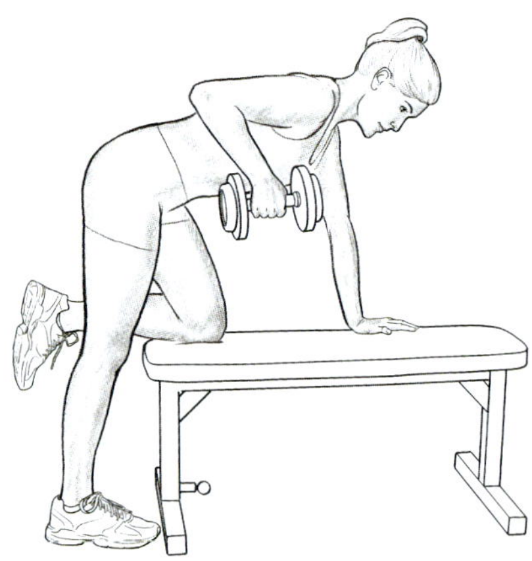

**Endposition**

## Beteiligte Muskeln

**Primär:** Großer Rückenmuskel

**Sekundär:** Kapuzenmuskel, Großer und Kleiner Rautenmuskel, Großer Rundmuskel, Hinterer Deltamuskel, Bizeps, Armheber

## Beim Schwimmen

Wie das Maschinenrudern im Sitzen ist auch diese Übung besonders geeignet für Brustschwimmer, die den zweiten Teil des Armzugs stärken möchten. Außerdem ist sie eine ausgezeichnete Allround-Übung für alle Schwimmer, die den Großen Rückenmuskel stärken wollen. Bei Ausführung der Übung mit leichteren Gewichten liegt der Schwerpunkt auf den Schulterblattretraktionsmuskeln. Bei größeren Gewichten verlagert sich der Schwerpunkt auf den Großen Rückenmuskel. Die Kopfhaltung ist besonders wichtig: Wird die Übung schlampig ausgeführt, weil man nach oben schaut, senkt sich die Hüfte, und ein Hohlkreuz entsteht. Blickt man nach unten, rollen die Schultern nach vorne. Zur Beibehaltung der korrekten Position sollte man sich daher auf einen Punkt auf dem Boden konzentrieren, der sich auf einer Linie mit der Hand befindet, die den Oberkörper stützt. Es ist wichtig, auch die Muskeln der Körpermitte anzuspannen – das schützt zum einen die Lendenwirbelsäule und hilft zum anderen, eine übertriebene Drehung des Oberkörpers zu vermeiden.

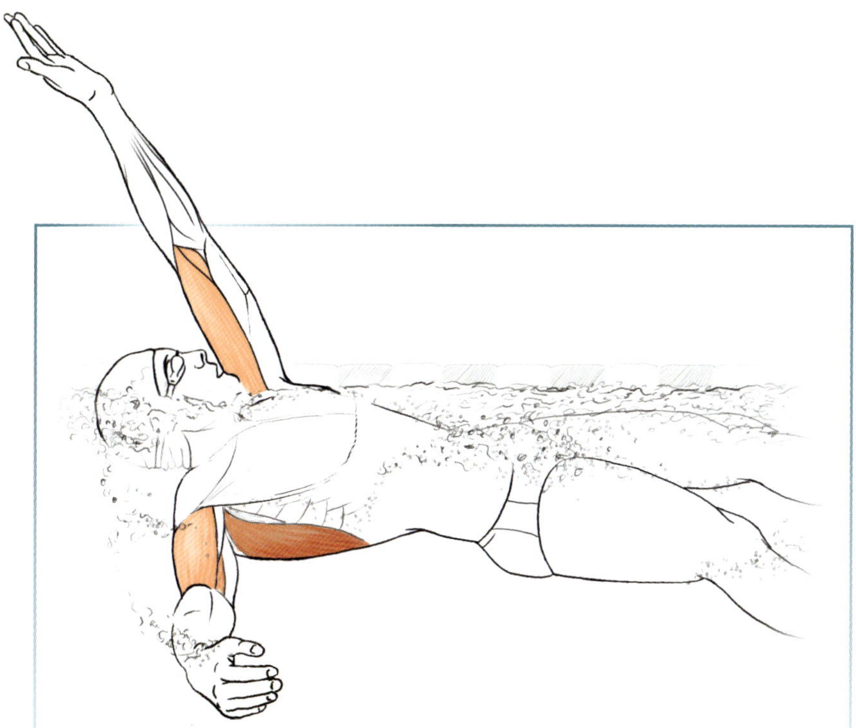

# Stehender Zeus

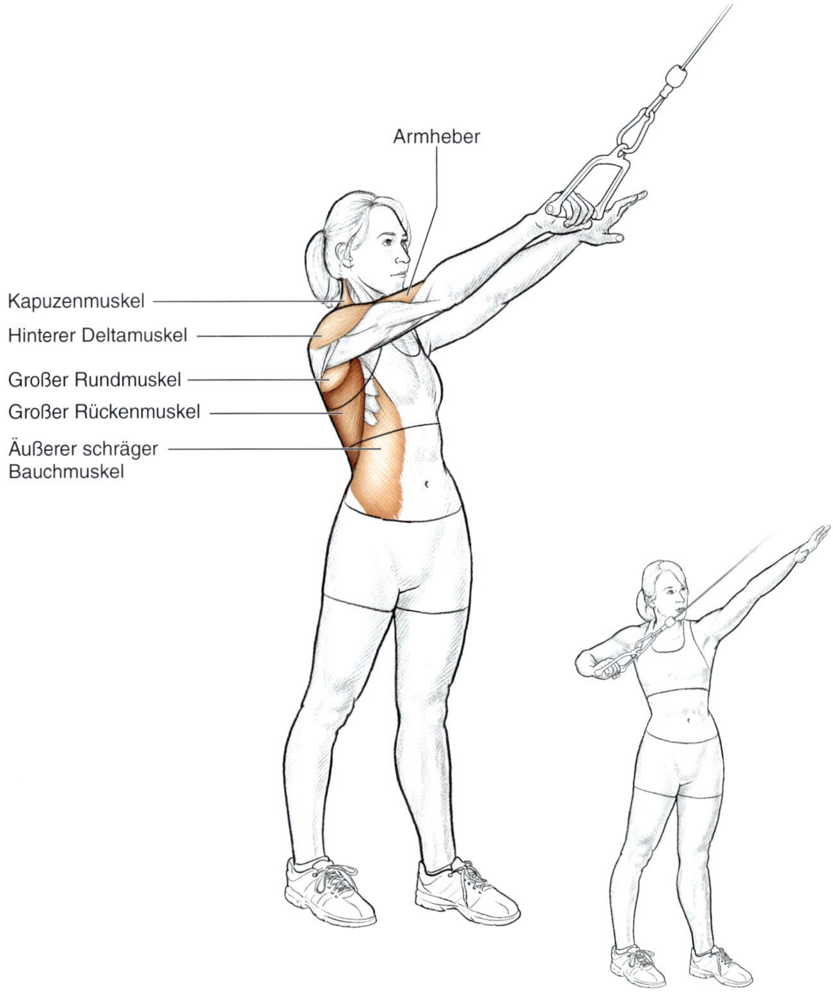


**Endposition**

## Ausführung

1. Seitlich zum Kabelzug aufstellen. Beide Hände zeigen nach oben zum hohen Block, wobei eine Hand den Handgriff hält.
2. Eine Hand unbeweglich lassen, mit der anderen Hand den Handgriff zur Brust ziehen. Gleichzeitig die Brust nach hinten drehen.
3. In der Endposition bewusst das Schulterblatt zurückziehen.
4. In die Startposition zurückkehren.

## Beteiligte Muskeln

**Primär:** Großer Rückenmuskel

**Sekundär:** Kapuzenmuskel, Großer und Kleiner Rautenmuskel, Großer Rundmuskel, Hinterer Deltamuskel, Bizeps, Armheber, Äußerer schräger und Innerer schräger Bauchmuskel

## Beim Schwimmen

Diese Übung verbindet die Bewegungen des Schultergürtels und der Arme mit denen des Rumpfes. Dabei wird das Ansprechen des Großen Rückenmuskels mit demjenigen der Inneren schrägen und Äußeren schrägen Bauchmuskeln verknüpft. Auf diese Weise wird die Verbindung zwischen Armen und Beinen bei Freistil und Rückenschwimmen gestärkt.

Zur Betonung der Verbindung zwischen der Rumpfmuskulatur der Körpermitte und dem Großen Rückenmuskel muss man sich auf das Anspannen der Rumpf- und Hüftmuskeln konzentrieren (wie in Kapitel 5 beschrieben). Der Ellbogen muss während des gesamten Bewegungsablaufs hoch gehalten werden.

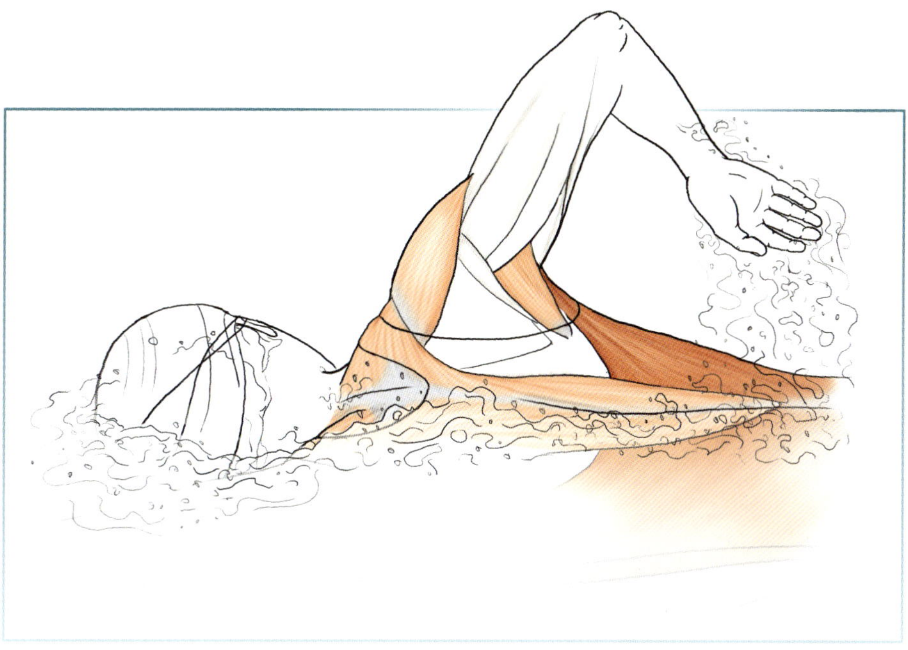

# Hyperextensionen

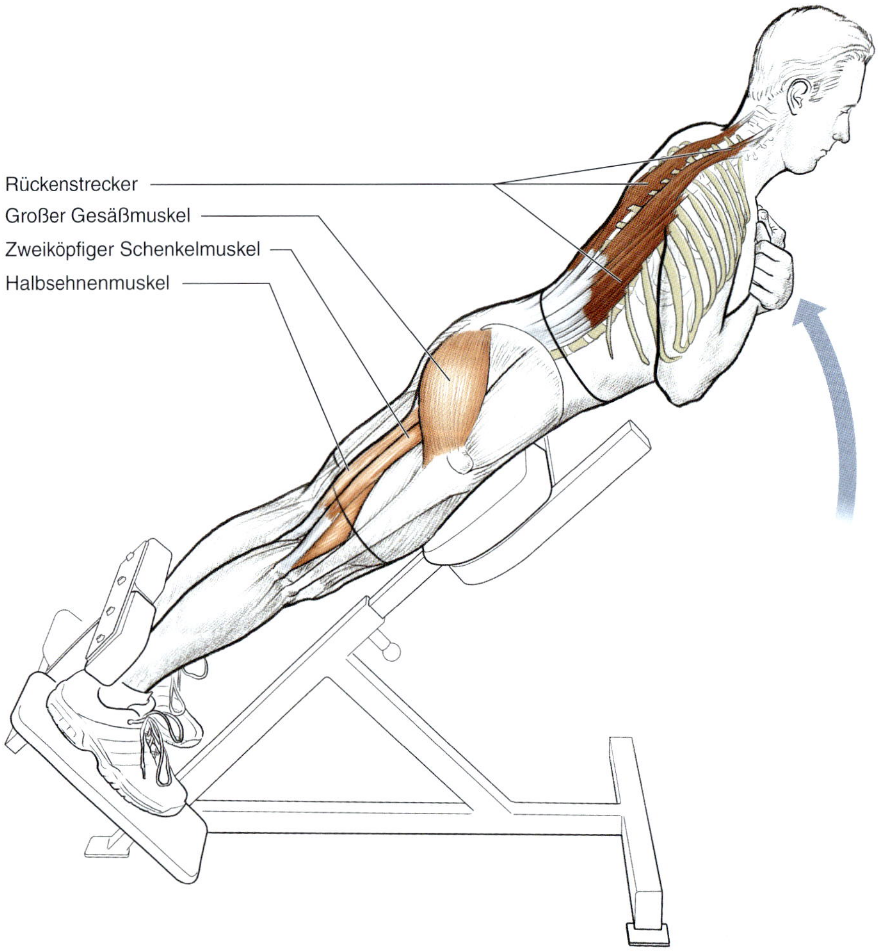


## Ausführung

1. Mit dem Gesicht nach unten die Polster knapp unterhalb der Hüfte platzieren und die Fußgelenke sichern.
2. Aus einer hängenden Position den Rumpf heben, bis sich Beine und Oberkörper auf einer geraden Linie befinden.
3 Langsam den Oberkörper zurück in die hängende Position absenken.

## Beteiligte Muskeln

**Primär:** Rückenstrecker

**Sekundär:** Großer Gesäßmuskel, Schenkelbeuger, Halbsehnenmuskel, Plattsehnenmuskel

## Beim Schwimmen

Diese Übung betont Primär- und Sekundärmuskeln auf eine Weise, die für diverse Beanspruchungen bei den vier Schwimmarten nützlich ist. Schmetterlings- und Brustschwimmer profitieren von der Stärkung der wellenförmigen Körperbewegungen, die so charakteristisch sind für diese Schwimmstile. Außerdem wird der Unterwasserdelfinschlag gefördert. Für den Start ist die Übung ebenfalls hilfreich, da sie den Schwimmer auf die Stromlinienstreckung in der Sprungphase vorbereitet. Dem Rückenschwimmer wiederum hilft sie beim Abstoßen von der Wand.

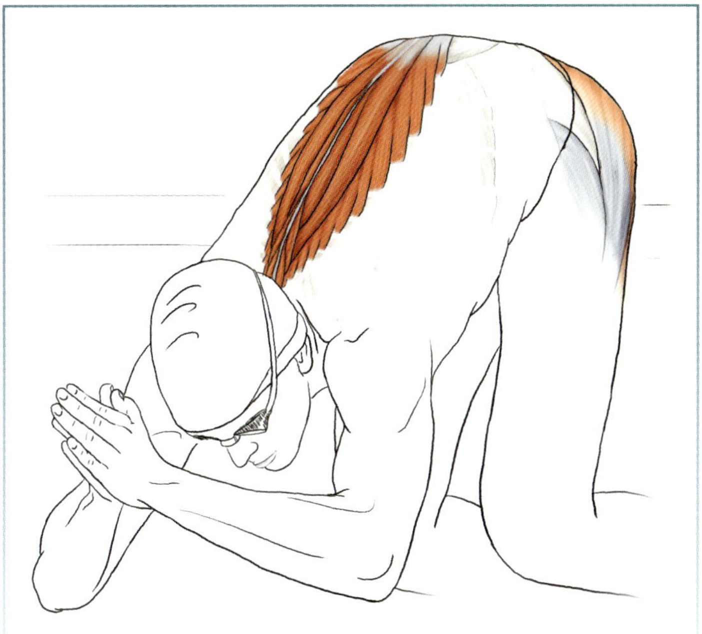

**SICHERHEITSTIPP** **Ein wenig Überstreckung ist zulässig (wie während der Rückholphase bei Schmetterling und Brustschwimmen), doch von Übertreibungen ist abzuraten, um Verletzungen zu vermeiden.**

VARIANTE

### Hyperextensionen mit Drehung

Eine Drehkomponente kann zur Endposition hinzugefügt werden. Damit wird die Drehung um die Längsachse nachempfunden, die der Rumpf bei Freistil und Rückenschwimmen vollzieht. Vorsicht vor der Überstreckung des Rückens bei dieser Variante.

# Rückenstrecken auf dem Gymnastikball

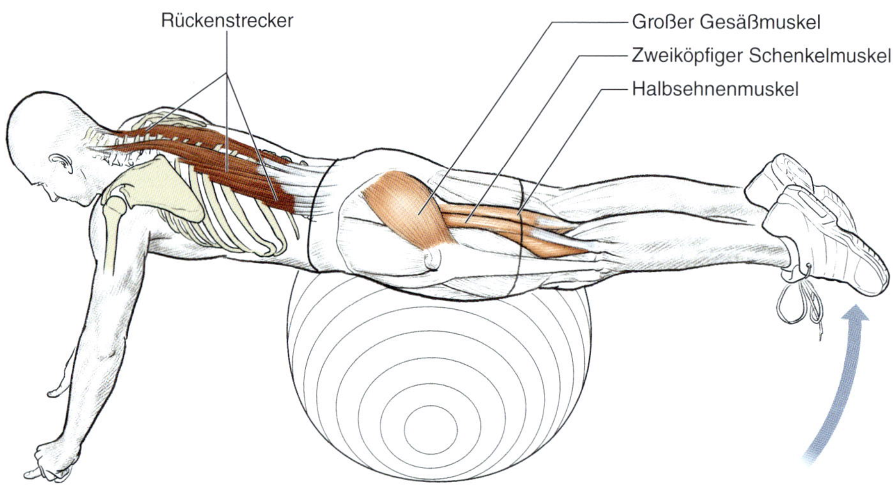


## Ausführung

1. In Bauchlage mit der Hüfte auf einen Gymnastikball legen. Den Oberkörper mit den Händen auf dem Boden stabilisieren. Die Beine sind gerade ausgestreckt, nur die Zehen berühren den Boden.
2. Füße und Schultern anheben, doch den Nacken dabei nicht strecken.
3. Oben pausieren und nur die Fingerspitzen zur Balance benutzen.
4. Langsam in die Startposition zurückkehren.

## Beteiligte Muskeln

**Primär:** Rückenstrecker

**Sekundär:** Großer Gesäßmuskel, Schenkelbeuger, Halbsehnenmuskel, Plattsehnenmuskel

## Beim Schwimmen

Die Bewegungen bei dieser Übung entsprechen den Wellenbewegungen des Körpers bei Schmetterling, Brustschwimmen und Unterwasserdelfinschlag. Es werden zwar die gleichen Muskeln angesprochen wie bei den Hyperextensionen, doch die Bewegungsskala ist geringer, was den Nutzen für die Startmanöver reduziert. Bei dieser Übung ist es wichtig, Halswirbelsäule und Kopf auf einer Linie mit der übrigen Wirbelsäule zu halten, denn nur so kann eine korrekte Haltung der Brust- und Lendenwirbelsäule garantiert werden.

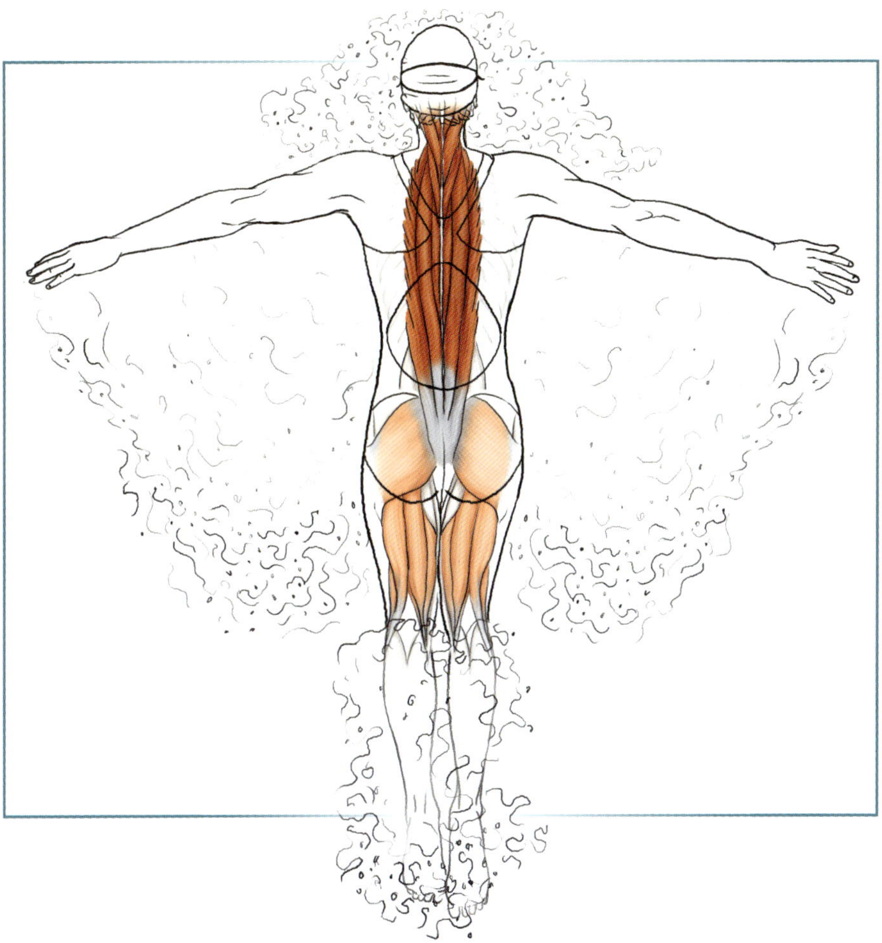

**SICHERHEITSTIPP** **Eine geringfügige Überstreckung ist zulässig (wie während der Rückholphase bei Schmetterling und Brustschwimmen), doch darf dabei nicht übertrieben werden, sonst besteht Verletzungsgefahr.**

# Superman in Bauchlage auf dem Gymnastikball

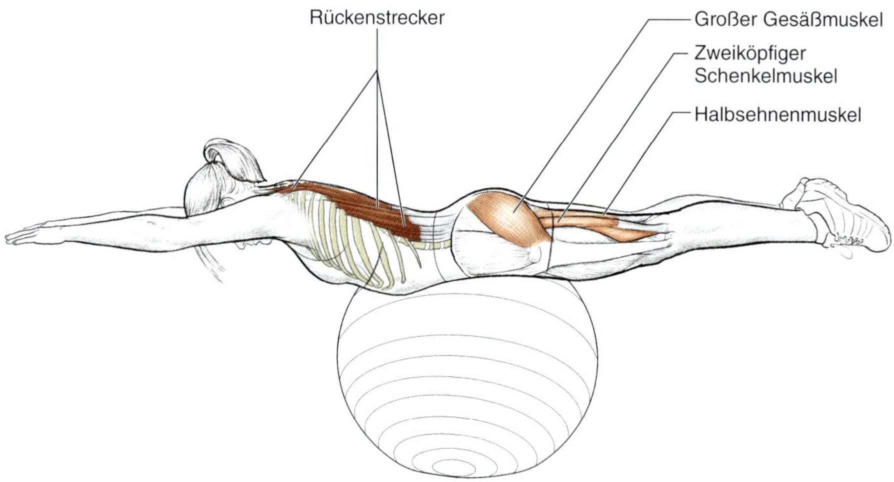


## Ausführung

1. In Bauchlage mit der Hüfte auf einen Gymnastikball legen.
2. Füße und Schultern anheben, doch den Nacken dabei nicht strecken.
3. Einen Arm in Stromlinienposition strecken, während der andere Arm für Gleichgewicht sorgt.
4. Den zweiten Arm in Stromlininenposition ausstrecken.
5. Diese Position zwei bis vier Sekunden durchhalten.
6. Die Bewegungen umkehren.

## Beteiligte Muskeln

**Primär:** Rückenstrecker

**Sekundär:** Großer Gesäßmuskel, Schenkelbeuger, Halbsehnenmuskel, Plattsehnenmuskel

## Beim Schwimmen

Auf den ersten Blick handelt es sich hier um eine ganz normale Übung, doch die Ausführung ist eine echte Herausforderung. Sie hängt nicht notwendigerweise von Kraft ab, sondern von der Fähigkeit, dynamisch auf die Bewegungen des Gymnastikballs zu reagieren und dabei gleichzeitig die Stromlinienposition des Körpers beizubehalten. Das Gleichgewicht lässt sich verbessern, wenn man zunächst die bereits beschriebene Übung zur Rückenstreckung mit dem Gymnastikball beherrscht. Für den Übergang in die komplette Stromlinienposition beginnt man mit einem Arm, während der andere Arm die Balance gewährleistet. Es ist einfacher, zunächst die Beine auszurichten, um dann langsam die Arme in Position zu bringen, statt zu versuchen, schnell mit dem ganzen Körper die korrekte Haltung einzunehmen. Lässt man ein wenig Luft aus dem Ball, wird die Ausführung der Übung ebenfalls deutlich erleichtert.

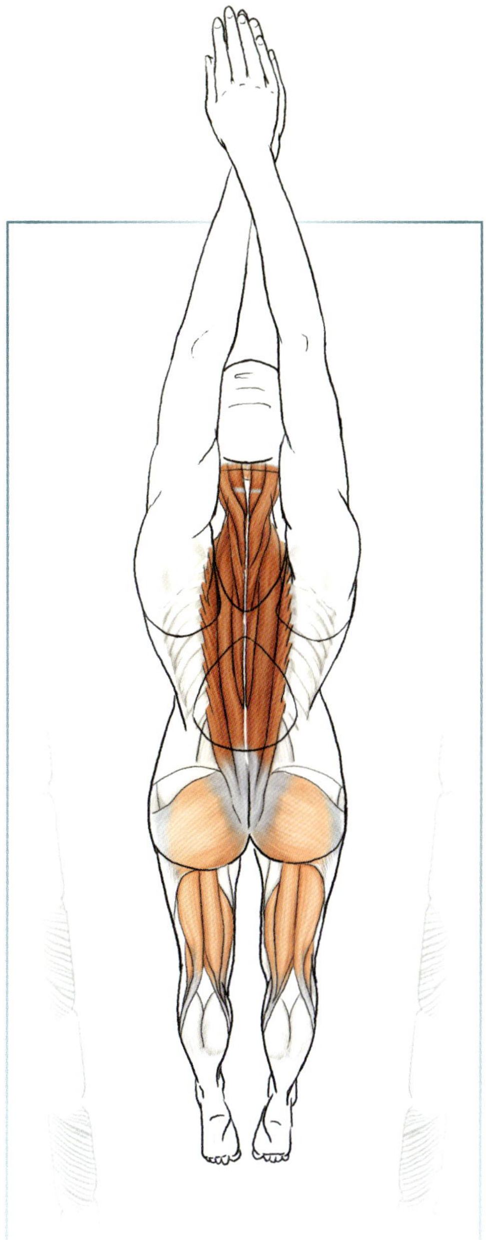

# Stromlinienposition in Bauchlage auf dem Gymnastikball

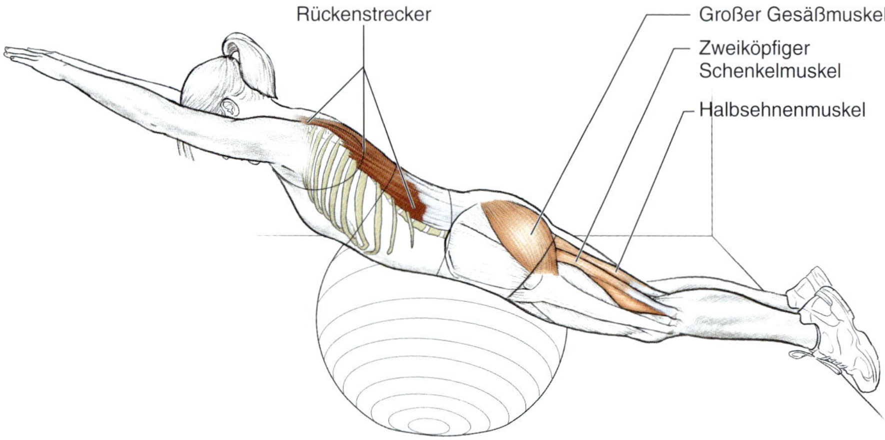


## Ausführung

1. Mit der Hüfte auf den Gymnastikball legen und die Füße an der Wand abstützen.
2. Mit den Beinen abdrücken und den Ball wegrollen, bis sich der Körper von Kopf bis Fuß in einer geraden Linie befindet.
3. Beim Vorwärtsstrecken des Körpers die Arme in Stromlinienposition bringen.
4. Langsam in die Ausgangsposition zurückkehren.

## Beteiligte Muskeln

**Primär:** Rückenstrecker

**Sekundär:** Großer Gesäßmuskel, Schenkelbeuger, Halbsehnenmuskel, Plattsehnenmuskel

## Beim Schwimmen

Ziel dieser Übung ist der Aufbau von Kraft und Ausdauer, um den Körper in der Stromlinienposition zu halten. In diesem Fall ist es vorteilhaft, dass die Übung nicht im Wasser, sondern an Land ausgeführt wird, wo der Schwimmer sofort ein Feedback erhalten kann.

Zunächst kann in einer Zwischenposition begonnen werden, in der die Arme an den Seiten gehalten werden, statt über dem Kopf wie bei der Stromlinienposition. Der Übergang von der Zwischenposition zur endgültigen Position kann erreicht werden, indem jeweils nur ein Arm nach vorn gestreckt wird. Die Schwierigkeit der Übung lässt sich durch unterschiedliche Platzierung des Gymnastikballs variieren. Je näher sich der Ball an den Füßen befindet, desto schwieriger ist die Übung. Je näher er sich am Kopf befindet, umso leichter wird die Übung.

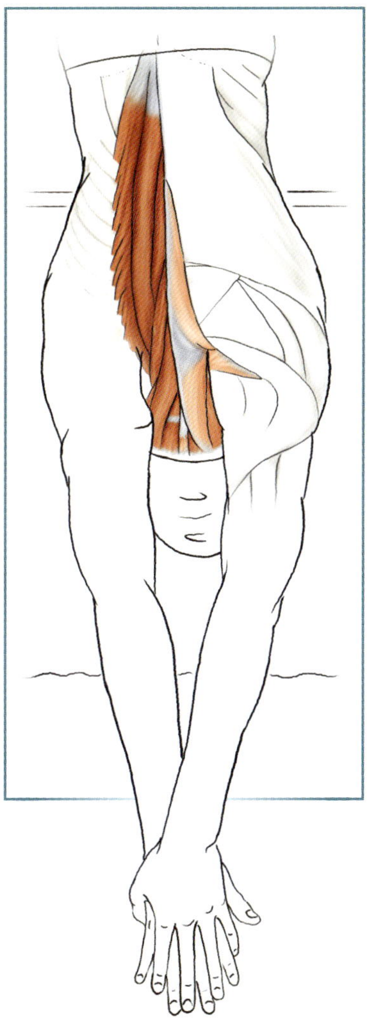

# Brücke auf dem Gymnastikball

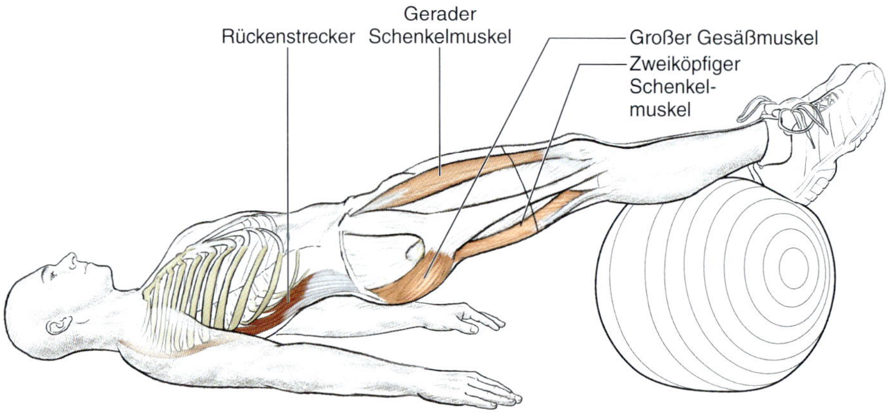


## Ausführung

1. In Rückenlage den Gymnastikball unter die Waden platzieren.
2. Die Muskeln der Körpermitte anspannen, die Hüfte Richtung Decke heben.
3 Den Körper von den Knöcheln zu den Schultern in einer geraden Linie halten.
4. Langsam in die Ausgangsposition zurückkehren.

## Beteiligte Muskeln

**Primär:** Rückenstrecker

**Sekundär:** Großer Gesäßmuskel, Gerader Schenkelmuskel, Schenkelbeuger, Halbsehnenmuskel, Plattsehnenmuskel

## Beim Schwimmen

Diese Übung ist bestens geeignet, um die Aktivierung der Gesäßmuskeln und der hinteren Oberschenkelmuskeln mit der Körpermitte zu verknüpfen. Vor Anheben der Hüfte sollte man die Körpermitte anspannen, wie in Kapitel 5 beschrieben. Dadurch wird die Übung für die Primär- und Sekundärmuskeln isoliert, Kreuzverletzungen können so vermieden werden. Die Schwierigkeit der Übung kann durch die Position der Füße auf dem Ball variiert werden. Je weniger Kontakt man mit dem Ball hat, desto schwieriger ist die Übung. Am schwierigsten ist es, wenn nur die Fersen den Ball berühren. Diese Übung ist übrigens auch eine gute Vorbereitung auf den Curl der hinteren Oberschenkelmuskeln mit Gymnastikball in Kapitel 7.

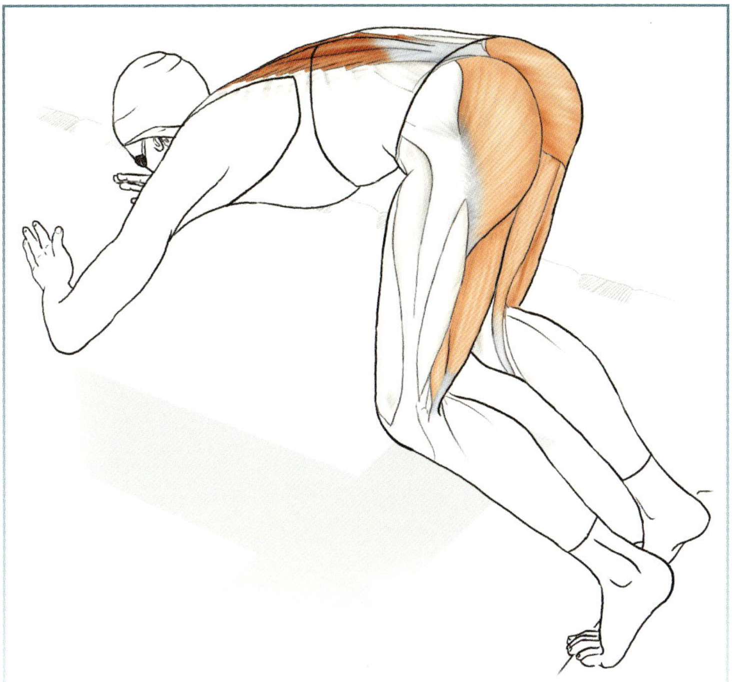

**SICHERHEITSTIPP** **Die Schultern müssen Bodenkontakt haben. Man sollte bei dieser Übung keinen Druck auf Kopf oder Nacken fühlen.**

VARIANTE

## Brücke auf dem Gymnastikball, einbeinig

Diese fortgeschrittene Version der Übung sollte erst dann in Angriff genommen werden, wenn man über eine gute Kontrolle der Hüfte bei der normalen Brücke verfügt. Endziel ist hier, die Hüfte in der Brückenposition zu halten, ein Bein fünf Sekunden anzuheben, es wieder auf den Ball abzusenken, das andere Bein fünf Sekunden anzuheben und diesen Rhythmus 60 Sekunden lang durchzuhalten.

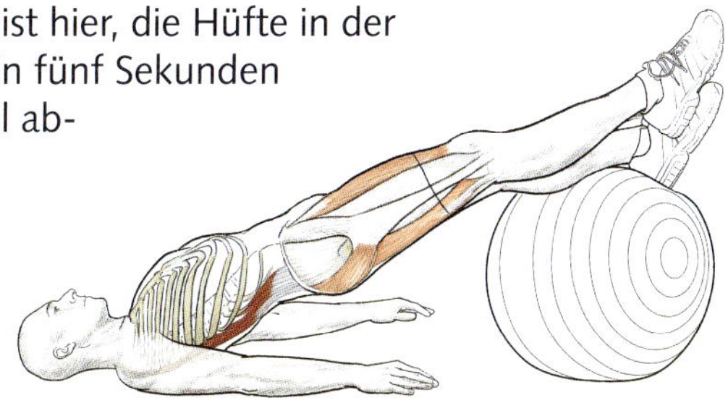

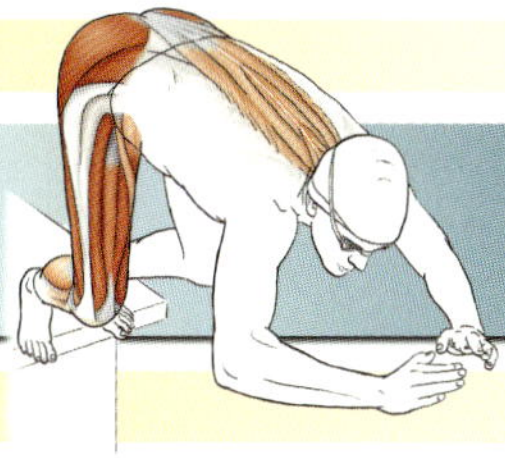

KAPITEL 7

# BEINE

Kräftige Beine sind eine Grundvoraussetzung für den Erfolg eines Schwimmers. Sie sind nicht nur die Basis für einen kraftvollen Beinschlag, sondern auch unerlässlich, um den Körper beim Starten und Wenden abzustoßen. Außerdem spielen sie eine oft übersehene Rolle als Teil der kinetischen Kette. Das liegt an ihrem balancierenden Charakter bei der Bewegungsmechanik und ihrem Beitrag zu einer perfekten Stromlinienform.

Die unteren Extremitäten bestehen je aus drei großen Gelenken – der Hüfte, dem Knie und dem Sprunggelenk. Fünf Knochen bilden diese Gelenke. Das Becken dient als Verbindung zwischen den Beinen und dem Rumpf. Das Hüftgelenk wird gebildet aus der Hüftpfanne am Becken und dem Kopf des Oberschenkelknochens, der geformt ist wie eine Kugel. Der Oberschenkel besteht aus einem einzigen langen Knochen, der Unterschenkel aus dem Schienbein und dem Wadenbein. Das Knie ist die Verbindung zwischen dem Oberschenkelknochen und dem Schienbein. Die beiden Knochen des Unterschenkels bilden den inneren und äußeren Knöchel, stehen mit dem Sprungbein in Verbindung und formen das Obere Sprunggelenk.

Als Kugelgelenk bietet die Hüfte einen großen Bewegungsspielraum. Die Bewegungen können in drei Paare eingeteilt werden. Die Beugung hebt den Oberschenkel nach oben, und die Streckung ist die Bewegung des Schenkels nach hinten. Abduktion findet statt, wenn das Bein zur Seite von der Körpermittellinie wegbewegt wird, Adduktion ist die Bewegung, wenn das Bein wieder zurück zur Mittellinie des Körpers geführt wird. Bei der Innenrotation können die großen Zehen einander berühren, bei der Außenrotation die Fersen.

Das Knie ist ein Scharniergelenk, das zwei Hauptbewegungen gestattet. Bei der Beugung werden die Fersen Richtung Gesäß gezogen, und bei der Streckung wird das Knie aus der gebeugten Position wieder gerade durchgestreckt.

Am oberen Sprunggelenk finden zwei Bewegungen statt. Das Senken der Zehen Richtung Fußsohle, wie bei der Stromlinienposition im Wasser, heißt Plantarflexion. Das Anheben der Zehen Richtung Schienbein ist die Dorsiflexion. Die Einwärtsdrehung des Fußes, sodass die Fußsohle auf die Mittellinie des Körpers zeigt, ist die Inversion, die im untern Sprunggelenk durchgeführt wird. Die Auswärtsdrehung, bei der man den Fuß nach außen dreht, wie zu Beginn des Fußschlags beim Brustschwimmen, bezeichnet man als Eversion.

Die Beinmuskeln können in zwei Kategorien gefasst werden – diejenigen, die an Hüfte und Knie agieren, und diejenigen, die am Fußknöchel agieren. Schenkel- und Hüftmuskeln können außerdem in folgende Gruppen aufgeteilt werden: vordere, innere, am Gesäß befindliche und hintere Muskelgruppe. Zur vorderen Gruppe gehören sieben Muskeln. Der Lenden-Darmbein-Muskel (Abbildung 7.1 auf Seite 142) ist ein tief liegender Muskel, der am vorderen Aspekt der Lendenwirbel und am inneren Aspekt des Beckens entspringt, dann am Hüftgelenk vorbei verläuft und am proximalen Oberschenkelknochen ansetzt. Durch diesen Muskel wird hauptsächlich die Hüftbeugung erzeugt. Der Quadrizeps als größter Muskel dieser Gruppe besteht aus vier separaten Muskeln, die je nach Ursprung ihre Namen erhalten haben. Der Gerade Schenkelmuskel, der als einziger sowohl Hüfte als auch Knie überquert, kommt vom vorderen Aspekt des Beckens. Der Äußere Schenkelmuskel hat seinen Ursprung am äußeren Aspekt der Oberschenkelknochens, der Innere Schenkelmuskel am mittleren Aspekt des Oberschenkelknochens und der Mittlere Schenkelmuskel in der Mitte. Alle vier Muskeln setzen durch die Kniescheibensehne am vorderen Aspekt des Schienbeins an und haben die Funktion, das Knie zu strecken. Da der Gerade Schenkelmuskel das Hüftgelenk überquert, funktioniert er auch als Hüftbeuger.

Der Oberschenkelbindenspanner verläuft vom vorderen Aspekt des Beckens und verbindet sich mit dem Iliotibialtrakt, einer Bindegewebsplatte, die senkrecht an der äußeren Schenkelseite verläuft. Dann setzt er am äußeren Aspekt des Schienbeins direkt unterhalb des Kniegelenks an. Hauptaufgaben des Oberschenkelbindenspanners sind Hüftbeugung, Abduktion und Innenrotation. Der letzte Muskel der vorderen Gruppe ist der Schneidermuskel, ein langer Muskel, der diagonal vom vorderen Becken zum mittleren Aspekt des Schienbeins verläuft. Zu seinen Hauptaufgaben gehören die Beugung, die Abduktion und die Außenrotation der Hüfte.

Die innere Gruppe ist eingeteilt in die Adduktorenfamilie und zwei zusätzliche Muskeln, die in direkter Nachbarschaft verlaufen. Die Adduktorenfamilie besteht aus drei Muskeln (Großer Adduktor, Langer Adduktor und Kurzer Adduktor), die alle vom unteren Teil des Beckens nahe der Mittellinie des Körpers kommen und am mittleren Aspekt des Oberschen-

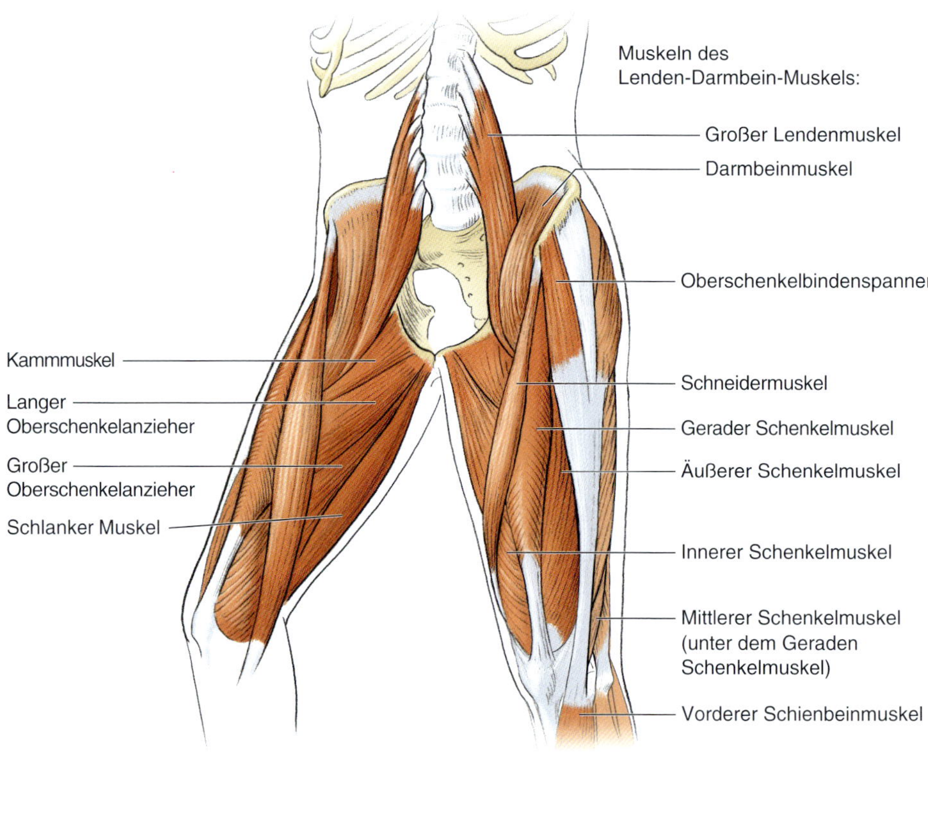


**Abbildung 7.1** Muskeln der Vorderseite der Beine.

kelknochens ansetzen. Die Hauptfunktion dieser Muskelfamilie ist die Hüftadduktion. Direkt oberhalb der Adduktoren befindet sich der Kammmuskel, der ebenfalls vom unteren Becken in der Nähe der Mittellinie des Körpers entspringt und dann entlang dem mittleren Aspekt des Oberschenkelknochens ansetzt. Außer der Unterstützung der Adduktoren hat der Kammmuskel auch die Aufgabe, die Hüfte zu beugen. Der Schlanke Muskel ist der innerste und am weitesten nach unten verlaufende Muskel. Er hat den gleichen Ursprung wie die anderen Muskeln, doch er überquert das Knie und setzt am mittleren Aspekt des Schienbeins direkt unterhalb des Kniegelenks an. Neben seiner Funktion als Adduktor der Hüfte ist der Schlanke Muskel auch ein Sekundärbeuger des Knies.

Die Muskeln am Gesäß sind die drei Gesäßmuskeln und sechs tiefe Rotatoren. Der Große Gesäßmuskel (Abbildung 7.2), der größte und oberflächlichste der Gesäßmuskeln, hat seinen Ursprung an der hinteren Hälfte des Beckens und einem Teil des Kreuzbeins. Dann überquert er das Hüftgelenk und trifft auf den Iliotibialtrakt; sein Ansatz befindet sich ebenfalls an einem kleinen Teil des Oberschenkelknochens. Die Hauptaufgabe des Großen Gesäßmuskels ist die Streckung der Hüfte. Der Mittlere und der Kleine Gesäßmuskel liegen beide tief unter dem Großen Gesäßmuskel und kommen vom äußeren Teil des Beckens. Diese beiden Muskeln überqueren das Hüftgelenk und setzen am großen Rollhügel an, einem Knochenvorsprung am Oberschenkelknochen. Beide Muskeln erzeugen Abduktion und je nach Faser-

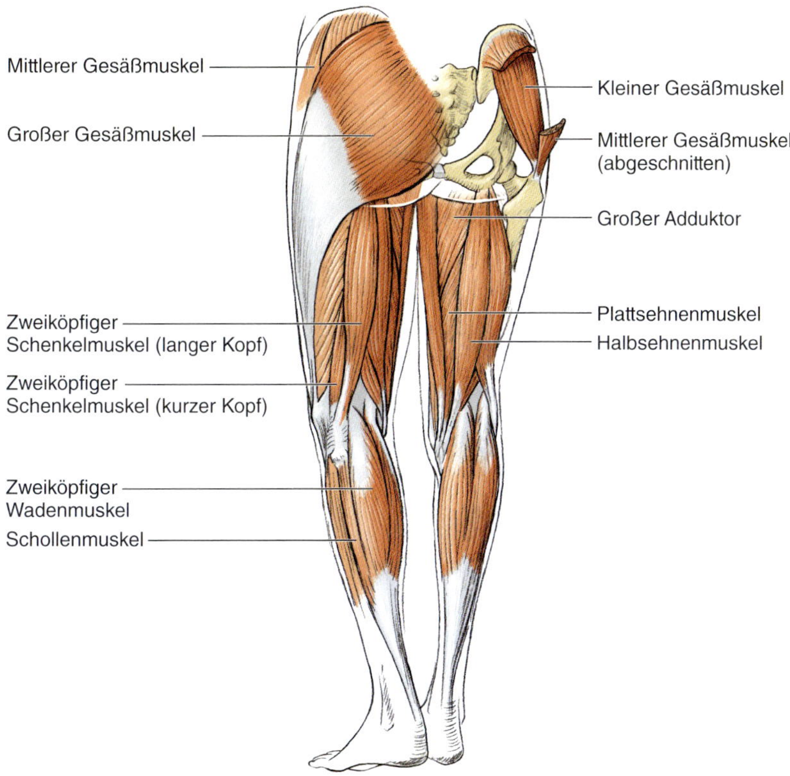


**Abbildung 7.2** Muskeln der Hinterseite der Beine.

anteil eine Einwärts- oder Auswärtsdrehung der Hüfte. Die tiefen Rotatoren sind eine Gruppe von sechs kleinen Muskeln (Birnenförmiger Muskel, Oberer Zwillingsmuskel, Unterer Zwillingsmuskel, Äußerer Hüftlochmuskel, Innerer Hüftlochmuskel und Viereckiger Schenkelmuskel), die zusammen die Hüfte auswärtsdrehen und wie die Rotatorenmanschette an der Schulter das Hüftgelenk stabilisieren.

Die hintere Gruppe besteht aus den drei Muskeln der hinteren Oberschenkelmuskulatur. Der Schenkelbeuger hat zwei Köpfe, von denen einer vom Höcker des Sitzbeins und einer vom unteren hinteren Aspekt des Oberschenkelknochens kommt. Die beiden Köpfe bilden eine gemeinsame Sehne, die wiederum am Kopf des Wadenbeins ansetzt. Die anderen beiden Muskeln der Gruppe, der Halbsehnenmuskel und der Plattsehnenmuskel, haben ebenfalls ihren Ursprung am Höcker des Sitzbeins, verlaufen aber am mittleren Aspekt des Kniegelenks entlang und setzen an der mittleren Oberfläche des oberen Teils des Schienbeins an. Zusammen strecken diese Muskeln die Hüfte und beugen das Knie.

Die Muskeln des Unterschenkels können je nach ihren Aufgaben am Sprunggelenk eingeteilt werden: Der Wadenmuskel und der Schollenmuskel sind die primären Plantarflexoren und bilden gemeinsam die Achillessehne. Die Vordere und der Hintere Unterschenkelmuskulatur bewirkt hauptsächlich die Inversion oder Einwärtsdrehung des Fußes. Die Wadenbeinmuskelgruppe (Kurzer Wadenbeinmuskel und Langer Wadenbeinmuskel) sorgt hauptsächlich für die Eversion, also die Auswärtsdrehung des Fußes.

Die Muster der Muskelinanspruchnahme beim Beinschlag von Freistil und Rückenschwimmen werden gemeinsam beschrieben, weil sie nahezu identisch sind. Der Antriebsteil dieses Beinschlags beginnt damit, dass die Rumpf- und Hüftstabilisatoren als Fundament fungieren, auf dem die Beine ihre Kraft erzeugen. Die eigentlichen Schlagbewegungen beginnen mit einer leichten Streckung der Hüfte. Von dieser gestreckten Position werden der Lenden-Darmbein-Muskel und der Gerade Schenkelmuskel aktiviert, um die Hüftbeugung zu beginnen. Der Gerade Schenkelmuskel ist ebenfalls am Kniegelenk aktiv: Er beginnt die Kniestreckung, wobei ihm die übrigen Quadrizepsmuskeln zu Hilfe kommen, was die beim Beinschlag produzierte Kraft weiter steigert. Diese Muskeln sind während der gesamten Antriebsphase des Beinschlags aktiv. Am Sprunggelenk arbeiten der Vordere und der Hintere Schienbeinmuskel zusammen, um den Fuß in leichter Inversion zu halten, während die Kontraktion des Wadenmuskels und des Schollenmuskels für die Plantarflexion des Fußes sorgt. Die Hüftstreckung während der Rückholphase wird von der hinteren Oberschenkelmuskulatur und dem Großen Gesäßmuskel erzeugt.

Anders als bei der Beinschere dient der Rumpf bei Schmetterling und Delfinschlag nicht nur als Fundament für den Beinschlag, sondern er ist gleichzeitig eine seiner Komponenten. Der Beinschlag beginnt mit den Wellenbewegungen des Rumpfes, worauf die Paarbewegungen der Beine folgen, ganz wie bei der Beinschere. Ein Unterschied in der Paarbewegung der Beine besteht darin, dass eine größere Beugung wie auch eine größere Streckung sowohl an der Hüfte als auch am Knie stattfindet. Die Wellenbewegung des Rumpfes wird erzeugt durch die Kontraktion der Bauchmuskeln und der Rückenstrecker, aber die Muskeln, die für die Bewegungen der Beine sorgen, sind mit denen bei der Beinschere identisch.

Zu Anfang der Antriebsphase beim Beinschlag des Brustschwimmens befinden sich die Füße 20 bis 25 Zentimeter weit auseinander; Knie und Hüfte sind angewinkelt. Der Oberschenkelbindenspanner, der Mittlere Gesäßmuskel und der Kleine Gesäßmuskel erzeugen aus dieser Position die Innenrotation und die Abduktion der Hüfte, was die Beine weiter voneinander entfernt. Wenn sich die Knöchel voneinander entfernen, kontrahiert der Schenkelbeuger und zieht am äußeren Teil des Unterschenkels, was den Unterschenkel auswärtsdreht und die Knöchel noch weiter voneinander entfernt. Gleichzeitig kommt es zur Kontraktion der Wadenbeinmuskelgruppe, die zur Eversion des Fußes führt.

Die Kombination dieser Bewegungen bringen die Beine in die Position, in der die Peitschenbewegung des Beinschlags beginnt. Jetzt zieht sich der Große Gesäßmuskel kraftvoll zusammen und streckt die Hüfte, die Quadrizepsmuskelgruppe streckt das Knie, und die mächtigen Adduktoren (Großer Adduktor, Langer Adduktor, Kurzer Adduktor, Kammmuskel und Schlanker Muskel) ziehen beide Beine nach hinten in Richtung Mittellinie des Körpers. Am Fußknöchel kontrahieren die Hinteren Unterschenkelmuskeln, die Wadenbeinmuskeln und der Schollenmuskel, sodass das Sprunggelenk für die Gleitphase der Schwimmbewegung in eine stromlinienförmige Plantarflexionsposition zurückgebracht wird. Die Rückholung wird vervollständigt, indem der Gerade Schenkelmuskel und der Lenden-Darmbein-Muskel für die Beugung der Hüfte und die hintere Oberschenkelmuskulatur für die Beugung des Knies verantwortlich sind.

# Kniebeuge mit Langhantel

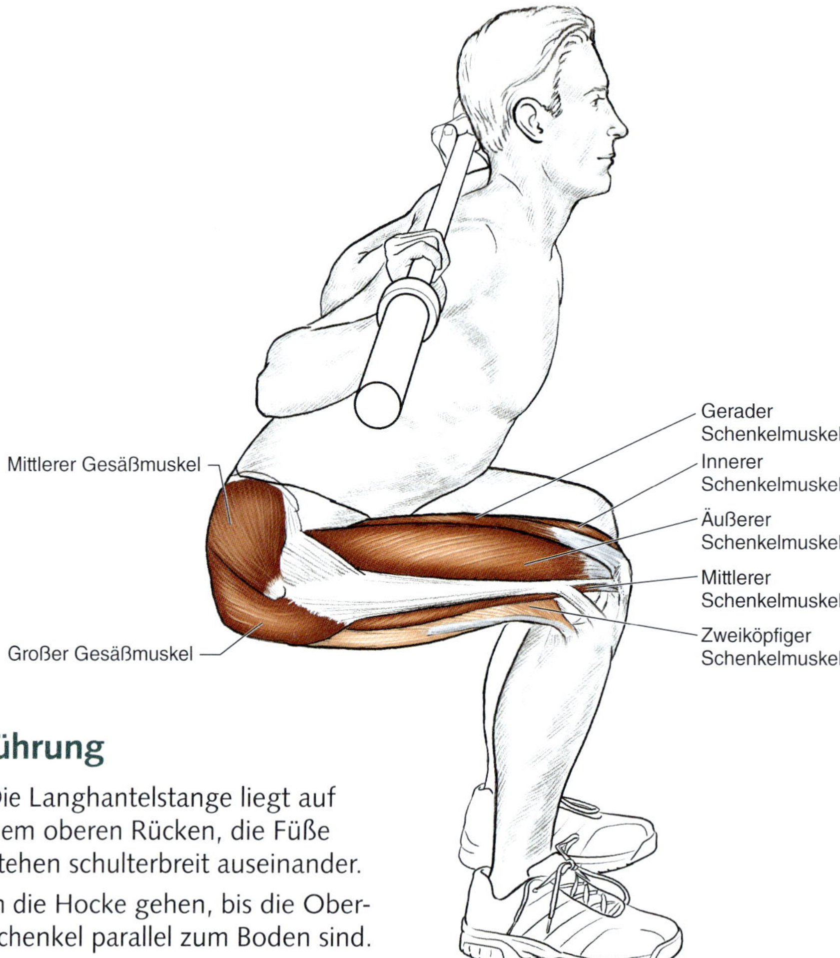


## Ausführung

1. Die Langhantelstange liegt auf dem oberen Rücken, die Füße stehen schulterbreit auseinander.
2. In die Hocke gehen, bis die Oberschenkel parallel zum Boden sind.
3. Die Beine strecken und so in die Startposition zurückkehren.

## Beteiligte Muskeln

**Primär:** Gerader, Innerer, Mittlerer und Äußerer Schenkelmuskel, Großer Gesäßmuskel, Mittlerer Gesäßmuskel

**Sekundär:** Rückenstrecker, Schenkelbeuger, Halbsehnenmuskel, Plattsehnenmuskel, Großer Adduktor, Langer Adduktor, Kurzer Adduktor, Kammmuskel, Schneidermuskel, Schlanker Muskel, Querer Bauchmuskel, Äußerer schräger und Innerer schräger Bauchmuskel

**SICHERHEITSTIPP Unsaubere Technik gehört zu den Hauptursachen für Verletzungen. Mit leichten Gewichten beginnen, erst dann mehr hinzufügen, wenn man sich an die Belastung gewöhnt hat.**

## Beim Schwimmen

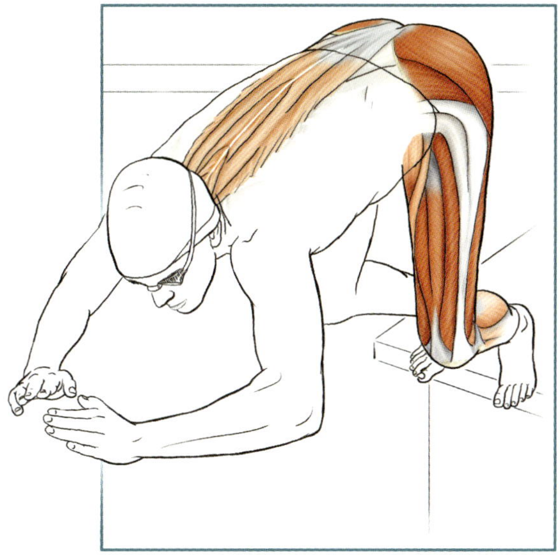

Kniebeugen sind ausgezeichnete Allround-Übungen, weil alle großen Muskelgruppen der unteren Extremität angesprochen werden. Größere Kraft der Kniestrecker bedeutet bessere Krafterzeugung und Ausdauer beim Beinschlag, unabhängig von der Schwimmart. Die Stärkung der Gesäßmuskeln, insbesondere des Großen Gesäßmuskels, verbessert die Kraft, die bei der Streckung der Hüfte beim Brustschwimmbeinschlag gebraucht wird. Aufgrund der Ähnlichkeiten bei den Bewegungen von Kniebeugen und Starts sind Kniebeugen die Hauptübung zur Verbesserung der Schwimmstarts. Besondere Vorsicht ist angebracht wegen des Verletzungsrisikos für Kreuz oder Knie. Zum Schutz für das Kreuz sollten Anfänger zunächst nur die Stange nehmen, bis sie sich mit der Übung vertraut gemacht haben. Die Anspannung der Rumpf- und Hüftmuskulatur (beschrieben in der Einführung zu Kapitel 5) schützt ebenfalls das Kreuz. Die häufigsten Gründe für Knieverletzungen sind die Verlagerung der Knie nach vorn über die Zehen hinaus oder das Einknicken der Knie nach innen, wenn der Sportler in die Hocke geht.

VARIANTE

### Kniebeuge mit Langhantel über dem Kopf

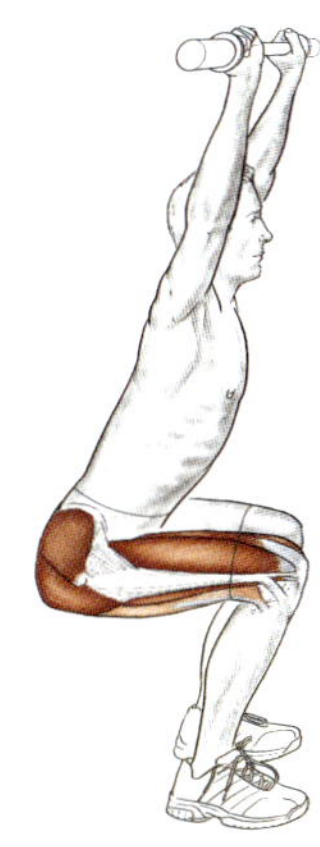

Diese Kniebeugen haben zwei grundsätzliche Vorteile: Der Sportler konzentriert sich auf eine aufrechte Körperhaltung und er entwickelt Kraft und Ausdauer für die Position mit den Armen über dem Kopf. Es wird dabei weniger Gewicht eingesetzt als bei den traditionellen Kniebeugen. Deshalb macht man diese Übung zunächst am besten mit einem Holzstab.

# Kniebeuge, einbeinig

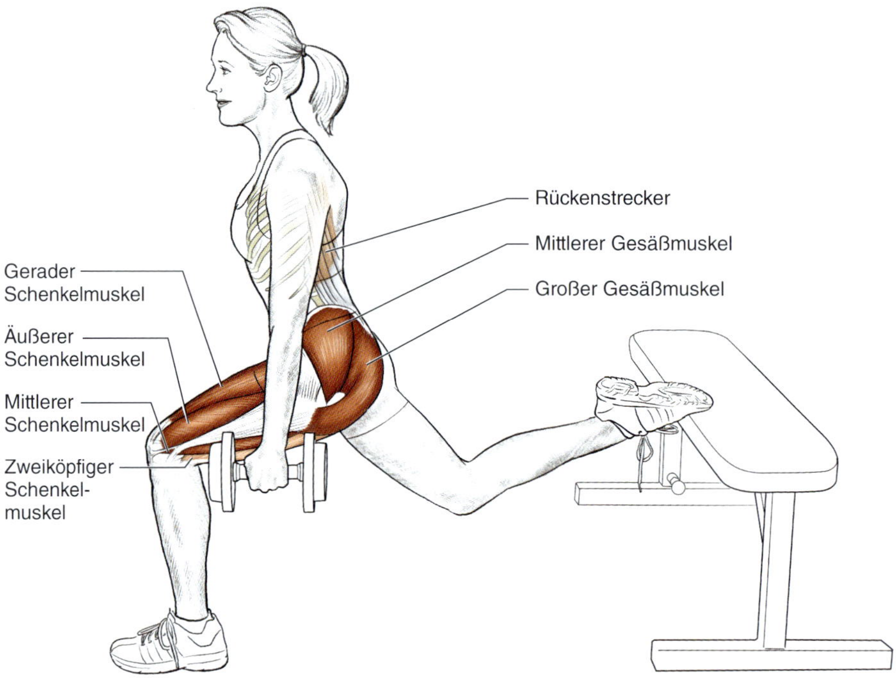


## Ausführung

1. Mit einer Kurzhantel in jeder Hand 60 cm vor einer Flachbank aufstellen, die Füße sind hüftbreit auseinander.
2. Einen Fuß nach hinten heben und die Zehen auf die Bank legen.
3. Von der Hüfte aus den Körper senken, bis der Oberschenkel des stehenden Beines fast parallel zum Boden ist.
4. Das Bein strecken und in die Startposition zurückkehren.

## Beteiligte Muskeln

**Primär:** Gerader Schenkelmuskel, Innerer und Mittlerer Schenkelmuskel, Äußerer Schenkelmuskel, Großer Gesäßmuskel, Mittlerer Gesäßmuskel

**Sekundär:** Rückenstrecker, Schenkelbeuger, Halbsehnenmuskel, Plattsehnenmuskel, Großer Adduktor, Langer Adduktor, Kurzer Adduktor, Kammmuskel, Schneidermuskel, Schlanker Muskel, Querer Bauchmuskel, Äußerer schräger Bauchmuskel, Innerer schräger Bauchmuskel

## Beim Schwimmen

Ebenso wie die Kniebeugen mit beiden Beinen spricht auch die einbeinige Variante alle großen Muskelgruppen der unteren Extremitäten an. Die einbeinigen Kniebeugen haben den Vorteil, dass sie jeweils ein Bein isolieren, wodurch eventuelle Muskeldysbalancen der Beine korrigiert werden können. Diese Übung verbessert Stärke und Ausdauer sowohl beim Beinschlag als auch beim Start und bei der Wende.

Das hintere Bein sollte bei dieser Übung nur der Balance dienen. Nach Beherrschung des Ablaufs kann die Bankstütze durch einen Gymnastikball ersetzt werden. Besondere Aufmerksamkeit muss der Positionierung des Knies gelten, wenn man sich in die Hocke absenkt. Einknicken des Knies nach innen und Vorwärtsschieben des Knies über die Zehen hinaus gelten als technische Fehler. Treten solche Fehler auf, muss entweder das Gewicht oder die Zahl der Wiederholungen geändert werden, um die Intensität der Übung zu reduzieren.

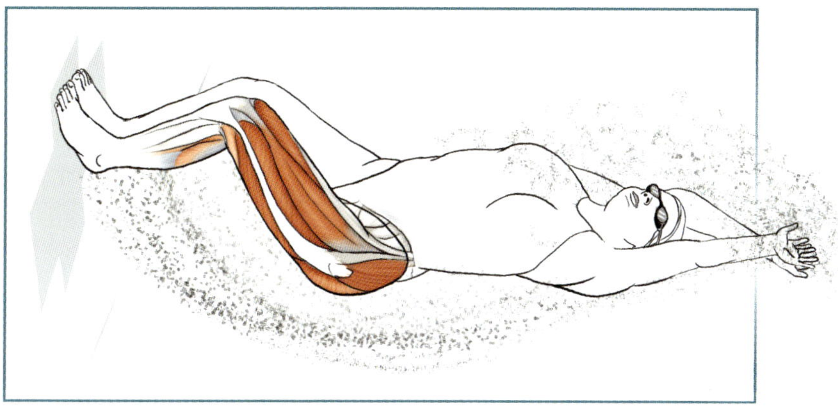

# Steigschritt mit Kurzhanteln

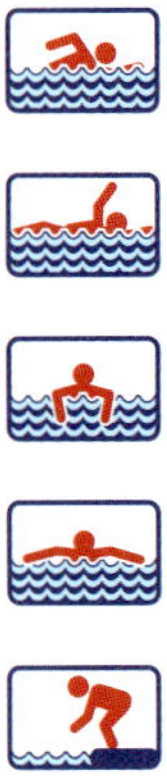

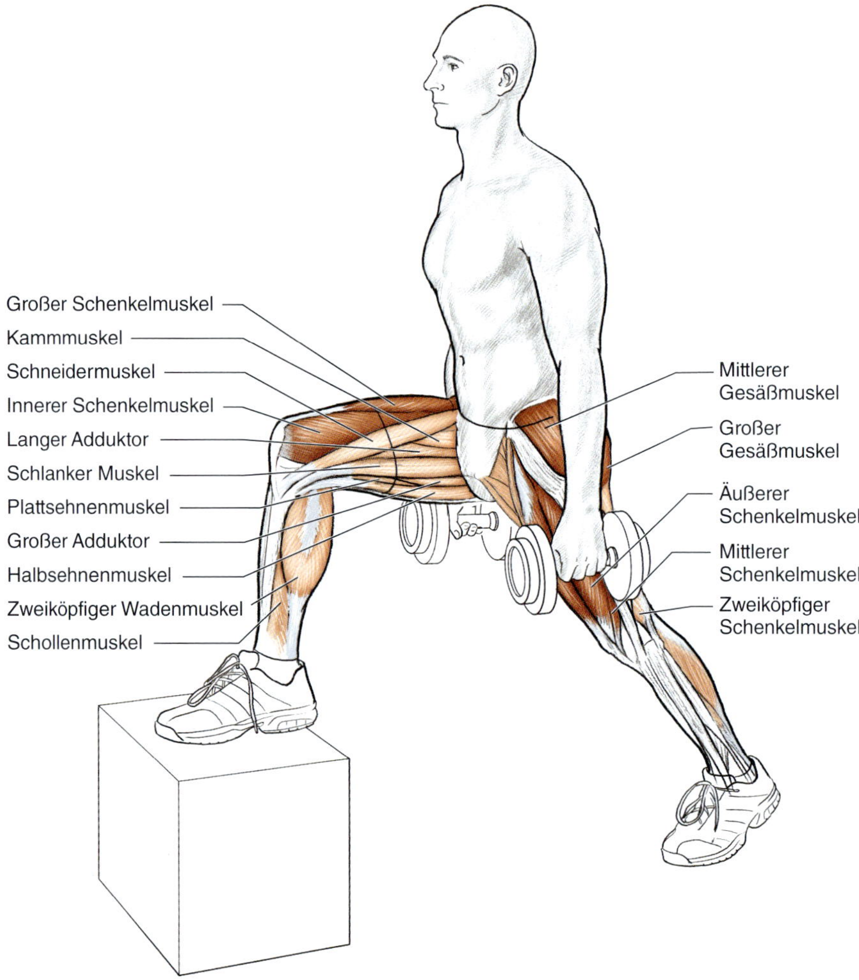


## Ausführung

1. Mit einer Kurzhantel in jeder Hand vor einem Kasten aufstellen.
2. Mit einem Bein auf den Kasten steigen. Durch Druck auf dieses Bein den Körper anheben, bis sich beide Füße auf dem Kasten befinden.
3. Mit dem Startbein wieder heruntersteigen.
4. Bei der Wiederholung die Übung mit dem anderen Bein beginnen.

**SICHERHEITSTIPP** **Während der gesamten Übung muss eine aufrechte Haltung beibehalten werden, um das Kreuz zu schützen. Ein typischer Fehler besteht darin, den Oberkörper nach vorn zu lehnen.**

## Beteiligte Muskeln

**Primär:** Gerader, Innerer, Mittlerer und Äußerer Schenkelmuskel, Großer Lendenmuskel, Großer und Mittlerer Gesäßmuskel

**Sekundär:** Schenkelbeuger, Halbsehnenmuskel, Plattsehnenmuskel, Großer Adduktor, Langer Adduktor, Kurzer Adduktor, Kammmuskel, Schneidermuskel, Schlanker Muskel, Wadenmuskel, Schollenmuskel, Querer Bauchmuskel, Äußerer schräger Bauchmuskel, Innerer schräger Bauchmuskel

## Beim Schwimmen

Steigübungen mit Kurzhanteln sind ebenfalls ausgezeichnet, um alle großen Muskelgruppen der unteren Extremitäten gleichzeitig anzusprechen. Der Kraftaufbau bedeutet bessere Starts von den Blöcken wie auch bessere Wenden. Die Inanspruchnahme der Kniestrecker führt zum Transfer von Kraftentwicklung und Ausdauer beim Beinschlag.

Der Nutzen dieser Übung ist besonders groß, wenn auf einen langsamen, kontrollierten Abstieg vom Kasten geachtet wird. Durch einen höheren Kasten kann der Schwierigkeitsgrad erhöht werden.

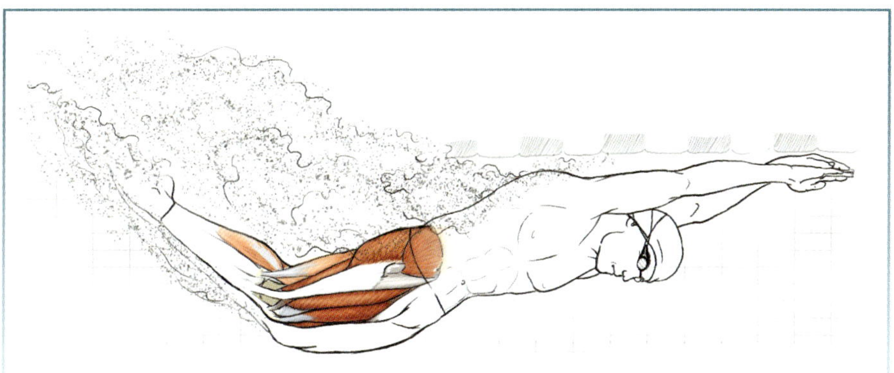

VARIANTE

### Steigschritt mit Langhantel

Nach ausführlichem Kraftaufbau ist eine Langhantel die passendere Variante. Dabei wird die Stange auf den Kapuzenmuskel gelegt, als ob Kniebeugen mit der Langhantel gemacht werden sollten. Vorsicht ist geboten, denn das Gewicht ist im Vergleich zur Übung mit den Kurzhanteln weiter vom Körperschwerpunkt entfernt. Das Gleichgewicht muss entsprechend angeglichen werden.

# Ausfallschritt mit Langhantel

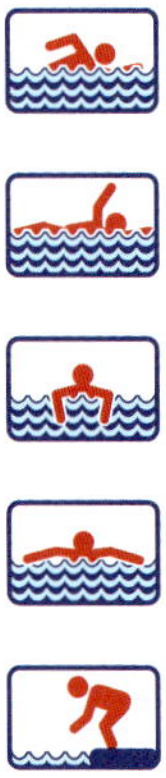

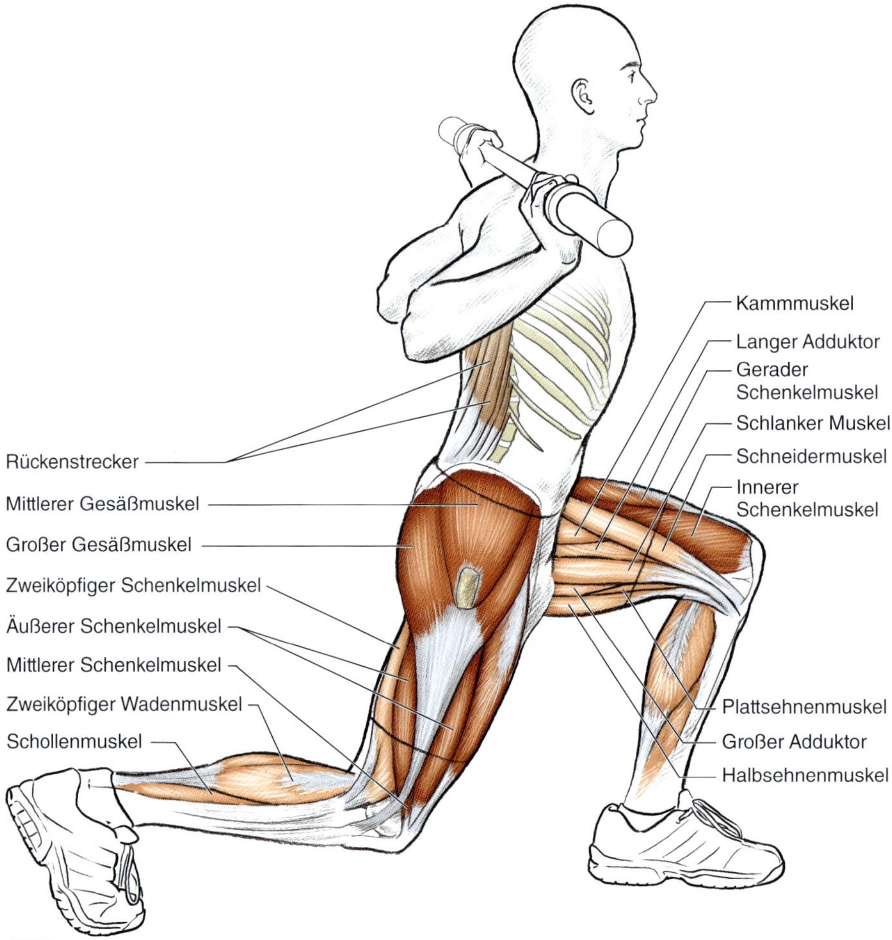


## Ausführung

1. Die Langhantelstange auf die Schultern legen und die Füße schulterbreit positionieren.
2. Einen Schritt nach vorn machen und das Knie des vorderen Beins anwinkeln, bis der Oberschenkel parallel zum Boden ist. Das rückwärtige Knie darf den Boden nicht berühren.
3. Mit dem vorderen Fuß abdrücken, in die Ausgangsposition zurückkehren.

## Beteiligte Muskeln

**Primär:** Gerader, Innerer, Mittlerer und Äußerer Schenkelmuskel, Großer und Mittlerer Gesäßmuskel

**Sekundär:** Rückenstrecker, Schenkelbeuger, Halbsehnenmuskel, Plattsehnenmuskel, Großer Adduktor, Langer Adduktor, Kurzer Adduktor, Kammmuskel, Schneidermuskel, Schlanker Muskel, Wadenmuskel, Schollenmuskel, Querer Bauchmuskel, Äußerer schräger und Innerer schräger Bauchmuskel

## Beim Schwimmen

Diese Übung beansprucht sämtliche großen Muskelgruppen der unteren Extremitäten auf dynamische Weise. So wird die Leistung beim Beinschlag verbessert; außerdem kommt es zu einem positiven Effekt auf die Leistung beim Starten und Wenden. Es muss vermieden werden, dass der Sportler den Oberkörper nach vorn lehnt. Deshalb sollte er beim Start ein Objekt auf Augenhöhe fixieren und dieses Objekt während der gesamten Übung im Blick behalten. Durch diese Technik bleiben Kopf und Oberkörper in einer aufrechten Position. Besondere Beachtung verdient die Position des Knies im Verhältnis zum Fuß. In der Endposition muss sich der Unterschenkel rechtwinklig zum Boden befinden.

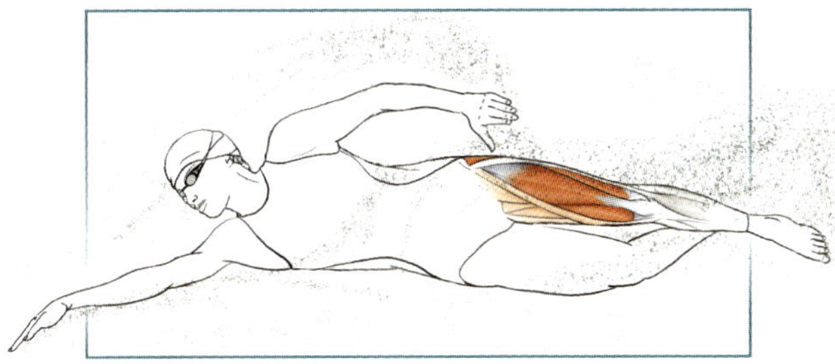

VARIANTEN

### Diagonaler und seitlicher Ausfallschritt

Die diagonalen und seitlichen Bewegungen erhöhen die Beanspruchung der Adduktorenmuskeln, was ein zusätzlicher Vorteil für Brustschwimmer ist. Zur kurzweiligen Gestaltung eines Übungsprogramms ersetzt man die Ausfallschritte vorwärts durch einen Wiederholungszyklus aus einem Ausfallschritt vorwärts, gefolgt von einem diagonalen und dann von einem seitlichen Ausfallschritt.

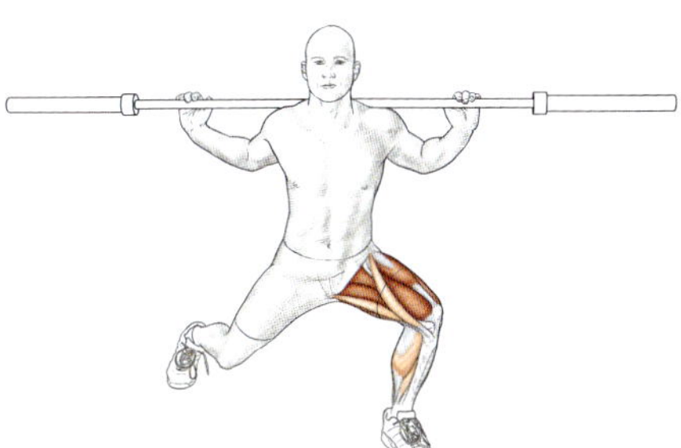

**Diagonaler Ausfallschritt**

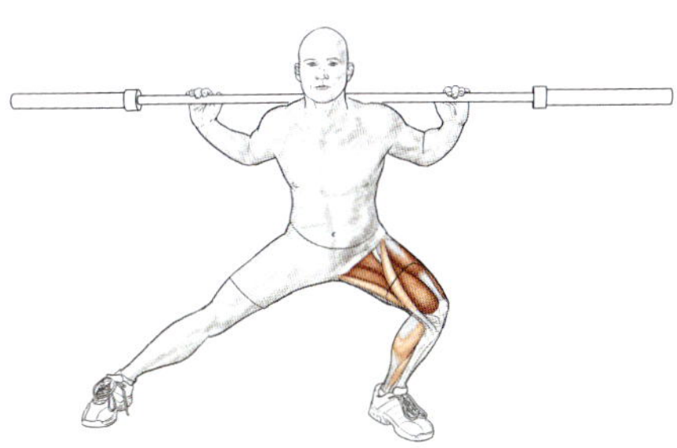

**Seitlicher Ausfallschritt**

# Hüfteinwärtsdrehung, stehend

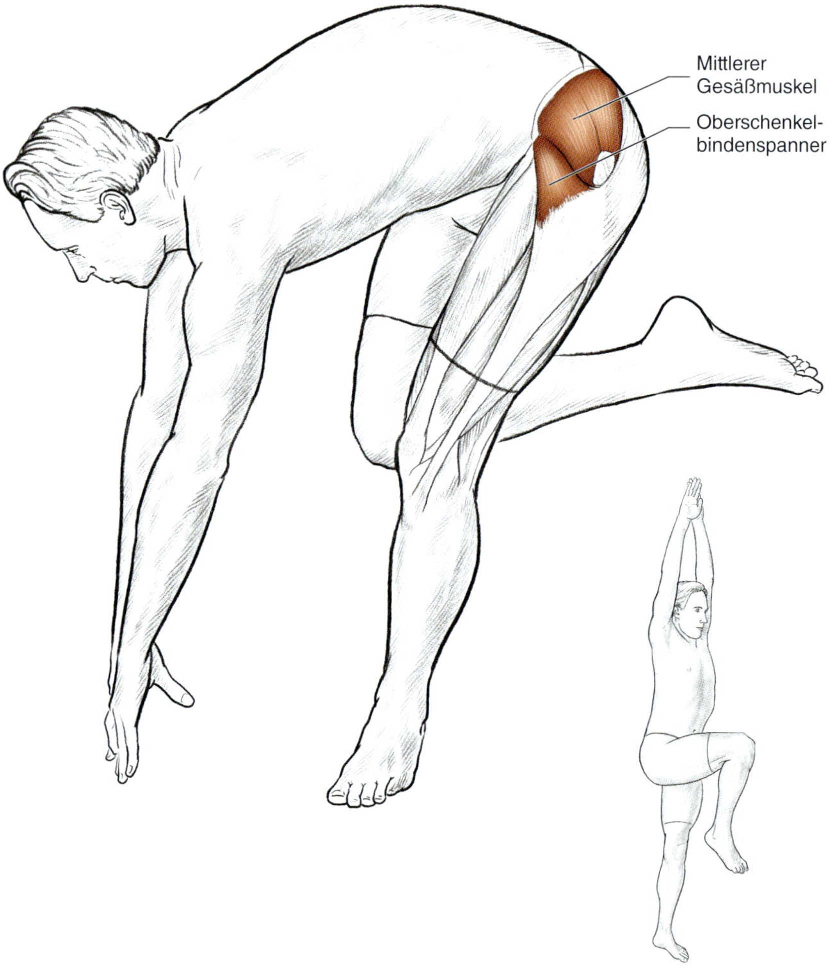


**Endposition**

## Ausführung

1. Auf einem Bein stehen und Arme sowie Oberkörper zur Innenseite des belasteten Fußes beugen.
2. Das Standbein als Drehpunkt nutzen.
3. Arme und Oberkörper nach einem Punkt an der Decke ein wenig hinter der gleichen Schulter strecken.
4. Das freie Bein angewinkelt halten und gleichzeitig mit dem Oberkörper drehen, dabei das Knie hochziehen und die Arme Richtung Decke strecken.

## Beteiligte Muskeln

**Primär:** Oberschenkelbindenspanner, Mittlerer und Kleiner Gesäßmuskel

**Sekundär:** Keine

## Beim Schwimmen

Diese Übung beansprucht die Muskeln, die für die Einwärtsdrehung der Hüfte verantwortlich sind. Diese Bewegung tritt hauptsächlich während der Rückholphase beim Beinschlag der Brustschwimmer auf, wenn die Fersen Richtung Gesäß gezogen werden. Deswegen haben Brustschwimmer den größten Nutzen von dieser Übung. Doch auch andere Schwimmer sollten die Übung nicht vernachlässigen, denn eine kleine Drehbewegung findet sich auch bei den anderen Schwimmarten. Wie die Rotatorenmanschette der Schulter spielen diese Muskeln eine schützende Rolle und helfen bei der Stabilisierung des Hüftgelenks. Speziell geeignet ist die Übung auch zum Training von Balance und Haltungskontrolle, vor allem für jüngere Schwimmer.

Besondere Betonung muss bei dieser Übung auf den Drehbewegungen liegen, denn mit ihnen werden die Drehmuskeln angesprochen. Die Kniestrecker und der große Gesäßmuskel können miteinbezogen werden, wenn das Knie leicht angewinkelt wird, während sich der Oberkörper Richtung Boden beugt. Mit zunehmender Ausdauer und wachsender Kraft kann ein Medizinball in den Händen gehalten werden, um den Schwierigkeitsgrad der Übung zu erhöhen.

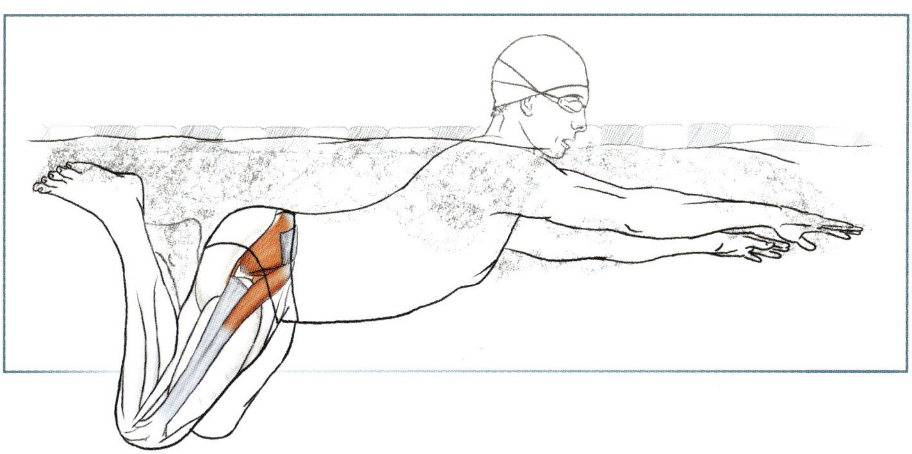

# Hüftauswärtsdrehung, stehend

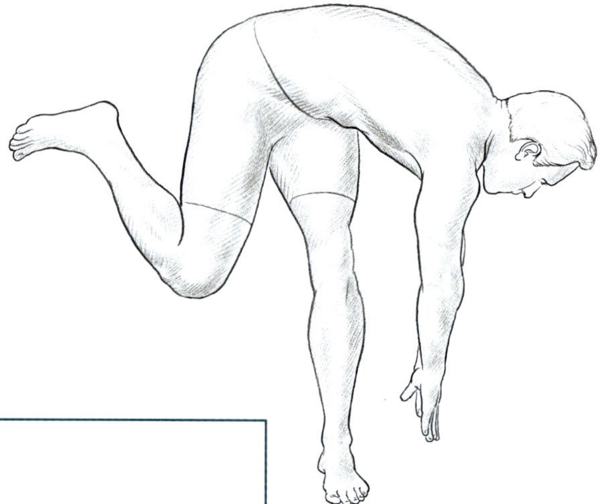

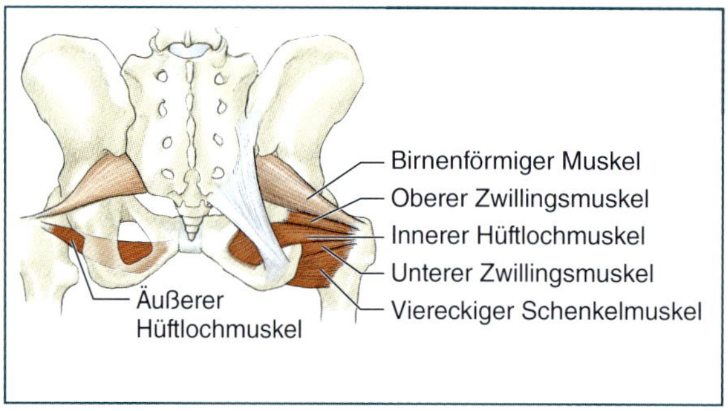


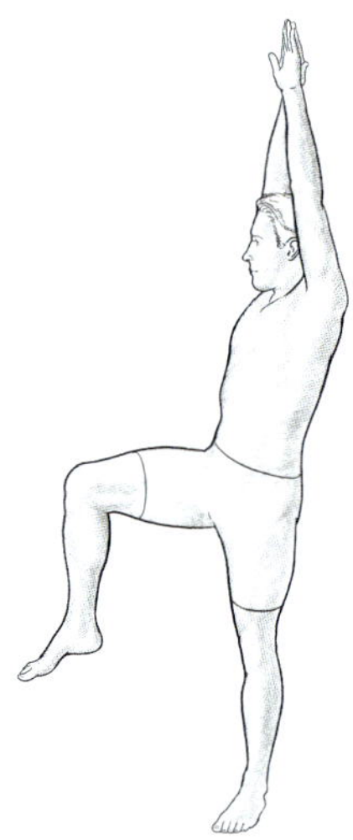

**Endposition**

## Ausführung

1. Auf einem Bein stehen und Arme sowie Oberkörper zur Außenseite des belasteten Fußes beugen.
2. Das Standbein als Drehpunkt nutzen.
3. Arme und Oberkörper nach einem Punkt an der Decke ein wenig hinter der anderen Schulter strecken.
4. Das freie Bein angewinkelt halten und gleichzeitig mit dem Oberkörper drehen; dabei das Knie hochziehen und die Arme Richtung Decke strecken.

## Beteiligte Muskeln

**Primär:** Innerer Hüftlochmuskel, Oberer Zwillingsmuskel, Unterer Zwillingsmuskel, Äußerer Hüftlochmuskel, Viereckiger Schenkelmuskel

**Sekundär:** Birnenförmiger Muskel, Großer Gesäßmuskel, Schneidermuskel

## Schwerpunkt Schwimmen

Da diese Übung Muskeln anspricht, die verantwortlich sind für die Auswärtsdrehung der Hüfte, werden durch sie die Kräfte gestärkt, die während der Antriebsphase des Beinschlags der Brustschwimmer eingesetzt werden. Wie die inneren Rotatoren fungieren auch die äußeren Rotatoren als Hüftstabilisatoren, wodurch die Übung zur Verletzungsprävention für alle Schwimmer interessant wird. Die einbeinige Haltung und die verschiedenen Bewegungen des Oberkörpers sind ideal zur Verbesserung des Gleichgewichts und zur Verbindung von Bewegungen zwischen den oberen und unteren Extremitäten. Bei der vorigen Übung wurde schon darauf hingewiesen, dass das Gleichgewicht und die Drehbewegungen aufrechterhalten werden müssen. Die Kniestrecker und der Große Gesäßmuskel können miteinbezogen werden, wenn das Knie leicht angewinkelt wird, während sich der Körper Richtung Boden beugt. Mit zunehmender Ausdauer und wachsender Kraft kann ein Medizinball in den Händen gehalten werden, um den Schwierigkeitsgrad der Übung zu erhöhen.

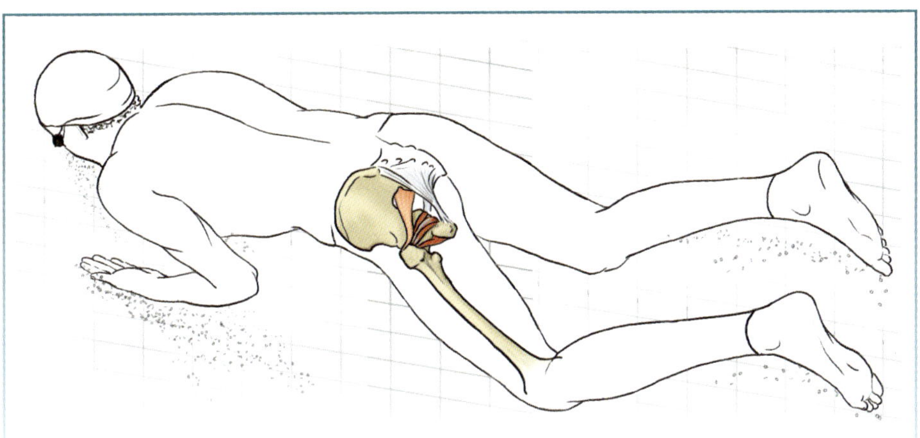

# Rumänisches Kreuzheben

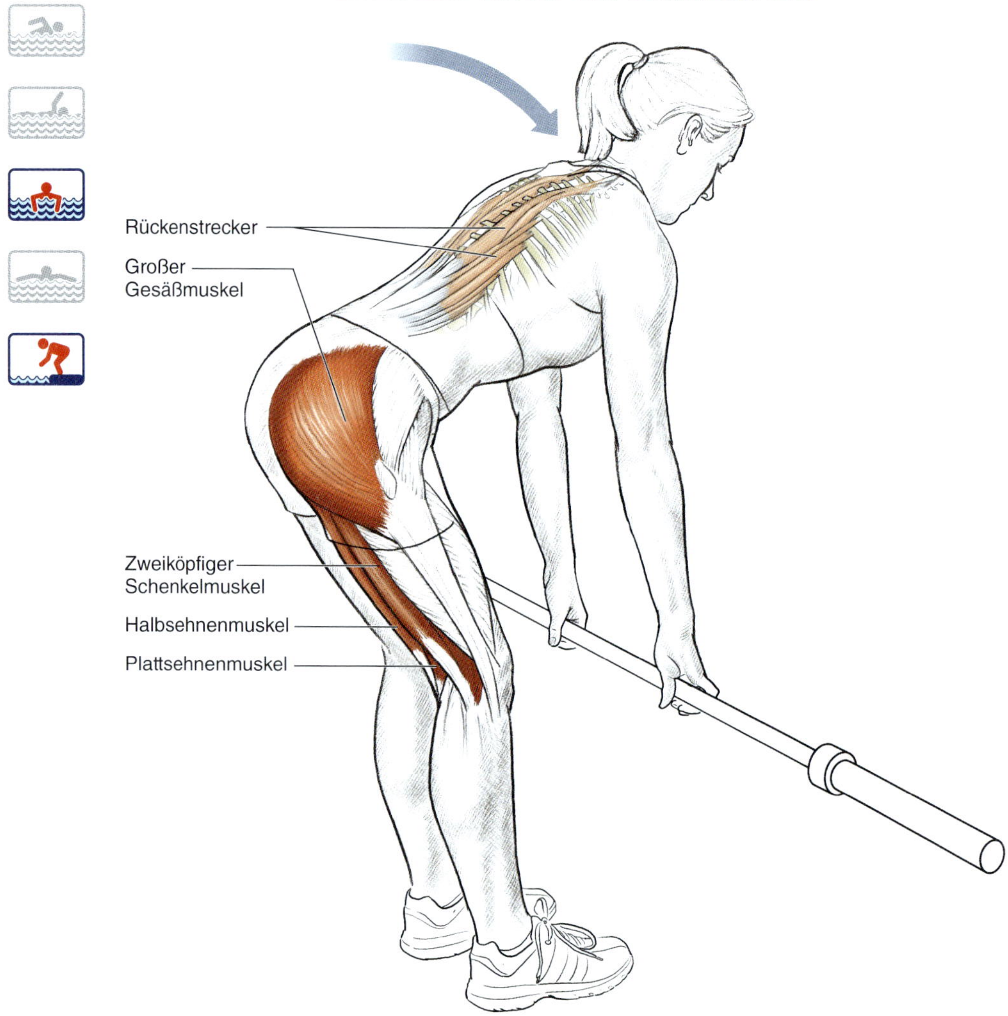


## Ausführung

1. Die Langhantelstange im Obergriff halten, die Füße schulterbreit aufstellen.
2. Die Knie leicht anwinkeln.
3. Mit geradem Rücken die Stange senken, Hüfte nach hinten gedrückt.
4. Die Stange so weit senken, bis ein Strecken in der hinteren Oberschenkelmuskulatur zu spüren ist.
5. In die Ausgangsposition aufrichten.

## Beteiligte Muskeln

**Primär:** Großer Gesäßmuskel, Schenkelbeuger, Halbsehnenmuskel, Plattsehnenmuskel

**Sekundär:** Rückenstrecker

## Beim Schwimmen

Hauptfokus dieser Übung sind der Große Gesäßmuskel und die hinteren Oberschenkelmuskeln, die bei der Streckung der Hüfte bei Starts und beim Übergang in die Stromlinienposition nach jeder Wende von großer Wichtigkeit sind. Die Gesäßmuskeln und die hinteren Oberschenkelmuskeln sind außerdem wichtig bei der Streckung der Hüfte während des Antriebteils vom Beinschlag des Brustschwimmens.

Zur korrekten Ausführung dieser Übung muss auf folgende Dinge geachtet werden: (1) Den Kopf hoch halten, weil beim Blick nach unten die Schultern nach vorn rollen und den Rücken zusätzlich belasten. (2) Den Rücken während der gesamten Übung gerade halten. (3) Die Bewegung zur Hüfte isolieren.

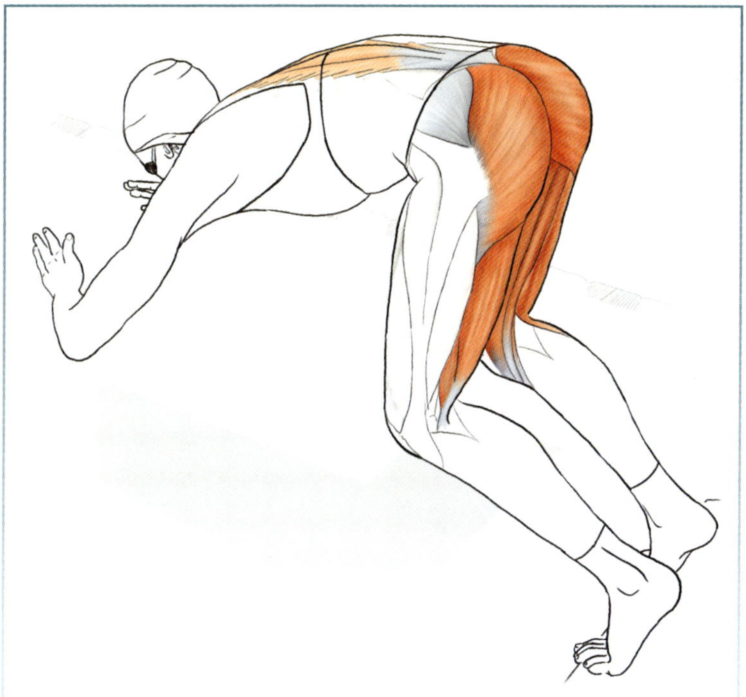

**SICHERHEITSTIPP** **Bei falscher oder unsauberer Ausführung besteht bei dieser Übung besonders bei größeren Gewichten ein erhöhtes Verletzungsrisiko. Für jüngere Schwimmer ist diese Übung nicht geeignet.**

# Beincurl mit Gymnastikball

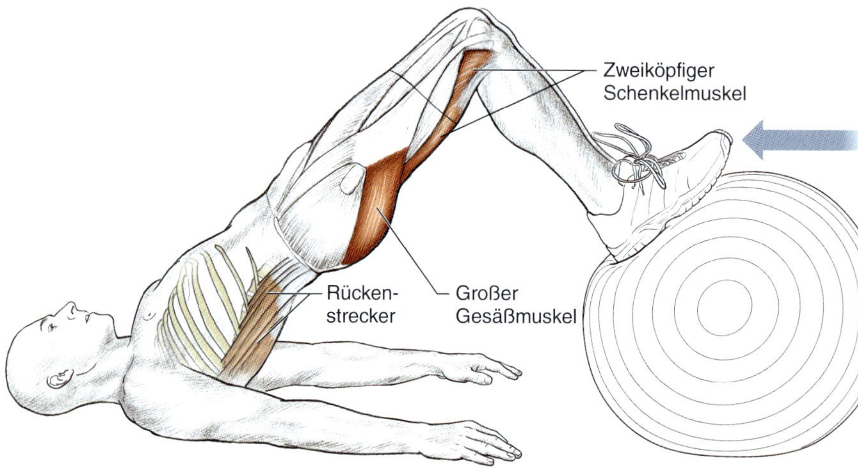


## Ausführung

1. Auf den Rücken legen und den Gymnastikball unter die Fersen platzieren.
2. Die Muskeln der Körpermitte anspannen und die Hüfte Richtung Decke anheben.
3. Ohne Senken der Hüfte die Fersen in Richtung Gesäß ziehen.
4. Anschließend die Beine wieder strecken, bis sich der Körper von den Fußknöcheln zu den Schultern in einer geraden Linie befindet. Die Übung wiederholen.

## Beteiligte Muskeln

**Primär:** Großer Gesäßmuskel, Schenkelbeuger, Halbsehnenmuskel, Plattsehnenmuskel

**Sekundär:** Rückenstrecker

## Beim Schwimmen

Diese Übung ist nützlich für Brustschwimmer, die ihre hinteren Oberschenkelmuskeln stärken wollen. Außer diesen Muskeln werden der Große Gesäßmuskel und die Rückenstrecker angesprochen, die dafür sorgen, dass der Körper in Stromlinienform gehalten werden kann. Wer keinen Zugang zu Geräten hat, kann die hinteren Oberschenkelmuskeln nur mit dem Gymnastikball trainieren. Vor Beginn dieser Übung muss erst die Brückenübung mit dem Gymnastikball beherrscht werden (beschrieben in Kapitel 6 auf Seite 138). Zur Einhaltung der korrekten Position müssen die Rumpf- und Hüftmuskeln während der gesamten Übung angespannt sein. Werden sie nicht angespannt, sinkt die Hüfte nach unten, wodurch der Nutzen der Übung gemindert wird. Zur Vermeidung einer unnötigen Belastung von Nacken und Kopf muss darauf geachtet werden, dass die Schultern in Bodenkontakt bleiben.

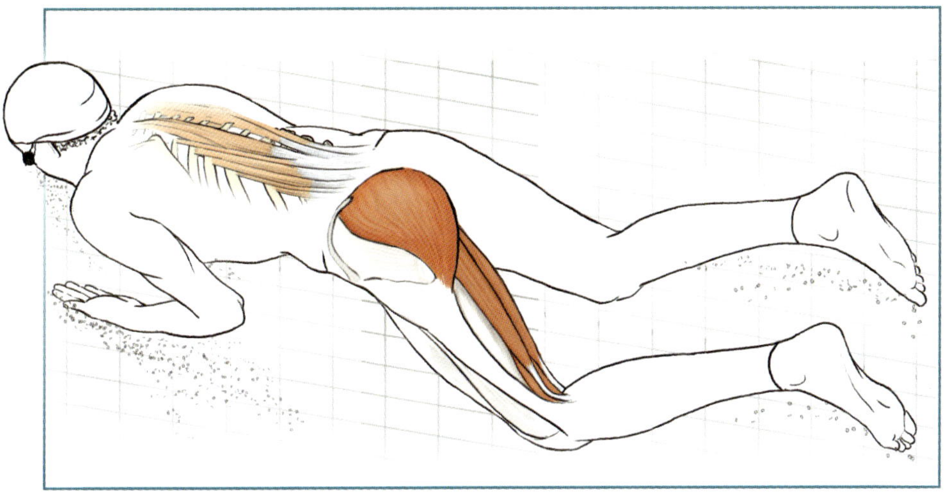

VARIANTE

### Beincurl mit Gymnastikball, einbeinig

Da die Isolation eines Beins größere Ansprüche an Gleichgewicht und Kraft der Körpermitte stellt, sollte diese fortgeschrittene Variante erst angegangen werden, wenn der Curl mit beiden Beinen gut beherrscht wird. Schwerpunkt ist hier, den Körper von den Fußknöcheln über Knie und Hüfte bis zu den Schultern in einer geraden Linie zu halten.

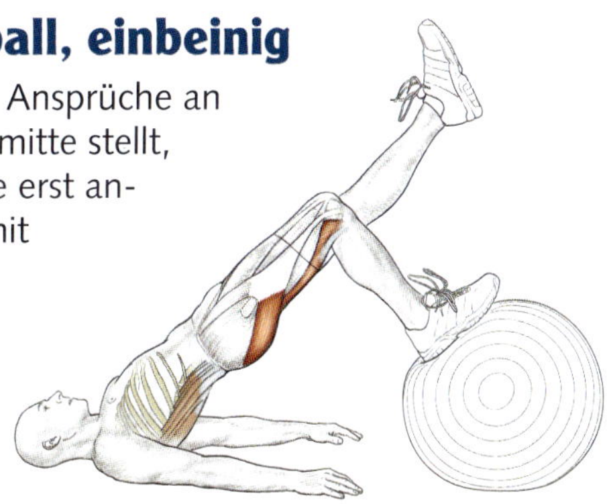

# Beincurl an der Maschine

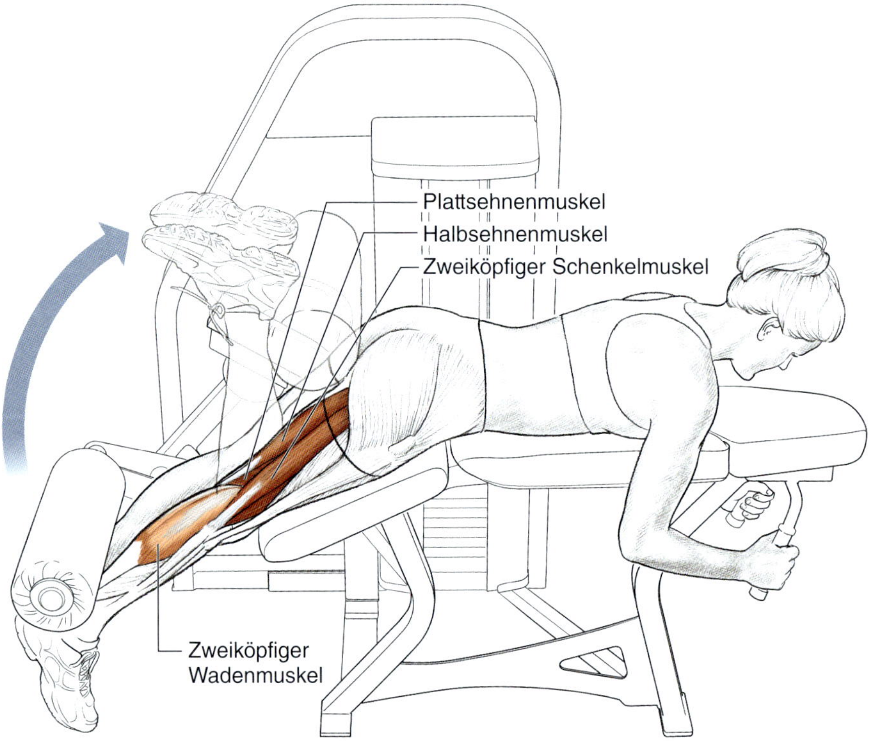


## Ausführung

1. Bäuchlings auf eine Curl-Maschine für die hintere Oberschenkelmuskulatur legen; die Unterschenkel in Höhe der Achillessehne unter die Rollpolster klemmen.
2. Die Unterschenkel in einer Bogenbewegung Richtung Gesäß ziehen.
3. Langsam das Gewicht in die Startposition absenken.

## Beteiligte Muskeln

**Primär:** Schenkelbeuger, Halbsehnenmuskel, Plattsehnenmuskel

**Sekundär:** Zweiköpfiger Wadenmuskel

## Beim Schwimmen

Die hinteren Oberschenkelmuskeln tragen zwar aktiv zu den Beinschlägen bei allen vier Schwimmarten bei, doch ihr größter Einsatz ist während der Rückholphase beim Brustschwimmen, wenn die Fersen in Richtung Gesäß gezogen werden. Schwimmer neigen zur Dominanz der Quadrizepsmuskeln, wodurch es zu Diskrepanzen zwischen Quadrizeps und hinteren Oberschenkelmuskeln kommt. Zur Bekämpfung dieser Dysbalance sollten Sie auf jeden Fall Übungen zur Isolation der hinteren Oberschenkelmuskeln in das Trainingsprogramm aufnehmen.

Brustschwimmer sollten die Zehen nach außen drehen, um den Bewegungen im Wasser noch näher zu kommen. So wird auch die Inanspruchnahme des Schenkelbeugers erhöht. Die Hüfte darf bei dieser Übung nicht von der Bank gehoben werden. Die Bewegungen sind langsam und kontrolliert durchzuführen. Daher die Fußpolster nicht abrupt nach oben reißen, sondern langsam ziehen.

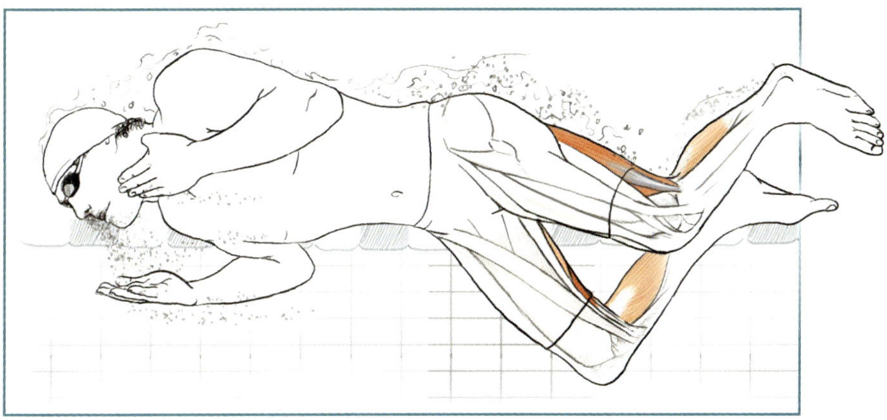

# Beinstrecker

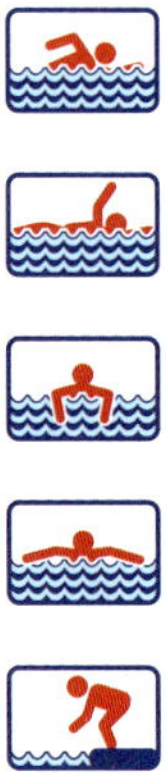

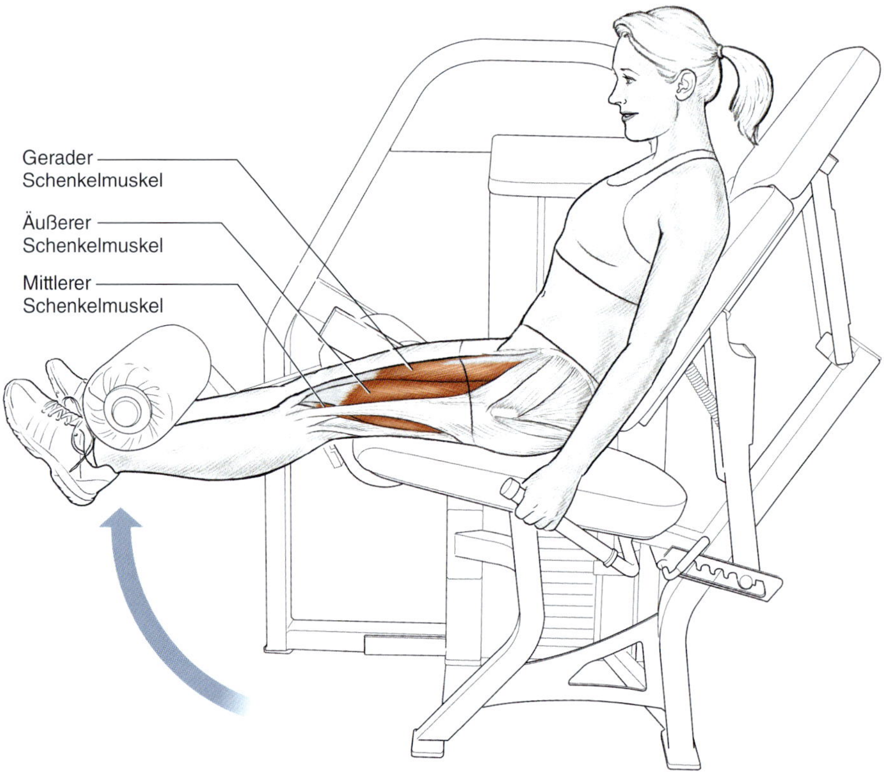


## Ausführung

1. Auf die Beinstreckmaschine setzen und die Fußgelenke unter die Rollpolster klemmen.
2. Die Beine strecken, bis die Knie durchgestreckt sind.
3. Langsam die Beine zurück in die Ausgangsposition senken.

## Beteiligte Muskeln

**Primär:** Gerader Schenkelmuskel, Äußerer Schenkelmuskel, Mittlerer Schenkelmuskel, Innerer Schenkelmuskel

**Sekundär:** Keine

## Beim Schwimmen

Mit dieser Übung werden die Quadrizepsmuskeln und der Gerade Schenkelmuskel direkt angesprochen; dadurch wird der Antriebsbeinschlag bei allen vier Schwimmarten gekräftigt. Die gleichen Muskeln tragen auch zu den Bewegungen der unteren Extremität bei, die beim Starten und Wenden stattfinden.

Zur korrekten Ausführung müssen die Knie in der Endposition komplett durchgestreckt sein. Außerdem muss das Gewicht langsam und kontrolliert gesenkt werden. Die Rollpolster müssen nach oben gedrückt werden, dürfen dabei aber nicht abrupt getreten werden.

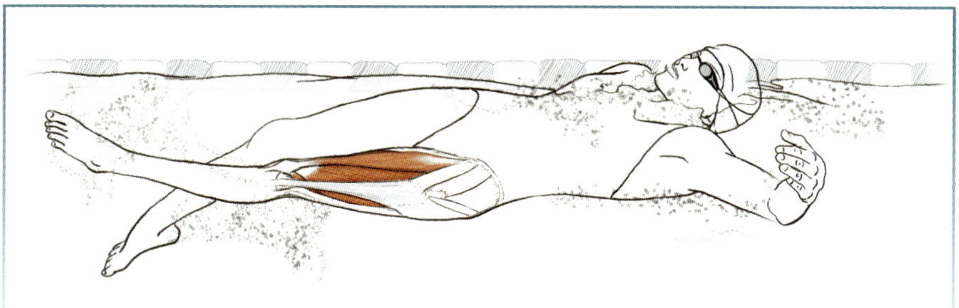

**SICHERHEITSTIPP** **Schwimmer mit Knieproblemen sollten diese Übung vermeiden, denn hier kommt es zu einer erhöhten Belastung der Kniescheibensehne und der Unterseite der Kniescheibe, wenn diese über den Oberschenkelknochen gleitet.**

# Seitschritt mit Gymnastikband

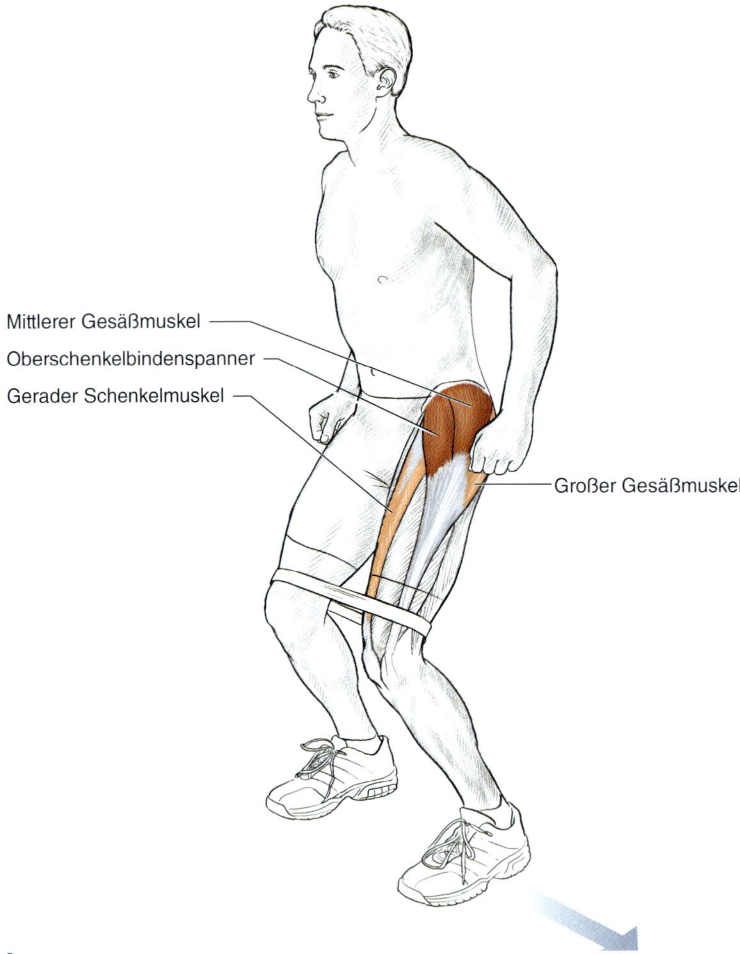


## Ausführung

1. Mit leicht angewinkelten Knien und schulterbreit platzierten Füßen aufstellen. Ein kurzes Gymnastikband oberhalb der Knie um beide Beine befestigen und auf Spannung halten.
2. Mit dem führenden Bein einen Schritt von 30 bis 45 cm zur Seite machen. Das nachziehende Bein bleibt stehen und wird nicht versetzt.
3. Nach Aufsetzen des führenden Beins auf dem Boden das andere Bein nachziehend.
4. Schritte 2 und 3 wiederholen, bis eine bestimmte Entfernung oder eine bestimmte Zahl von Wiederholungen erreicht ist.

## Beteiligte Muskeln

**Primär:** Oberschenkelbindenspanner, Mittlerer Gesäßmuskel

**Sekundär:** Großer Gesäßmuskel, Gerader Schenkelmuskel

## Beim Schwimmen

Der Oberschenkelbindenspanner und der Mittlere Gesäßmuskel sind zwei wichtige Stabilisatoren des Beckens. Außerdem leisten sie geringere Beiträge bei den Beinschlägen der vier Schwimmarten. Im Rahmen von Trainingsprogrammen wird der Kraftaufbau für diese Muskeln häufig übersehen. Die Übung sollte mehrmals pro Jahr in das Programm der Trockenübungen eingeflochten werden, damit diese Muskeln nicht vernachlässigt werden. Da Brustschwimmer noch mehr auf eine starke und stabile Hüfte angewiesen sind, sollten sie die Übung häufiger praktizieren. Die Beanspruchung des Geraden Schenkelmuskels und des Großen Gesäßmuskels kann erhöht werden, wenn die Anwinklung der Knie vergrößert wird.

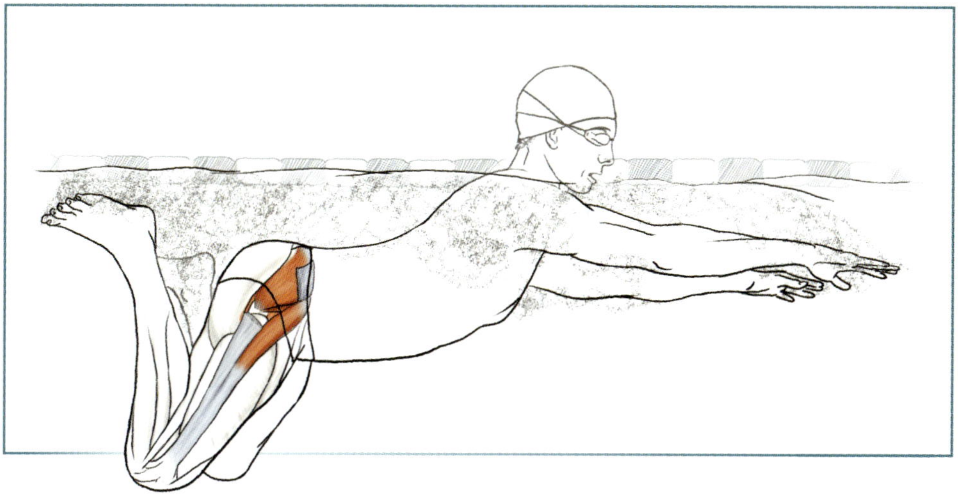

**SICHERHEITSTIPP** **Die Befestigung des Gymnastikbands direkt unter dem Knie übt unnötigen Stress auf die Sehnen und Bänder der Knieumgebung aus.**

VARIANTE

### Diagonalschritt mit Gymnastikband

Die diagonale Schrittbewegung sorgt für eine außerordentliche Aktivierung des Geraden Schenkelmuskels, wodurch die Kraft des Beinschlags bei allen vier Schwimmarten verbessert wird. Allerdings wird bei dieser Variante der Mittlere Gesäßmuskel weniger angesprochen.

# Hüftadduktion mit Gymnastikband

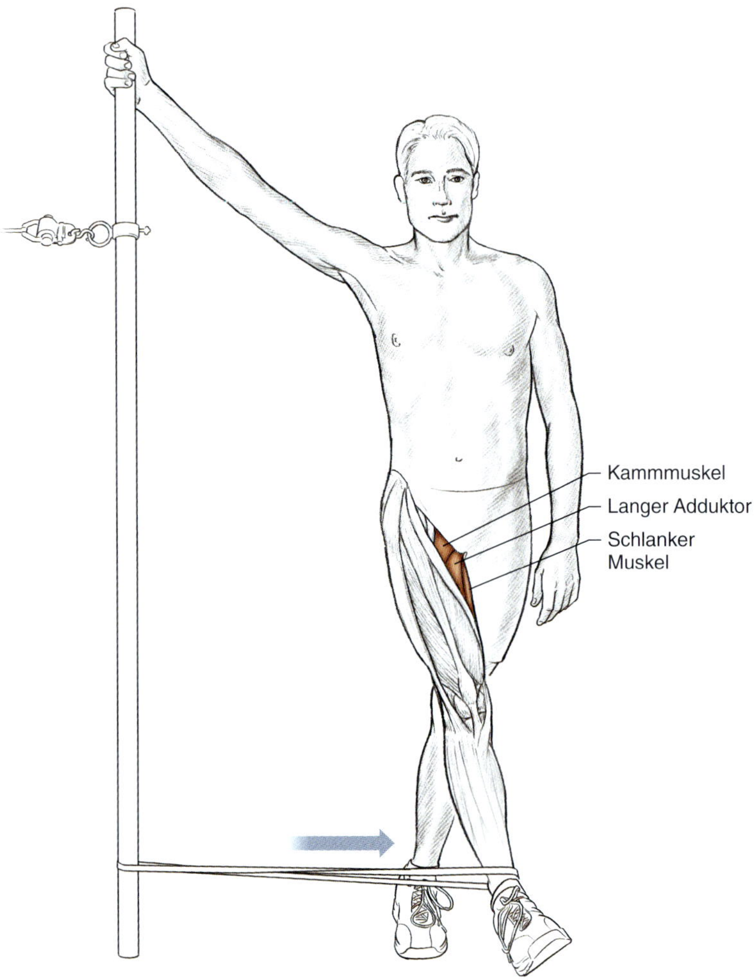


## Ausführung

1. Seitlich neben einem Pfosten aufstellen. Ein Gymnastikband ist am Pfosten und an demjenigen Fußgelenk befestigt, das sich näher am Pfosten befindet. Die Rumpf- und Hüftmuskeln anspannen, um die Hüfte zu stabilisieren.
2. Mit gestrecktem Knie das Bein vor dem stabilisierenden Bein zur Seite ziehen.
3. Langsam in die Startposition zurückkehren.

## Beteiligte Muskeln

**Primär:** Großer Adduktor, Langer Adduktor, Kurzer Adduktor, Kammmuskel, Schlanker Muskel

**Sekundär:** Querer Bauchmuskel, Äußerer schräger und Innerer schräger Bauchmuskel

## Beim Schwimmen

Das direkte Ansprechen der Adduktorenmuskeln hilft dem Brustschwimmer beim Aufbau von Kraft und Ausdauer für den Beinschlag. Bei der Ausführung der Übung werden die Adduktoren durch Anspannen der Rumpf- und Hüftstabilisatoren und durch die aufrechte Haltung des Oberkörpers isoliert. Schwimmer mit Knieproblemen sollten das Band knapp oberhalb des Knies befestigen.

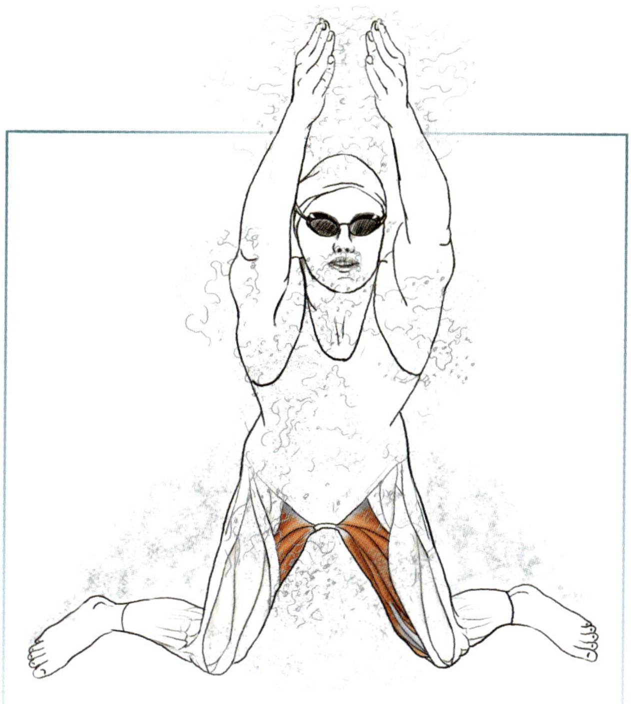

# Stärkung der Inversion und Eversion des Fußknöchels mit Gymnastikband

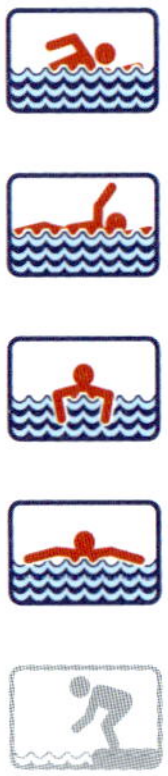

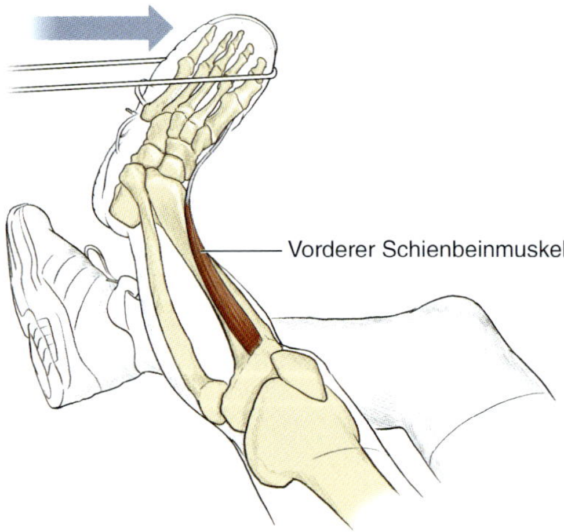


Inversion

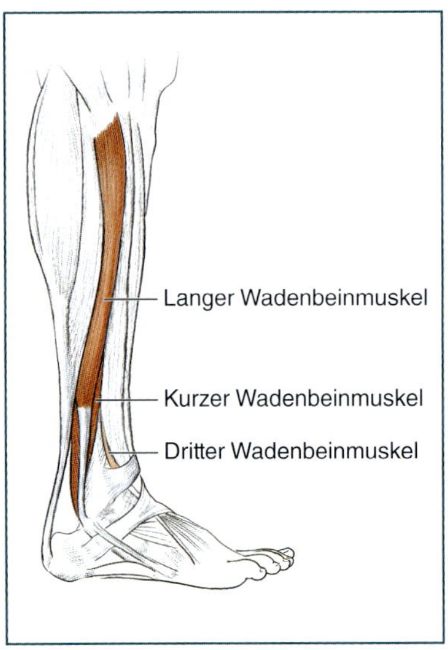


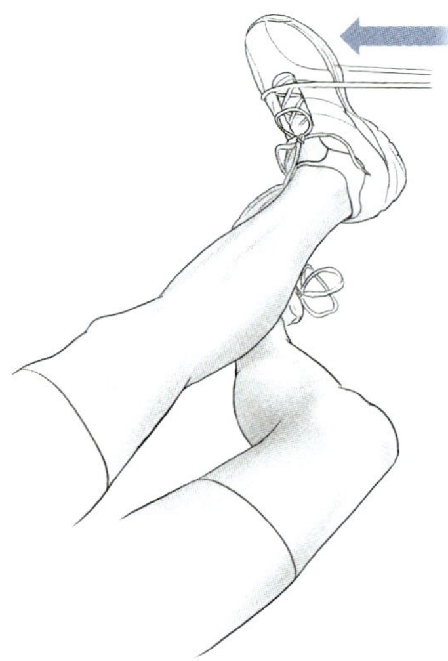

Eversion

## Ausführung für die Inversion

1. Den Fuß vom Boden abheben und das Gymnastikband um den Vorderfuß wickeln, sodass der Widerstand von einem Ankerpunkt auf der Außenseite des trainierenden Fußes kommt.

2. Ohne Drehung von Knie oder Hüfte die Zehen zur Mittellinie des Körpers ziehen.
3. Langsam in die Startposition zurückkehren.

## Ausführung für die Eversion

1. Den Fuß vom Boden abheben und das Gymnastikband um den Vorderfuß wickeln, sodass der Widerstand von einem Ankerpunkt auf der Innenseite des trainierenden Fußes kommt.
2. Ohne Drehung von Knie oder Hüfte die Zehen von der Mittellinie des Körpers wegziehen.
3. Langsam in die Startposition zurückkehren.

## Beteiligte Muskeln

**Primär:** Vorderer und Hinterer Schienbeinmuskel (Invertoren), Langer und Kurzer Wadenbeinmuskel (Evertoren)

**Sekundär:** Langer Zehenbeuger und Langer Großzehenbeuger (Invertoren), Dritter Wadenbeinmuskel (Evertor)

## Schwerpunkt Schwimmen

Die Fußgelenkinvertoren (Schienbeinmuskeln) und die Fußgelenkevertoren (Wadenbeinmuskeln) sind wichtige Stabilisatoren des Fußgelenks. Das Training dieser Muskeln trägt dazu bei, die dynamische Stabilität des Gelenks zu sichern. Starke Fußgelenkinvertoren stützen das Gelenk bei Flutter- und Fly-Beinschlägen und halten den Fuß in Position. Die Stärkung der Fußgelenkevertoren hilft bei der Positionierung von Gelenk und Fuß, wenn die Beine für den Peitschenteil des Beinschlags beim Brustschwimmen vorbereitet werden. Die Fußgelenkevertoren sorgen außerdem für Stabilität des Fußgelenks. Dadurch wird der Fuß vor Knöchelverstauchungen bei anderen Sportarten wie etwa Geländelauf geschützt.

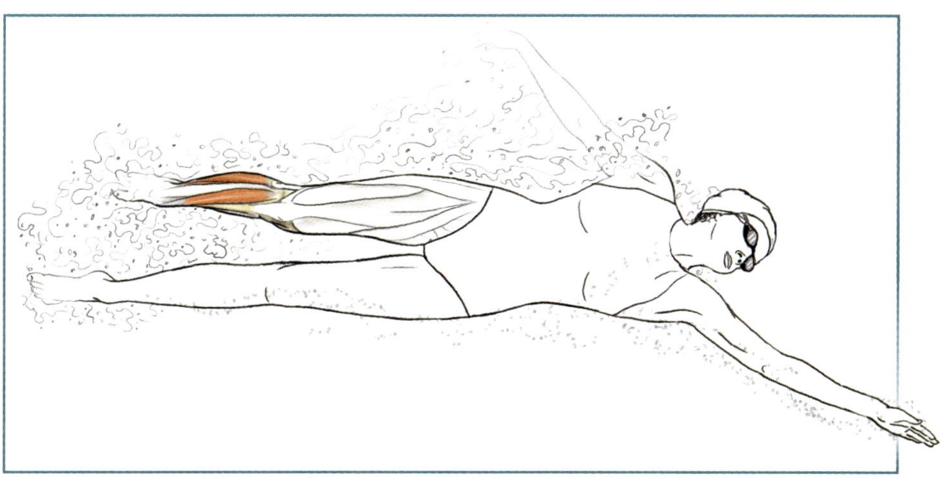

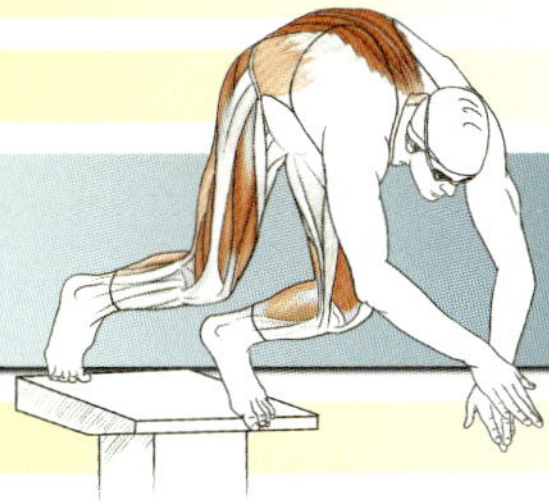

# Kapitel 8 Ganzkörpertraining

Dieses Kapitel beschäftigt sich mit Ganzkörperübungen, die eine gleichzeitige Aktivierung von Muskeln der oberen Extremitäten, der Körpermitte und der unteren Extremitäten verlangen. Da in den vorausgegangenen Kapiteln bereits detailliert über Gelenk- und Muskelanatomie wie auch über Muskeleinsätze und ihre Rolle beim Schwimmen gesprochen wurde, konzentriert sich dieses Kapitel auf die Bedeutung des Ganzkörpertrainings, mit dem sich die Schwimmleistung steigern lässt.

In den vorangegangenen Kapiteln ging es um Übungen, die einen einzelnen Muskel isolierten oder – durch eine Kombination von Bewegungen – sich auf die Muskeln entweder der oberen oder der unteren Extremitäten konzentrierten. Dagegen integrieren die Übungen in diesem Kapitel die oberen und unteren Extremitäten bei Ganzkörperbewegungen, wobei eine Übung diese Bereiche auch mit der Körpermitte verbindet. All diese Übungen beziehen verschiedene Gelenke und Muskelgruppen ein und sind deswegen sehr funktionell und sportspezifisch.

Je größer die Zahl der bei einer Übung angesprochenen Gelenke und Muskelgruppen, desto spezifischer ist die Übung. Beispielsweise isoliert eine einfache Trizepsstreckung ein Gelenk, in diesem Fall den Ellbogen, und einen Muskel, den Trizeps. Der Burpee, eine später in diesem Kapitel beschriebene Übung, ist hingegen eine Ganzkörperübung, zu der die Bewegungen der unteren Extremitäten und der oberen Extremitäten gehören, wodurch diverse Muskelgruppen aktiviert werden. Die Unterschiede zwischen den beiden Übungstypen sind offensichtlich. Es stellt sich also nur noch die Frage nach den entsprechenden Vorteilen und Nachteilen dieser beiden Übungstypen.

Der Hauptvorteil der Trizepsstreckung besteht darin, dass sie einen einzigen Muskel isoliert. Deshalb ist es einfach, den Grad des Widerstands für den Muskel zu kontrollieren (durch Erhöhen oder Reduzieren des Gewichts) und sich ausschließlich darauf zu konzentrieren, den Trizeps zu stärken. Der Hauptnachteil ist dabei aber, dass die Bewegung nicht schwimmspezifisch ist, da sie nur ein einziges Gelenk einbezieht. Beim Burpee wiederum besteht der Hauptvorteil darin, dass verschiedene Gelenke und Muskelgruppen beteiligt sind und dass hier am Ende der Übung der Sprung in die Stromlinienposition betont wird; damit ist die Übung schwimmspezifisch. Zu den anderen Vorteilen gehört es, dass koordinierte Bewegungen gefordert werden, dass die Muskeln der Körpermitte aktiviert werden und dass eine explosive Sprungkomponente ein Teil der Übung ist. Wegen der koordinierten Bewegungen der oberen und der unteren Extremitäten und wegen der Aktivierung der Muskeln der Körpermitte werden Schwimmer entdecken, dass diese Übungen Kraft und Effizienz der Schwimmbewegungen verbessern. Ein Nachteil des Burpee und anderer Ganzkörperübungen ist die Tatsache, dass durch das gemeinsame Ansprechen von verschiedenen Muskelgruppen die stärkeren Muskeln möglicherweise die Leistung der schwächeren kompensieren. Zum Beispiel kann ein erstaunlich schneller Schwimmer gleichzeitig den langsamsten Beinschlag des gesamten Teams haben, wenn seine Bewegungsmechanik des

Oberkörpers stark genug ist, um die Beinschlagschwäche zu kompensieren. Ganzkörperübungen sind wichtig, doch sind zusätzliche Isolationsübungen bei einem umfassenden Trainingsprogramm ebenfalls unentbehrlich. Die Ganzkörperübungen bilden das Haupttraining, während die anderen Übungen die technischen Details der Schwimmbewegungen verbessern.

Außer der Konzentration auf den gesamten Körper betonen verschiedene Übungen explosive Bewegungen. Hier geht es um die sportspezifische Relevanz. Explosive Bewegungen bei Startsprung und Wende lassen sich am besten verbessern, wenn explosive Übungen in das Trockentrainingsprogramm einbezogen werden. Die Übungen, die dazu in diesem Kapitel vorgestellt werden, sollen Ihnen vermitteln, wie man Kraft durch die unteren Extremitäten und die Körpermitte erzeugt. Der Vorteil von Trockenübungen zum Kraftaufbau besteht darin, dass vielfache Wiederholungen wesentlich unproblematischer durchzuführen sind und dass gegebenenfalls Korrekturen der technischen Ausführung der Übungen leichter angebracht werden können.

Zu diesen Übungen müssen einige spezielle Überlegungen angestellt werden. Da ihre Ausführung verschiedene Gelenkbewegungen nötig macht, müssen diese korrekt koordiniert werden. Ein Beispiel für eine schlecht koordinierte Übung wäre, beim Burpee die Stromlinienhaltung bereits vor Beginn des Sprungs einzunehmen. Eine verfrühte Stromlinienhaltung eliminiert die krafterzeugende Schwungbewegung der Arme, die einen höheren Sprung ermöglicht. Analog wäre etwa beim Schwimmen, die Arme in die Stromlinienhaltung zu bringen, bevor die eigentliche Sprungbewegung vom Startblock begonnen wird. Fehlende Koordination verwandelt eine Ganzkörperbewegung in verschiedene isolierte Einzelgelenkübungen, wodurch der sportspezifische Charakter verloren geht.

Außerdem muss aufgrund der Komplexität der Übungen sehr genau auf technische Perfektion geachtet werden. Deshalb sollte zu Beginn des Trainings die Qualität der Bewegungen wichtiger sein als die Quantität. Dieser Rat gilt insbesondere für Sprung- und Explosivübungen, nicht nur weil unkontrollierte explosive Bewegungen ein hohes Verletzungsrisiko bedeuten, sondern auch weil die dazugehörigen Landungen eine höhere Belastung für die unteren Extremitäten darstellen. Eine korrekte Technik erwirbt man am besten, wenn man die Übungen zunächst mit wenig oder gar keinem Gewicht ausführt, bevor man sich mit dem Aufbau von Kraft beschäftigt.

Eine letzte Überlegung gilt der Bedeutung der Rumpf- und Hüftstabilisatoren bei der Ausführung dieser Übungen. Diese Muskeln funktionieren nicht nur als Verbindung zwischen den Unter- und Oberkörperbewegungen, sondern sie stabilisieren und schützen auch den oberen sowie den unteren Rückenbereich. Deshalb müssen die Muskeln der Körpermitte vor jeder Übung angespannt werden. In Kapitel 5 wurde dieser Prozess bereits eingehend beschrieben.

Beim olympischen Gewichtheben gibt es bestimmte Ganzkörperübungen, die äußerst nützlich sind für den Aufbau von Geschwindigkeit, Kraft und Ausdauer. Da jedoch für diese komplexen Übungen Unterricht und Überwachung durch qualifizierte Fachkräfte (etwa diplomierte Krafttrainer) erforderlich sind, wurden sie nicht in dieses Buch aufgenommen. Zwei der bekannteren dieser Übungen, die für fortgeschrittene Schwimmer geeignet wären, wenn entsprechende Einweisung und Überwachung zur Verfügung stehen, sind das „Reißen" und das „Anreißen mit Umsetzen". Sie gehören zu den besten Ganzkörperübungen für den Kraftaufbau der Körpermitte und der unteren Extremitäten. Sprinter unter den Schwimmern (50 bis 100 Meter) ziehen dabei den größten Nutzen aus diesen Übungen, weil hauptsächlich die Explosivität bei Start und Wende gefördert wird. Wegen der besonderen Fähigkeiten, die für die Ausführung dieser Übungen gebraucht werden, sollte man sich allerdings von einem diplomierten Trainer für olympisches Gewichtheben oder von einem diplomierten Krafttrainer beraten und bei der Ausführung der Übungen überwachen lassen.

Alle Übungen in diesem Kapitel sind nützlich, da sie den ganzen Körper beanspruchen; wie das olympische Gewichtheben sorgen auch sie dafür, dass Kraft und Ausdauer durch die Körpermitte erzeugt werden. Zu den Vorteilen dieser Übungen gehört es, dass man bei ihnen nicht unbedingt Unterweisung und Monitoring benötigt. Dennoch sollte man grundsätzlich immer einen Trainer das eigene Programm überwachen lassen, damit man kontinuierlich eine Rückmeldung zur eigenen Technik erhält.

# Einarmiger Rasenmäher

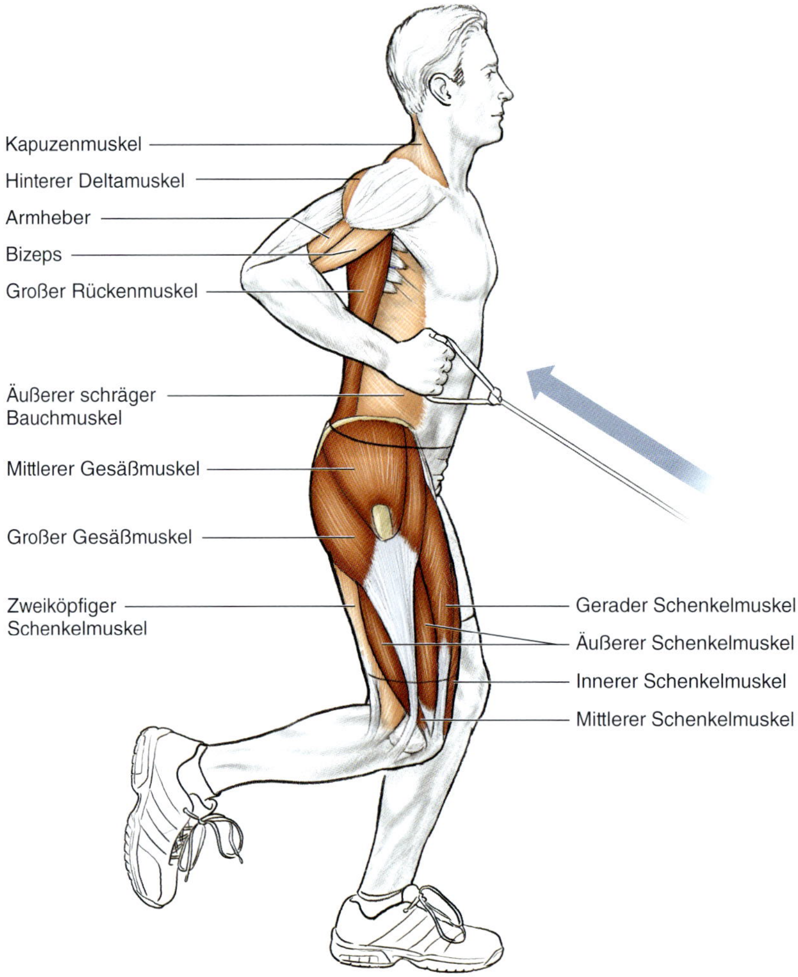


## Ausführung

1. Auf einem Bein etwa 1 m vor dem Kabelzug stehen. Ein Arm ist nach unten ausgestreckt. Mit der Hand des anderen Arms den Kabelgriff greifen.
2. Die Bewegung mit der Hüfte beginnen. Das Standbein beugen, den Oberkörper nach vorn legen und den Arm mit dem Handgriff des Kabelzuges nach vorn bringen, als ob man das Anlasserkabel eines Benzinrasenmähers greifen wollte.
3. Das Bein wieder strecken und dabei den Handgriff mit dem Zugseil und einer leichten Drehung des Rumpfes zum Oberkörper ziehen.
4. Beim Ziehen des Handgriffs das Schulterblatt nach hinten bewegen.

## Beteiligte Muskeln

**Primär:** Gerader, Äußerer, Mittlerer und Innerer Schenkelmuskel, Großer Gesäßmuskel, Mittlerer Gesäßmuskel, Großer Rückenmuskel

**Sekundär:** Schenkelbeuger, Halbsehnenmuskel, Plattsehnenmuskel, Rückenstrecker, Äußerer schräger Bauchmuskel, Innerer schräger Bauchmuskel, Kapuzenmuskel, Großer Rautenmuskel, Kleiner Rautenmuskel, Großer Rundmuskel, Hinterer Deltamuskel, Bizeps, Armstrecker

## Beim Schwimmen

Durch die Verbindung von Bewegungen der unteren und oberen Extremitäten und die Integration von Rumpfdrehungen stärkt diese Übung die Verknüpfung zwischen Armen und Beinen bei Freistil und Rückenschwimmen. Die Betonung der Schulterretraktion am Ende der Übung ähnelt dem Beginn des Rückholprozesses beim Freistil. Zur Festigung der Verknüpfung zwischen Armen und Beinen ist es unerlässlich, zu Beginn der Übung die Rumpf- und Hüftmuskulatur anzuspannen, um die Körpermitte zu stabilisieren. Die Bewegungen der unteren und der oberen Extremitäten sollten gleichzeitig ausgeführt werden; eine unabhängige Durchführung der Bewegungen vermindert den Nutzeffekt der Querverbindungen. Wie bei anderen Übungen mit Beteiligung der unteren Extremitäten sollte auch hier beim Beugen des Beines die Kniescheibe nicht über die Zehen hinausragen.

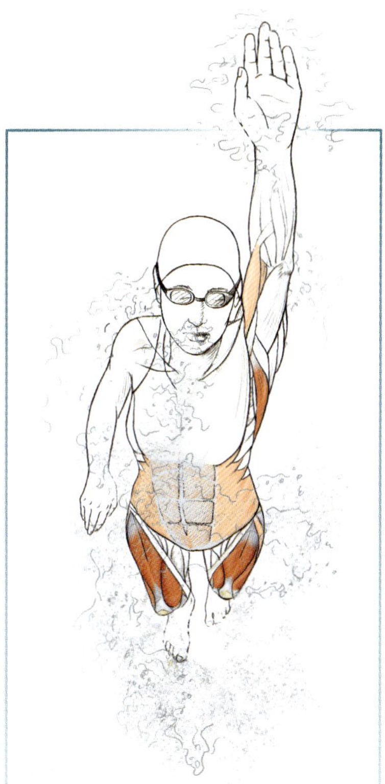

# Burpee

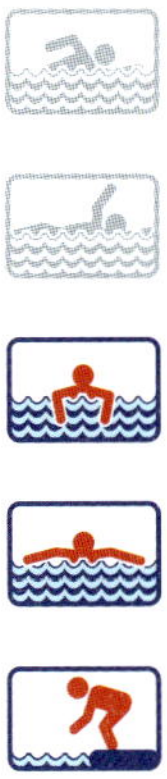

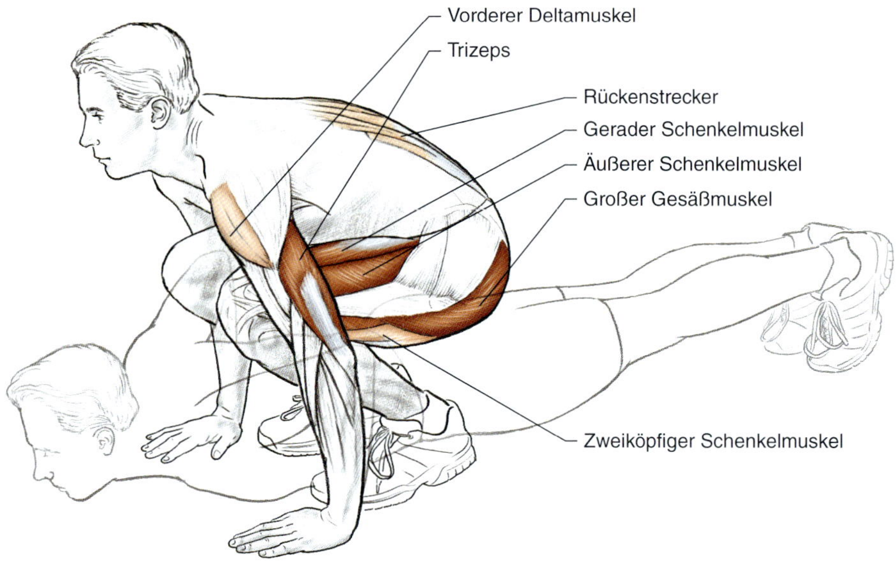


## Ausführung

1. Aus der Standposition auf die Hände fallen und die Füße gerade nach hinten stoßen.
2. In den Liegestütz hinablassen, bis die Brust fast den Boden berührt. Dann mit den Armen den Oberkörper wieder hochstemmen.
3. Nach oben springen und dabei die Arme über dem Kopf in Stromlinienposition bringen.
4. Die Landung durch sofortigen Beginn der nächsten Wiederholung auffangen.

## Beteiligte Muskeln

**Primär:** Gerader, Äußerer, Mittlerer und Innerer Schenkelmuskel, Großer Gesäßmuskel, Großer Brustmuskel, Trizeps

**Sekundär:** Schenkelbeuger, Halbsehnenmuskel, Plattsehnenmuskel, Rückenstrecker, Vorderer Deltamuskel

## Beim Schwimmen

Diese ausgezeichnete Trockenübung kann leicht in ein Circuit-Trainingsprogramm eingebunden werden, da keinerlei Ausrüstung benötigt wird. Bei dieser Übung liegt der Schwerpunkt auf dem Übergang von der Liegestützposition in die Stromlinienposition. Ein schnelles Hochziehen der Füße unter die Hüfte wird auch die Geschwindigkeit bei den offenen Wenden von Schmetterling und Brustschwimmen verbessern. Das Aufspringen in die Stromlinienposition ermöglicht bessere Stromlinienwenden bei allen Schwimmarten.

Wie bei normalen Liegestützen ist eine exakte Körperhaltung sehr wichtig. Fußgelenke, Hüfte und Kopf müssen sich auf einer geraden Linie befinden. Das Kreuz darf weder durchhängen noch sich nach oben wölben, denn in beiden Fällen wird die Wirbelsäule unnötig belastet. Zum Schutz der Kniegelenke vor übertriebenen Stößen sollte man nach dem Sprung mit leicht angewinkelten Knien landen. Empfehlenswert ist in diesem Kontext auch das Ausführen der Übung auf einer Übungsmatte mit Antirutschbeschichtung.

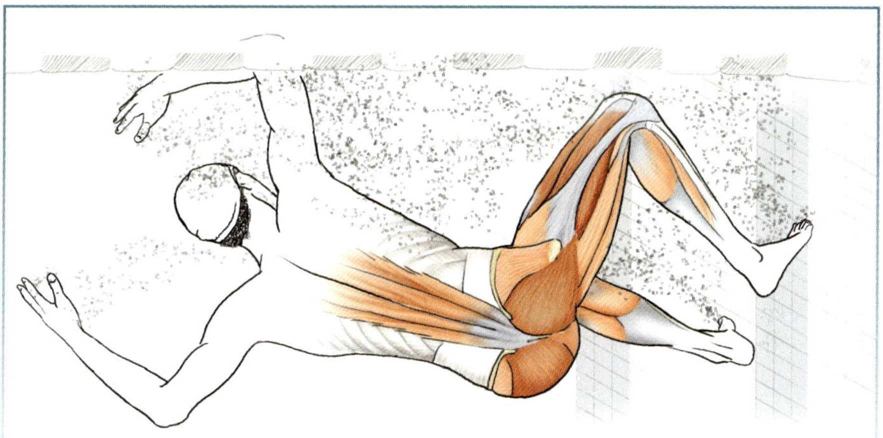

**SICHERHEITSTIPP** **Vor Einbindung dieser Übung in ein Programm für junge Schwimmer sollten diese die nötige Kraft und Koordination für die korrekte Ausführung von Liegestützen nachweisen.**

# Sprung vom Startblock in die Stromlinienposition

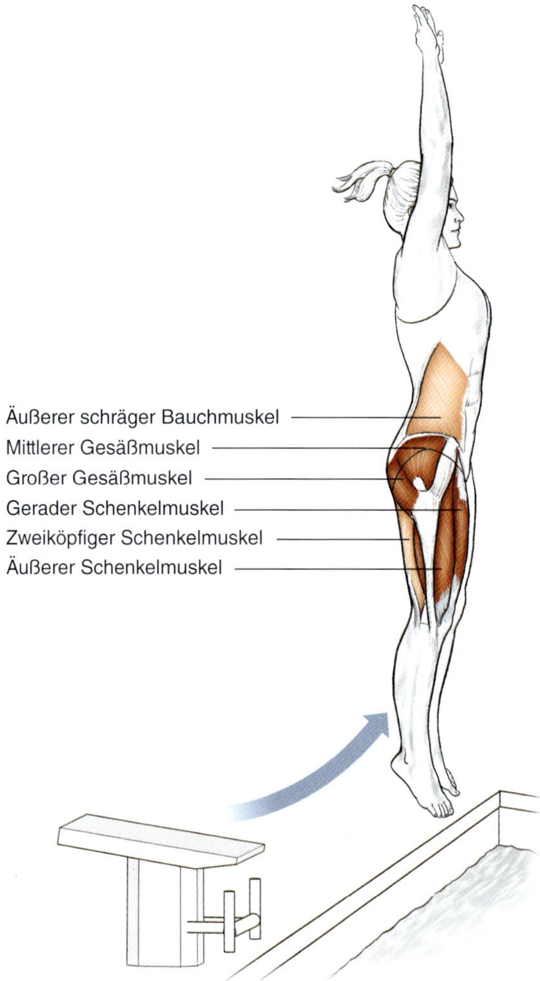


## Ausführung

1. In der bevorzugten Startposition auf den Startblock stellen.
2. Vom Block in eine senkrechte Stromlinienposition springen.
3. Die senkrechte Körperposition bis zum Eintauchen ins Wasser beibehalten.

## Beteiligte Muskeln

**Primär:** Gerader, Innerer, Mittlerer und Äußerer Schenkelmuskel, Großer Gesäßmuskel, Mittlerer Gesäßmuskel, Rückenstrecker

**Sekundär:** Schenkelbeuger, Halbsehnenmuskel, Plattsehnenmuskel, Schlanker Muskel, Äußerer schräger und Innerer schräger Bauchmuskel, Querer Bauchmuskel

## Beim Schwimmen

Diese Übung lenkt die Konzentration auf den explosiven Sprung vom Startblock in die Stromlinienposition. Beim Absprung sollte zunächst auf eine möglichst große Sprunghöhe geachtet werden und erst danach auf die Einhaltung einer perfekt senkrechten Stromlinienposition. Ebenso kann die Reaktionsfähigkeit trainiert werden, wenn auf ein Signal hin gesprungen wird.

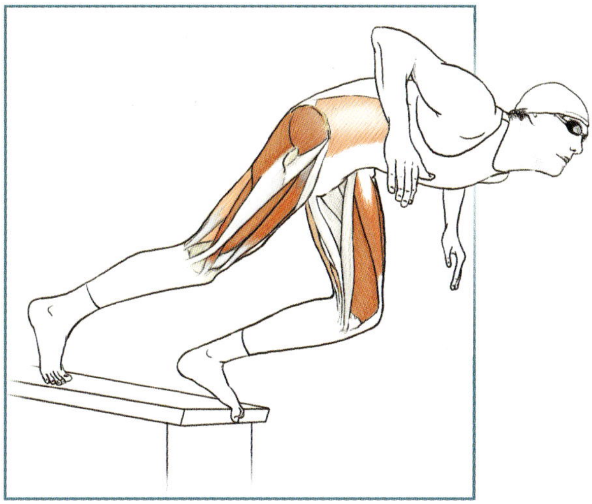

**SICHERHEITSTIPP** **Aus Sicherheitsgründen darf diese Übung nur dort ausgeführt werden, wo das Schwimmbecken mindestens 1,5 m tief ist. Die Wassertiefe bestimmt, wie lange der Schwimmer die Stromlinienposition beibehält. Bei weniger tiefem Wasser gibt der Schwimmer beim Eintauchen ins Wasser die Stromlinienhaltung auf und winkelt die Knie leicht an, um eine Landung auf dem Beckenboden zu vermeiden. Bei tieferem Wasser kann die Stromlinienhaltung länger beibehalten werden.**

VARIANTE

### Sprung vom Startblock in die Stromlinienposition als Trockenübung

Diese Trockenvariante kann in ein Circuit- oder ein Krafttrainingsprogramm eingebunden werden. Zur Vermeidung einer unnötigen Belastung der unteren Extremitäten sollten die Knie beim ersten Bodenkontakt leicht angewinkelt sein.

# Start gegen einen Bandwiderstand

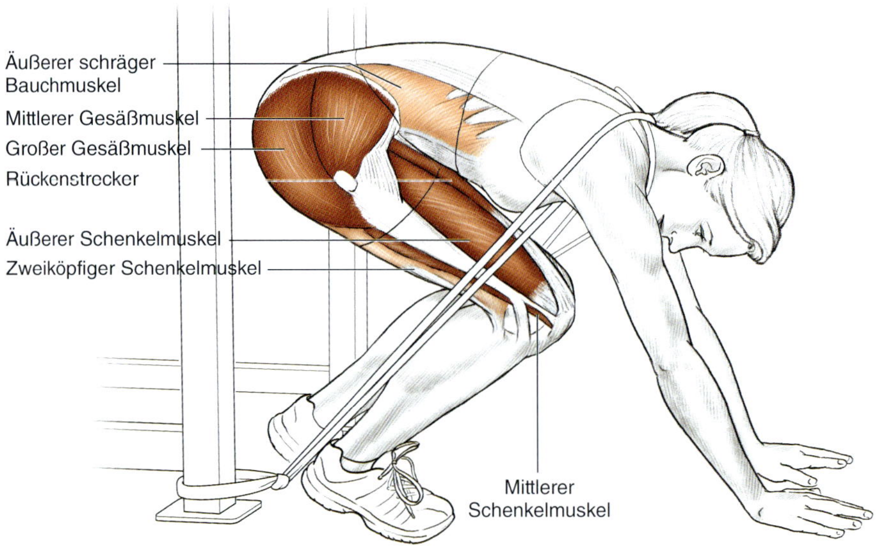


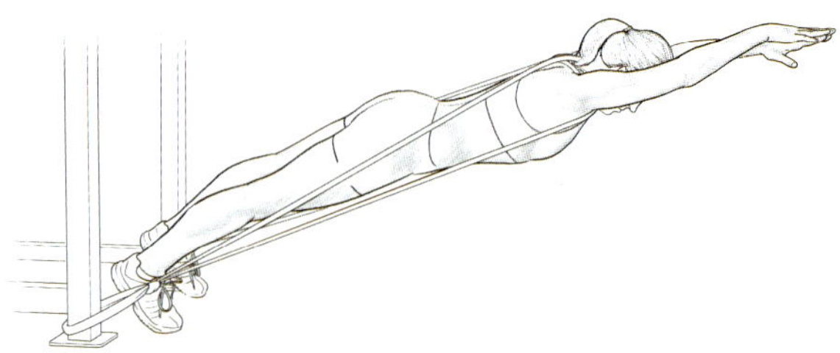

Endposition

## Ausführung

1. Zehen und Fußballen aus einer flachen Startposition gegen einen festen Untergrund stemmen.
2. Die Gymnastikbänder werden diagonal über den Körper geführt und an der Schulter gegenüber dem Anknüpfpunkt verankert.
3. Wie beim Start vom Startblock gegen den Widerstand der Bänder aufspringen und die Arme in Stromlinienposition bringen.
4. Damit man nicht die Arme zum Abfangen des Körpers nach unten streckt, kann man am Ende der Übung einen Fuß nach vorn bringen.

## Beteiligte Muskeln

**Primär:** Gerader, Innerer, Mittlerer und Äußerer Schenkelmuskel, Großer Gesäßmuskel, Mittlerer Gesäßmuskel, Rückenstrecker

**Sekundär:** Schenkelbeuger, Halbsehnenmuskel, Plattsehnenmuskel, Großer Adduktor, Langer Adduktor, Kurzer Adduktor, Kammmuskel, Schlanker Muskel, Äußerer schräger und Innerer schräger Bauchmuskel, Querer Bauchmuskel

## Beim Schwimmen

Diese Übung betont die Muskeln, die beim Absprung vom Startblock zum Einsatz kommen. Die Gymnastikbänder müssen so befestigt werden, dass in der Startposition bereits eine gewisse Spannung herrscht. Sie sorgt dafür, dass während der gesamten Bewegung ein intensiver Kraftaufbau stattfindet. Der Schwimmer sollte sich darauf konzentrieren, den Übergang in die Stromlinienposition wie bei einem regulären Start auszuführen. Zum Schutz des Rückens muss die Rumpfmuskulatur vor Beginn der Übung angespannt werden. Diese Anspannung muss während der gesamten Bewegung beibehalten werden. Nach Ende der Vorwärtsbewegung kann ein Fuß nach vorn gebracht werden, um den Körper im Gleichgewicht zu halten. Verletzungen der oberen Extremitäten werden häufig dadurch verursacht, dass der Sportler auf die ausgestreckte Hand fällt.

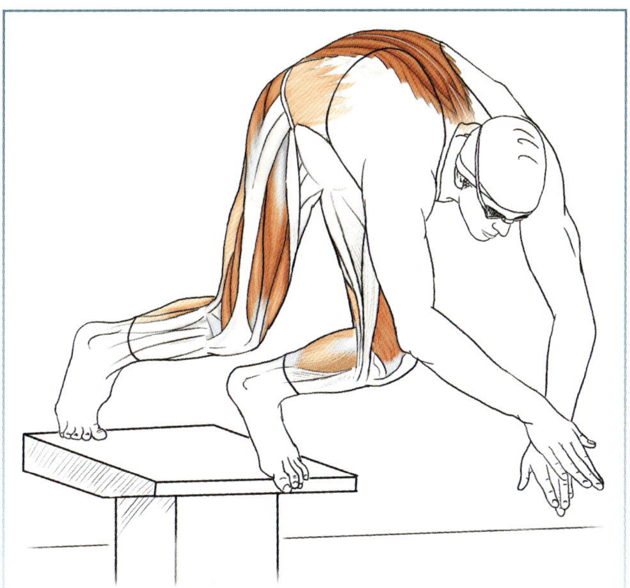

**SICHERHEITSTIPP** **Aufgrund ihrer Komplexität ist diese Übung für jüngere Schwimmer nicht geeignet.**

# Hocksprung auf einen Kasten

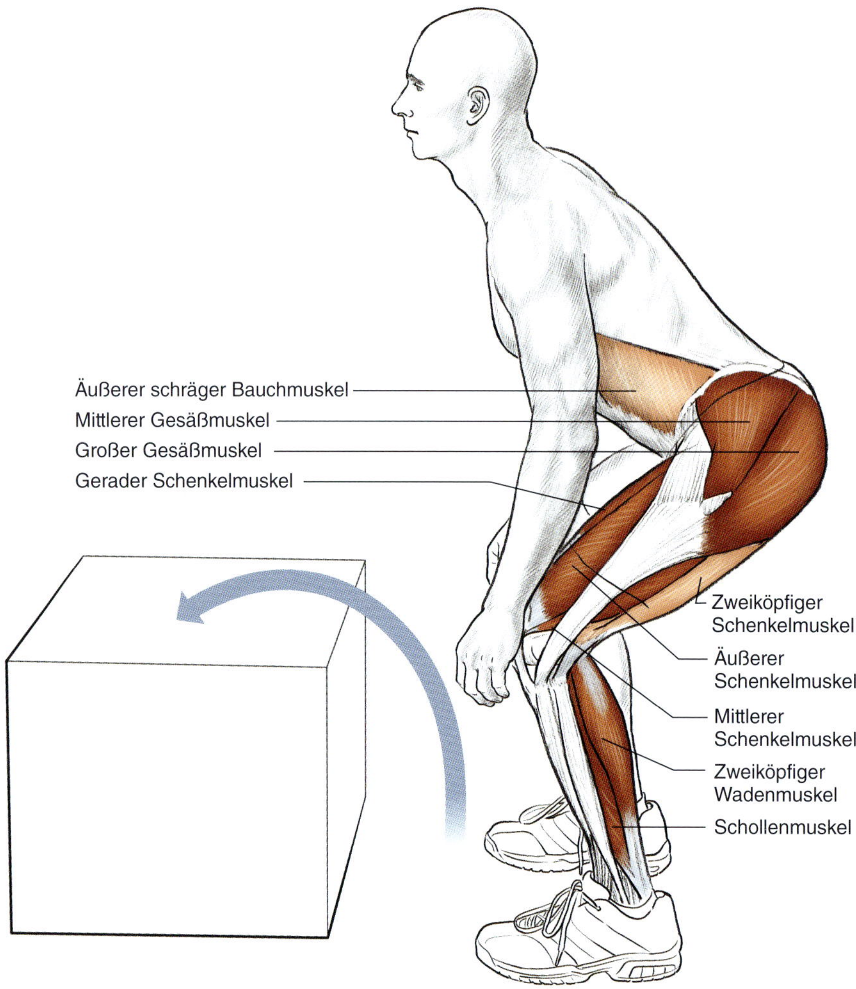


## Ausführung

1. 15 bis 20 cm vor ein Kasten stellen und ein wenig in die Knie gehen.
2. Im Hocksprung auf den Kasten springen. Mit leicht angewinkelten Knien – die Füße sind direkt unter dem Körper– landen.
3. Zum Abschluss der Bewegung die Beine strecken und den Oberkörper aufrichten. Anschließend langsam und kontrolliert vom Kasten steigen.

## Beteiligte Muskeln

**Primär:** Gerader, Innerer, Mittlerer und Äußerer Schenkelmuskel, Großer Gesäßmuskel, Mittlerer Gesäßmuskel, Wadenmuskel, Schollenmuskel

**Sekundär:** Schenkelbeuger, Halbsehnenmuskel, Plattsehnenmuskel, Äußerer schräger und Innerer schräger Bauchmuskel, Querer Bauchmuskel, Rückenstrecker

## Beim Schwimmen

Hocksprünge sind ausgezeichnet geeignet für den Aufbau von Schnelligkeit und Kraft in den unteren Extremitäten, denn so wird die Fähigkeit verbessert, beim Starten und Wenden regelrecht zu „explodieren". Der Sprung auf den Kasten hat zwei Vorteile im Vergleich zu einem normalen Strecksprung: Die Höhe des Kastens dient als Motivation, und die Landung reduziert die Belastung der unteren Extremitäten. Außerdem ist diese Übung eine gute Methode, um zu lernen, wie die Arme zur Steigerung der Sprunghöhe eingesetzt werden können. Beim Schwimmen bedeutet dies größere Distanz und größere Geschwindigkeit beim Sprung vom Startblock. Man kann die Sprunghöhe deutlich anheben, indem man zu Beginn des Sprungs die Arme dynamisch nach oben schwingt. Zwei typische Fehler bestehen darin, dass man die Beine an die Brust zieht, statt direkt nach vorn zu springen, oder dass man die Brust nicht aufrecht hält.

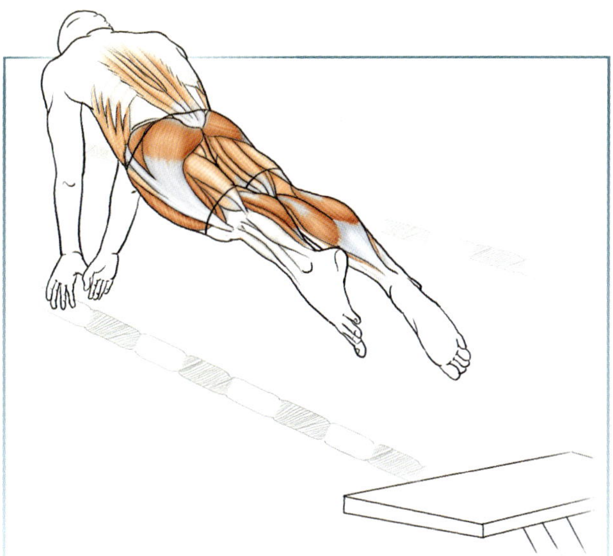

**SICHERHEITSTIPP** **Zur Vermeidung unnötiger Belastungen der unteren Extremitäten ist es ratsam, langsam vom Kasten zu steigen, statt abrupt herunterzuspringen.**

# Holzhacker, verkehrt

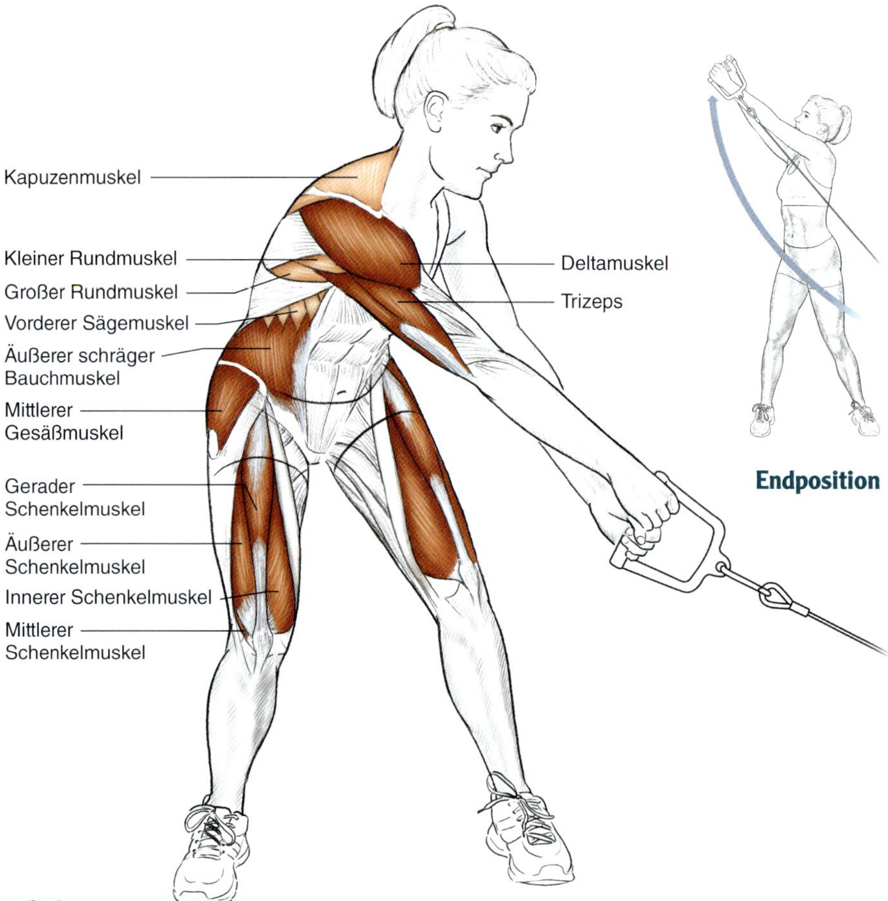


## Ausführung

1. 60 cm seitlich des Kabelzugs aufstellen, die Füße schulterbreit platzieren.
2. Die Beine leicht beugen, quer über den Körper nach unten greifen und den Handgriff fassen.
3. Mit einer einzigen Bewegung die Beine strecken und den Handgriff in einer Bogenbewegung zur anderen Schulter ziehen, bis die Arme gestreckt sind.
4. Langsam in die Ausgangsposition zurückkehren.

## Beteiligte Muskeln

**Primär:** Gerader, Innerer, Mittlerer und Äußerer Schenkelmuskel, Großer und Mittlerer Gesäßmuskel, Rückenstrecker, Äußerer schräger und Innerer schräger Bauchmuskel, Vorderer, Mittlerer und Hinterer Deltamuskel, Trizeps

**Sekundär:** Schenkelbeuger, Halbsehnenmuskel, Plattsehnenmuskel, Vorderer Sägemuskel, Kapuzenmuskel, Großer und Kleiner Rundmuskel, Obergrätenmuskel, Großer und Kleiner Rautenmuskel

## Beim Schwimmen

Das Ausstrecken über dem Kopf hilft besonders Rückenschwimmern dabei, ausreichend Kraft für den Beginn der Schwimmbewegung aufzubauen. Die Kombination von diagonalen und drehenden Bewegungen stärken zudem die Muskeln der Körpermitte, während gleichzeitig die Verknüpfung zwischen unteren und oberen Extremitäten betont wird. Die Beinstreckung ist vorteilhaft für alle Schwimmer, da sie die Kraft beim Starten und Wenden aufbaut. Rückenschwimmer werden besonderen Gefallen an dieser Übung finden, denn diese Trockenübung legt den Schwerpunkt auf koordinierte Bewegungen von Armen und Beinen ähnlich denjenigen, wie sie beim Start vom Beckenrand eingesetzt werden. Durch eine tiefere Hocke zu Beginn der Übung können außerdem die Beinmuskeln gezielt angesprochen werden. Wie bei anderen Übungen der unteren Extremitäten dürfen die Knie nicht über die Zehenspitzen hinausragen. Zur Einbeziehung der Drehbewegung des Rumpfes sollte der Weg der Hände während der gesamten Übung mit den Augen verfolgt werden. Bei jüngeren Schwimmern arbeitet man zunächst ohne Gewicht. Später kann ein leichter Medizinball eingesetzt werden.

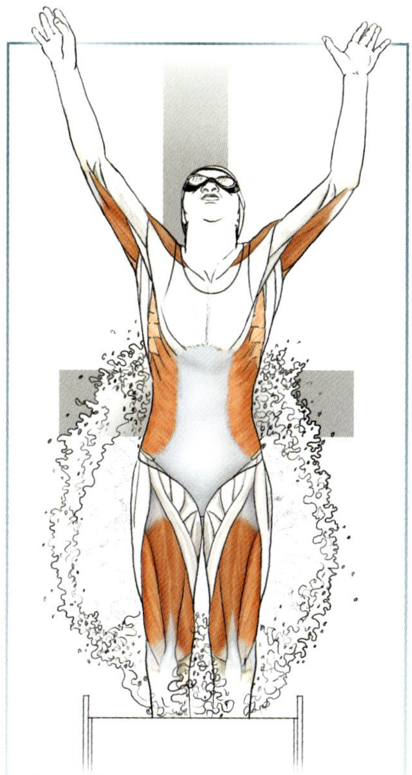

VARIANTE

### Holzhacker, verkehrt, mit Medizinball

Wird der Medizinball als Widerstand eingesetzt, kommt eine explosive Komponente hinzu. Bei Ausführung der Bewegung mit dem Medizinball sollte der Ball so hoch wie möglich über die Schulter geworfen werden.

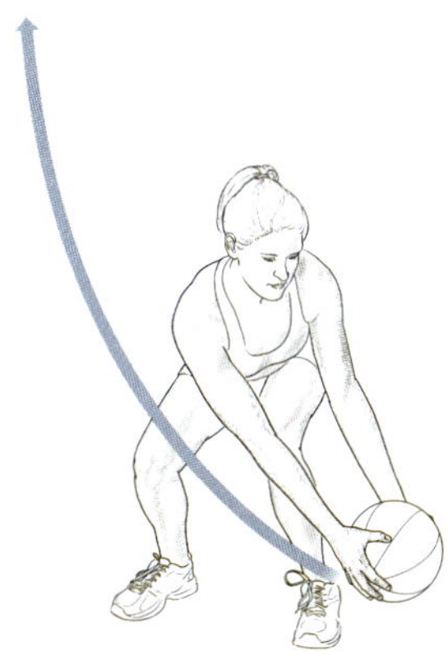

# ÜBUNGSÜBERSICHT

## ARME


**Trizepsdrücken beidarmig, stehend**
(Variante: Trizepsdrücken mit Seil) ........ 14
**Kickback mit Kurzhantel** (Variante: Kickback mit Gymnastikband) ........ 16
**Liegestütz aus enger Handposition**
(Variante: Liegestütz aus enger Handposition mit Medizinball) ........ 18
**Bankdrücken mit engem Griff** ........ 20
**Medizinball-Brustpass** ........ 22
**Bankdrücken mit Kurzhanteln** ........ 24
**Langhantel-Bizepscurl** ........ 26
**Kurzhantel-Bizepscurl** (Variante: Bizepscurl mit Gymnastikband) ........ 28
**Konzentrationscurl** ........ 30


## SCHULTERN


**Kurzhantel-Frontheben** (Variante: Frontheben mit Gymnastikband) ........ 36
**Kurzhantel-Seitheben**
(Varianten: Seitheben mit Gymnastikband; C-Bewegung über Kopf) ........ 38
**T-Übung mit Kurzhanteln** ........ 40
**Kurzhantel-Schulterdrücken** ........ 42
**Fliegende Bewegungen, reverse** ........ 44
**T, Y, A in Bauchlage** (Variante: T, Y, A auf dem Gymnastikball) ........ 46
**Frontstütz auf den Unterarmen** ........ 48
**Dip auf den Unterarmen** ........ 50
**Interne Rotation mit dem Gymnastikband** ........ 52
**Externe Rotation mit dem Gymnastikband**
(Varianten: Externe Rotation mit Kurzhantel;
Externe Rotation, beidarmig) ........ 54
**Krebsgang** ........ 56
**Einarmiges Ballwerfen über Kopf** ........ 58

## BRUST

**Liegestütz**
(Varianten: Plyometrischer Liegestütz; Kniender Liegestütz) ............... 64
**Liegestütz mit hochgelegten Füßen**
(Variante: Liegestütz mit den Füßen auf einem Gymnastikball) ........... 66
**Liegestütz mit Medizinball**
(Variante: Liegestütz mit Medizinball, variable Handposition) ............. 68
**Langhantel-Bankdrücken** (Variante: Kurzhantel-Bankdrücken) ............. 70
**Kurzhanteldrücken auf dem Gymnastikball** ....................................... 72
**Langhanteldrücken auf der Schrägbank**
(Variante: Kurzhanteldrücken auf der Schrägbank) ............................. 74
**Dip am Holm** ............................................................................... 76
**Medizinballwurf, beidarmig, stehend** ................................................ 78
**Partnerübung mit Medizinball „Pass und Fang“** ................................. 80
**Schubkarre** ................................................................................... 82

## BAUCH

**Bauchpresse** (Variante: Bauchpresse mit hochgelegten Füßen) .............. 88
**Front- und Seitstütz auf den Unterarmen** .......................................... 90
**Klappmesser** .................................................................................. 92
**Beinschere** (Variante: Beinschere mit Stromlinienposition) ................... 94
**Bauchpresse auf dem Gymnastikball**
(Variante: Bauchpresse mit Rumpfdrehung) ........................................ 96
**Bauchpresse am Kabelzug** ................................................................ 98
**Bauchtraining auf dem Gymnastikball** ............................................. 100
**Russische Drehung** ......................................................................... 102
**Holzhacker, kniend** ........................................................................ 104
**Gebetsrolle auf dem Gymnastikball** ................................................. 106
**Oberkörperdrehung auf dem Gymnastikball** ...................................... 108
**Klappmesser mit Gymnastikball**
(Variante: Klappmesser mit Gymnastikball und Drehung) ................. 110

# RÜCKEN

**Klimmzug mit Untergriff** ... 116
**Klimmzug mit Obergriff** (Variante: Klimmzug mit weitem Obergriff) ... 118
**Latzug** (Variante: Einarmiger Latzug) ... 120
**Latzug, stehend** ... 122
**Beidarmiges Rudern, sitzend** ... 124
**Einarmiges Rudern, vorgebeugt** ... 126
**Stehender Zeus** ... 128
**Hyperextensionen** (Variante: Hyperextensionen mit Drehung) ... 130
**Rückenstrecken auf dem Gymnastikball** ... 132
**Superman in Bauchlage auf dem Gymnastikball** ... 134
**Stromlinienposition in Bauchlage auf dem Gymnastikball** ... 136
**Brücke auf dem Gymnastikball** (Variante: Brücke auf dem Gymnastikball, einbeinig) ... 138

# BEINE

**Kniebeuge mit der Langhantel** (Variante: Kniebeuge mit der Langhantel über dem Kopf) ... 146
**Kniebeuge, einbeinig** ... 148
**Steigschritt mit Kurzhanteln** (Variante: Steigschritt mit Langhantel) ... 150
**Ausfallschritt mit Langhantel** (Varianten: Diagonaler und seitlicher Ausfallschritt) ... 152
**Hüfteinwärtsdrehung, stehend** ... 154
**Hüftauswärtsdrehung, stehend** ... 156
**Rumänisches Kreuzheben** ... 158
**Beincurl mit Gymnastikball** (Variante: Beincurl mit Gymnastikball, einbeinig) ... 160
**Beincurl an der Maschine** ... 162
**Beinstrecker** ... 164
**Seitschritt mit Gymnastikband** (Variante: Diagonalschritt mit Gymnastikband) ... 166
**Hüftadduktion mit Gymnastikband** ... 168
**Stärkung der Inversion und Eversion des Fußknöchels mit Gymnastikband** ... 170

## GANZKÖRPER

**Einarmiger Rasenmäher** .......... 176
**Burpee** .......... 178
**Sprung vom Startblock in die Stromlinienposition**
(Variante: Sprung vom Startblock in die Stromlinienposition als Trockenübung) .......... 180
**Start gegen einen Bandwiderstand** .......... 182
**Hocksprung auf einen Kasten** .......... 184
**Holzhacker, verkehrt**
(Variante: Holzhacker, verkehrt mit Medizinball) .......... 186

# ÜBER DEN AUTOR

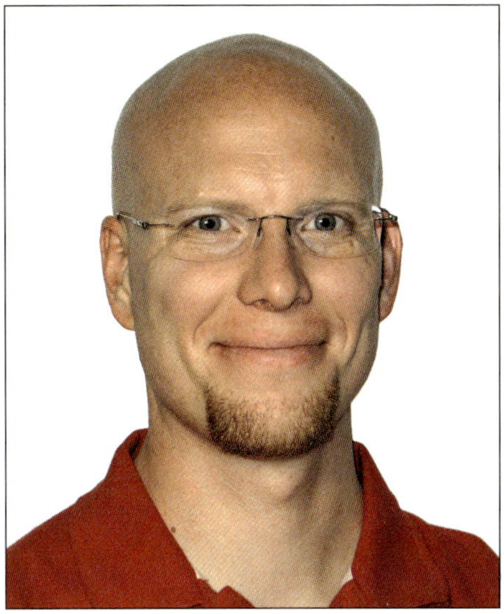

USA Swimming, die größte Schwimmorganisation der Welt, sprach sich ausdrücklich für **Ian McLeod** als Autor von *Schwimmen Anatomie* aus. McLeod verfügt über reiche Erfahrung mit Weltklasseathleten, insbesondere mit Schwimmern. Als diplomierter Athletiktrainer und Massagetherapeut war er Mitglied der medizinischen Begleitung des US-Teams bei den Olympischen Sommerspielen 2008 in Beijing. Außerdem war er lange Zeit als Athletiktrainer bei Sportprogrammen der University of Virginia und der Arizona State University tätig.

McLeod ist weiterhin aktiv im USA Swimming's High Performance Network, einer Freiwilligengruppe aus dem Gesundheitsbereich, die amerikanische Schwimmer bei nationalen und internationalen Begegnungen unterstützt. Diese Organisation hat ihm ihre höchste Auszeichnung verliehen, den Gold Standard Award. McLeod war auch aktiv als Massagetherapeut für das ägyptische Schwimmteam bei den Olympischen Sommerspielen 2004 in Athen. Er hat diverse Schwimmstars mit athletischem Training und Sportmassage betreut, darunter Ed Moses, Kaitlin Sandeno, Natalie Coughlin und Jason Lezak.

McLeod lebt in Tempe, Arizona, mit seiner Frau und zwei Kindern.

# EBENFALLS LIEFERBAR

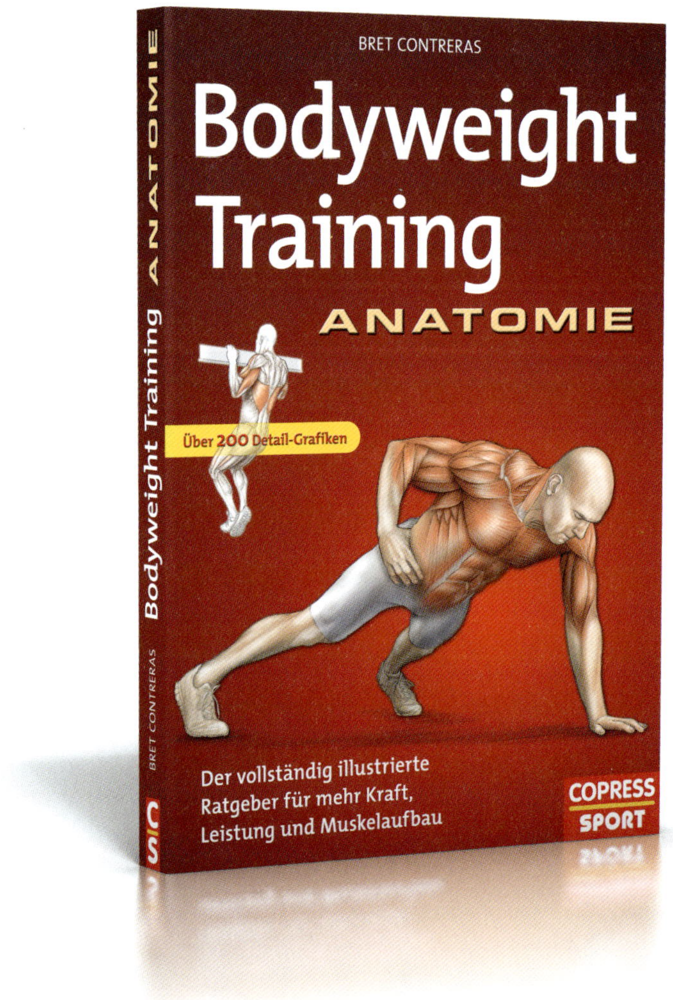


*Bret Contreras*

**Bodyweight Anatomie (3. Auflage)**

Der vollständig illustrierte Ratgeber für mehr Kraft, Leistung und Muskelaufbau

224 Seiten, ca. 200 Abb., Format: 25,4 x 17,8 cm, Broschur
ISBN 978-3-7679-1178-9
€ 22,– [D] • € 22,60 [A]

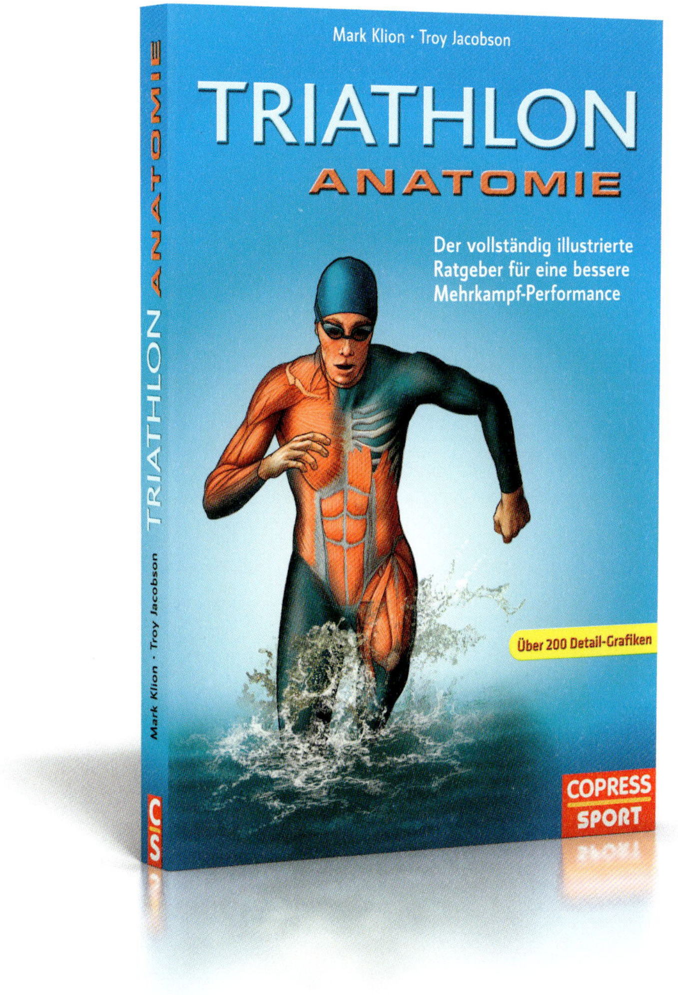


*Mark Klion, Troy* ***Jacobson***

**Triathlon Anatomie**

Der vollständig illustrierte Ratgeber für eine bessere Mehrkampf-Performance

208 S., ca. 220 Abb., Format: 25,4 x 17,8 cm, Broschur
ISBN 978-3-7679-1091-1
€ 19,90 [D] • € 20,50 [A]